Anna Ostant

Identifizierung der T-Zellepitope für die Therapie kutaner Lymphome

Anna Ostant

Identifizierung der T-Zellepitope für die Therapie kutaner Lymphome

Identifizierung Immunrezeptorfamilien-spezifischer T-Zellepitope für die Immuntherapie von kutanen Lymphomen

Südwestdeutscher Verlag für Hochschulschriften

Impressum / Imprint
Bibliografische Information der Deutschen Nationalbibliothek: Die Deutsche Nationalbibliothek verzeichnet diese Publikation in der Deutschen Nationalbibliografie; detaillierte bibliografische Daten sind im Internet über http://dnb.d-nb.de abrufbar.
Alle in diesem Buch genannten Marken und Produktnamen unterliegen warenzeichen-, marken- oder patentrechtlichem Schutz bzw. sind Warenzeichen oder eingetragene Warenzeichen der jeweiligen Inhaber. Die Wiedergabe von Marken, Produktnamen, Gebrauchsnamen, Handelsnamen, Warenbezeichnungen u.s.w. in diesem Werk berechtigt auch ohne besondere Kennzeichnung nicht zu der Annahme, dass solche Namen im Sinne der Warenzeichen- und Markenschutzgesetzgebung als frei zu betrachten wären und daher von jedermann benutzt werden dürften.

Bibliographic information published by the Deutsche Nationalbibliothek: The Deutsche Nationalbibliothek lists this publication in the Deutsche Nationalbibliografie; detailed bibliographic data are available in the Internet at http://dnb.d-nb.de.
Any brand names and product names mentioned in this book are subject to trademark, brand or patent protection and are trademarks or registered trademarks of their respective holders. The use of brand names, product names, common names, trade names, product descriptions etc. even without a particular marking in this work is in no way to be construed to mean that such names may be regarded as unrestricted in respect of trademark and brand protection legislation and could thus be used by anyone.

Coverbild / Cover image: www.ingimage.com

Verlag / Publisher:
Südwestdeutscher Verlag für Hochschulschriften
ist ein Imprint der / is a trademark of
OmniScriptum GmbH & Co. KG
Heinrich-Böcking-Str. 6-8, 66121 Saarbrücken, Deutschland / Germany
Email: info@svh-verlag.de

Herstellung: siehe letzte Seite /
Printed at: see last page
ISBN: 978-3-8381-5133-5

Zugl. / Approved by: Berlin,klinische Forschergruppe Tumorimmunologie der Medizinischen Fakultät Charité – Universitätsmedizin Berlin, betreut von Prof. Dr. rer. nat. Peter Walden, Dissertation, 2015

Copyright © 2015 OmniScriptum GmbH & Co. KG
Alle Rechte vorbehalten. / All rights reserved. Saarbrücken 2015

Inhaltsverzeichnis

ABSTRAKT 4

ABSTRACT 5

1. ABKÜRZUNGEN 6

2. EINLEITUNG 10

2.1. Kutane Lymphome 10
2.1.1. Klassifikation kutaner Lymphome _____ 10
2.1.2. Kutane Lymphome: Symptome und Prognose _____ 11
2.1.3. Pathologie kutaner Lymphome _____ 14

2.2. Das Immunsystem 15
2.2.1. Der Haupthistokompatibilitätkomplex _____ 16
2.2.2. Peptidbindungseigenschaften der MHC-Moleküle _____ 16
2.2.3. Antigenprozessierung _____ 18
2.2.4. MHC-Moleküle und T-Zellantwort _____ 20
2.2.5. Der T-Zellrezeptor _____ 21
2.2.6. Der B-Zellrezeptor _____ 22

2.3. Immunüberwachung von Tumoren 23

2.4. Tumorantigenität 25
2.4.1. Tumorassoziierte Antigene kutaner Lymphome _____ 25

2.5. Immuntherapeutische Verfahren zur Behandlung von Tumoren 26
2.5.1. Immuntherapie kutaner Lymphome _____ 28
2.5.2. Therapeutische Vakzination bei Lymphomen _____ 30

2.6. Verfahren zur Identifizierung von T-Zellepitopen 31
2.6.1. Nachweis der Bindung der Peptide an MHC-Moleküle _____ 31
2.6.2. Nachweis der natürlichen Prozessierung der Epitope _____ 32
2.6.3. Nachweis antigenspezifischer Immunantworten _____ 33

2.7. Bioinformatische Strategien zur Identifizierung von Epitopen aus Immunrezeptoren 34
2.8. Charakterisierung der Epitope anhand der physikochemischen Eigenschaften ___ 35
2.9. Erfassung der kompletten AS-Sequenzen der variablen Domänen der Immunrezeptoren. ___ 36

2.10. Zielstellung 38

3. MATERIALIEN UND METHODEN 39

3.1. Bioinformatische Verfahren 39
3.1.1. Bearbeitung der Proteinsequenzen der Immunrezeptoren _____ 39
3.1.2. Bewertung der Peptidsequenzen mittels PSSM _____ 39
3.1.3. Bestimmung des Anteils an stark hydrophoben, hydrophoben, neutralen und hydrophilen AS innerhalb der vorhergesagten und identifizierten Peptide ___ 39
3.1.4. Lokalisation der identifizierten Epitope innerhalb der Immunrezeptorsequenzen. ___ 39
3.1.5. Zuordnung der identifizierten Epitope den entsprechenden Immunrezeptorfamilien ___ 40
3.1.6. Vorhersage der Prozessierung von Epitopen _____ 40

3.2. Zellbiologische Methoden 40
3.2.1. Materialien _____ 40
3.2.2. Peptide und Peptidpools _____ 41

3.2.3. Blutspender 42
3.2.4. Gewinnung peripherer mononukleärer Zellen 42
3.2.5. Bestimmung der Lebendzellzahl 42
3.2.6. Durchflusszytometrie zur Bestimmung der Zusammensetzung der Lymphozyten 43
3.2.7. Zellkulturbedingungen 43
3.2.8. Kryokonservierung von Zellen 43
3.2.9. Antigenpräsentierende Zellen 44
3.2.10. Anreicherung von CD8$^+$-T-Zellen aus PBMC 44
3.2.11. Stimulation isolierter CD8$^+$-Zellen 45
3.2.12. ELISpot 45
3.2.13. Zytotoxizitätsassays 46

3.3. Molekulargenetische Methoden 47
3.3.1. Materialien 47
3.3.2. RNA-Isolierung mit RNeasy® Mini Kit 48
3.3.3. Reverse Transkription von RNA in cDNA 49
3.3.4. Polymerase-Ketten-Reaktion zur Expressionsanalyse 49
3.3.5. Agarose-Gelelektrophorese 50

4. ERGEBNISSE 51

4.1. Bioinformatische Epitopvorhersage von T-Zellepitopen aus den konstanten Bereichen der variablen Regionen der TCR und BCR 51

4.2. Immunogenität der vorhergesagten Peptide 53
4.2.1. Verwendung eines Testverfahrens für große Zahlen vorhergesagter Epitope 53
4.2.2. Bestimmung der peptidspezifischen CTL-Frequenzen bei gesunden Spendern 55
4.2.3. Peptidspezifische Reaktivitäten bei Patienten mit diagnostiziertem primär kutanem Lymphom ... 59
4.2.4. Isolierung peptidspezifischer CD8$^+$-T-Zelllinien von Patienten mit diagnostiziertem primär kutanem Lymphom 61
4.2.5. T-Zell-Reaktionen bei den Lymphompatienten in Bezug auf die Therapie 64

4.3. Hydrophobizität der vorhergesagten und identifizierten Peptide 65

4.4. HLA-Restriktionen der identifizierten Peptide 67

4.5. HLA-Restriktionen im Bezug auf die Anzahl der vorhergesagten Epitope und die Anzahl der Probanden mit entsprechenden HLA 75

4.6. Lokalisation der identifizierten Epitope innerhalb der TCR und BCR Sequenzen 77

4.7. Identifizierung der Immunrezeptorfamilien-spezifischer Epitope 79

4.8. T- oder B-Zell-gerichtete Tumorvakzine mit den identifizierten Epitopen 81

4.9. Natürliche Prozessierung der identifizierten Epitope 85

4.10. Einsatz der identifizierten Immunrezeptorfamilien-spezifischen T-Zellepitope für die Immuntherapie von CL 87

5. DISKUSSION 90

5.1. Einsatz bioinformatischer Verfahren für die Vorhersage der HLA-restringierten Epitope 90

5.2. Charakterisierung der Epitope anhand der physikochemischen Eigenschaften mit Berücksichtigung der Lokalisation dieser Epitope innerhalb der Immunrezeptoren 92

5.3. Verfahren zur Quantifizierung der peptidspezifischen T-Zell-Reaktionen und Faktoren, welche das Ausmaß dieser Reaktionen beeinflussen 93

5.4. Natürliche Prozessierung der identifizierten Epitope 96
5.5. Peptidbasierte Tumorvakzine in der Therapie der CL mit Diskussion der Konditionen für effektiv induzierte Anti-Tumorantworten _____ 96
5.6. Immunrezeptorfamilien-spezifische Vakzine für die Immuntherapie der CL_____ 99

6A. ZUSAMMENFASSUNG 102

6B. SUMMARY 103

7. LITERATURVERZEICHNIS 104

8. ANHÄNGE 128

Anhang 1. Liste der synthetisierten Peptide (Sequenzen mit angeordneten Nummern) 128

Anhang 2. Liste der Peptide und der entsprechenden untergeordneten Pools (1-49) und übergeordneten Pools (I-X) 131

Anhang 3. Liste der in der Arbeit getesteten Patienten 133

Anhang 4. PSSM für HLA-A*01, A*03, B*07 und B*08 142

Anhang 5. Alle 500 Peptide mit den Vorhersagewerten 144

Anhang 6. Hydrophobizität der vorhergesagten Peptide 154

Anhang 7. Netchop-Vorhersagen der Prozessierung der reaktiven Epitope 160

DANKSAGUNG 167

Abstrakt

Einleitung: Zytolytische T-Zellen sind die wichtigsten Effektorzellen des Immunsystems gegen Krebs. Die Entwicklung therapeutischer Vakzine zielt deswegen auf die spezifische Induktion dieser Zellen. Sie reagieren auf Epitope, Peptide aus zellulären Proteinen, die auf HLA gebunden an den Zelloberflächen präsentiert werden. Um Risiken von ‚Kollateralschäden' beim Einsatz therapeutischer Vakzine zu minimieren, müssen Antigene und T-Zellepitope identifiziert werden, die möglichst nur von den Tumorzellen aber nicht von anderen Zellen des Körpers des Patienten exprimiert werden. Bei Lymphomen wären die Idiotypregionen der Immunrezeptoren (B- und T-Zellrezeptoren) ideale Vakzinantigene. Obwohl machbar und in einzelnen Fällen getestet, müssten diese Antigene für jeden Patienten spezifisch identifiziert werden, was mit hohem Fehlerrisiko und Zeitaufwand verbunden ist. Mit dieser Arbeit wurde als Alternative das neue Konzept der Immunrezeptorfamilien-spezifischen Vakzine entwickelt und Möglichkeiten seiner Realisierung getestet. Solche Vakzine wären zwar nicht tumorklonspezifisch, da aber eine Immunrezeptorfamilien <5% der jeweiligen Lymphozytenart repräsentiert, wären mögliche ‚Kollateralschäden' begrenzt. Die Sequenzen der Gerüstregionen der variablen Domainen der B- und T-Zellrezeptoren sind nicht klonspezifisch variiert, enthalten aber, wie Voruntersuchungen gezeigt hatten, häufiger T-Zellepitope als die variablen Sequenzabschnitte der Rezeptoren.

Methoden: Zur Identifizierung von familienspezifischen T-Zellepitopen aus B- und T-Zellrezeptoren wurden Vorhersagealgorithmen für die Peptidbindungsanforderungen der fünf häufigsten Klasse-I-HLA zur Vorhersage von Epitopen aus den Gerüstregionen der variablen Domainen der B- und T-Zellrezeptoren eingesetzt. Die 20 höchstbewerteten Epitope jeder Rezeptorkette (lambda, kappa, schwere Ketten der B-Zellrezeptoren, alpha und beta Ketten der T-Zellrezeptoren) für jede der fünf ausgewählten HLA (insgesamt etwa 500 Peptide) wurden in ELISpot mit T-Zellen von gesunden Probanden bzw. Patienten mit kutanen B- oder T-Zell-Lymphomen auf reaktive T-Zellen getestet. Die peptidspezifischen T-Zellen aus gesunden Probanden wurden *ex vivo* induziert und nach Expansion getestet, die aus Patienten wurden ebenso oder direkt *ex vivo* getestet.

Ergebnisse: Insgesamt wurden 26 Epitope aus den B- und T-Zellrezeptoren identifiziert. Fünfzehn induzierten T-Zell-Reaktionen in sieben von 11 getesteten gesunden Probanden, sieben in fünf der 64 getesteten Patienten mit diagnostiziertem kutanem Lymphom. Vier Epitope induzierten Reaktionen sowohl in fünf gesunden Probanden wie auch in vier Patienten. Ein Epitop stimulierte T-Zellen eines Patienten direkt *ex vivo*, was auf eine vorherige Expansion im Patienten hindeutet.

Schlussfolgerung: Die Ergebnisse belegen die Immunogenität der Gerüstregionen der B- und T-Zellrezeptoren und deren Eignung als Vakzinantigene für die Immuntherapie von Lymphomen.

Abstract

Introduction: Cytolytic T cells are the most important effector cells of the immune system against cancer. The development of therapeutic vaccines, therefore, aims at inducing anti-cancer responses of these cells. They respond to epitopes, peptides of cellular proteins presented at the cell surfaces as complexes with HLA. To minimize the risks for collateral damage of healthy tissue, the antigens and T cell epitopes for therapeutic cancer vaccines ideally should be expressed only by the tumour cells. In cases of lymphoma, the idiotype regions of the immune receptors (B and T cell receptors) would be ideal vaccine antigens. Although doable and tested in a few cases, such antigens have to be identified for every patient, which is cumbersome and bears the risk of failure. With this project, the new concept of immune receptor family-specific vaccines was developed and tested as an alternative. Such vaccines would not be tumour clone-specific but, since an immune receptor family represents in average up to 5% of the immune repertoire, the possible collateral damage would be limited. The sequences of the framework regions of the variable domains of B and T cell receptors are not clonespecific but contain, as preliminary studies had proven, a higher frequency of T cell epitopes than the varied loop regions.
Methods: To identify immune receptor family-specific epitopes, prediction algorithms for the five most frequent HLA class I were used to predict epitopes in the framework regions of the five immune receptor chains (lambda, kappa, heavy chains of B cell receptors, alpha and beta chains of T cell receptors). The 20 best-rated epitopes of each receptor chain for each of the five HLA (altogether 500) were tested in ELISpot assays with T cells of healthy donors and patients with cutaneous B or T cell lymphomas for responsive T cells. In case of healthy donors, the epitope-specific T cells were primed ex vivo, expanded and tested. In case of the patients, the cells were tested, in addition, ex vivo without prior expansion in culture.
Results: Twenty six T cell receptors and B cell receptors epitopes were identified. Fifteen induced T cell responses in seven of the 11 healthy donors and seven in five of the 64 patients. Four epitopes induced responses in both five healthy donors and four patients, one stimulated strong responses directly *ex vivo* indicating priming of the corresponding T cells in the patient.
Conclusions: The results demonstrate the immunogenicity of framework sequences of the immune receptors and their suitability as vaccine antigens for immunotherapy of lymphomas.

1. Abkürzungen

Abb.	Abbildung(en)
APC	engl. *antigen-presenting cells*, Antigen-präsentierende Zellen
AS	Aminosäure(n)
ATLL	engl. *adult T cell leukemia/lymphoma*, T-Zell-Leukämie/Lymphom des Erwachsenen
ATP	Adenosintriphosphat
BCIP	Bromochloroindolylphosphat
bcl-2	engl. *B-cell lymphoma 2*, B-Zell-Lymphom 2
BCR	engl. *B cell receptor(s)*, B-Zellrezeptor(en)
BLAST	eng. *Standart Protein Basic Local Alignment Search Tool*
BSA	Bovines Serumalbumin
CBCL	engl. *cutaneous B-cell lymphoma(s)*, kutane(s) B-Zell-Lymphom(e)
CCL	C-C-Chemokine
CCR	C-C-Chemokin-Rezeptor(en)
CD	engl. *cluster of differention*, Differenzierungscluster
CDR	engl. *complementary determining region(s)*, Komplementarität-bestimmende Region(en)
CFSE	engl. *carboxyfluorescein diacetate succinimidyl ester*, Carboxyfluoresceindiacetat Succinimidylester
CL	engl. *cutaneous lymphoma(s)*, kutane(s) Lymphom(e)
CLA	engl. *cutaneous lymphocyte antigen*, kutane(s) Lymphozytenantigen
CLIP	engl. *class II-associated invariant chain peptide*
CNX	Calnexin
Cr^{51}	engl. *radiochromium*, Radiochromium
CRT	Calreticulin
CTCL	engl. *cutaneous T-cell lymphoma(s)*, kutane(s) T-Zell-Lymphom(e)
CTL	engl. *cytotoxic T lymphocytes*, zytotoxische T-Lymphozyten
CTLA4	engl. *cytotoxic T-lymphocyte-associated antigen 4*, zytotoxisches-T- Lymphozyten-assoziiertes Antigen 4
CVID	eng.*common variable immunodeficiency*
CXC	CXC-Chemokine
CXCR	CXC-Chemokin-Rezeptor(en)
DMSO	Dimethyhlsulfoxid
DNA	engl. *deoxyribonucleic acid(s)*, Desoxyribonukleinsäure(n)

EBV	Epstein-Barr-Virus
ECP	engl. *extracorporal photophoresis*, extrakorporale Photopherese
EDTA	engl. *ethylene diaminotetraacidic acid*, Äthylendiamintetraessigsäure
ELISpot	engl. *enzyme-linked immunosorbent spot assay(s)*
EORTC	engl. *European Organisation for Research and Treatment of Cancer*,
EORTC	Europäische Organisation für Krebsforschung und –behandlung
ER	endoplasmatisches Retikulum
ERAP	ER-Aminopeptidase
Fab	engl. *Fragment antigen binding*, antigenbindendes Fragment
FACS	engl. *fluorescence activated cell sorter*, fluoreszenzaktivierter Zellsorter
Fc	engl. *fragment cristallizable*, kristallisierbares Fragment
FCS	engl. *fetal calf serum*, Fötales Kälberserum
FITC	Fluoreszeinisothiocyanat(e)
FR	engl. *framework region(s)*, Gerüstregion(en) der Immunrezeptoren
GM-CSF	engl. *granulocyte-macrophage colony-stimulating factors*, Granulozyten-Makrophagenkolonien-stimulierende Faktoren
gp	Glykoprotein
HLA	engl. *human leukocyte antigen(s)*, humanes Leukozytenantigen(e), Haupthistokompatibilitätsantigen(e) des Menschen
HPLC	engl. *high-performance liquid chromatography*, Hochleistungsflüssigkeitschromatographie
HTLV	humanes T-Zell-lymphotropes Virus
ICCS	engl. *intracellular cytokine staining(s)*, intrazelluläre Zytokinfärbung(en)
IFN	Interferon(e)
IFN-α	Interferon alpha
IFN-γ	Interferon gamma
IL	Interleukin(e)
IL-2R	IL-2 Rezeptor
J	engl. *joining element(s)*, Verbindungselement(e) in der Immunglobulin- und TCR-Sequenz
LMP	engl. *late membran proteins*, latente Membranproteine
LyP	lymphomatoide Papulose
MACS®	engl. *magnetic-activated cell separation(s)*, magnetische Zellseparierung(en)
MDC	engl. *macrophage-derived chemokine*, Makrophagenchemokine

MECL	engl. *multicatalytic endopeptidase complex subunit*, multikatalytische Endopeptidase-Komplexuntereinheit
MF	*Mycosis fungoides*
MHC	engl. *major histocompatibility complex(es)*, Haupthistokompatibilitätskomplex(e)
MS	magnetische Separationssäule(n)
MTX	Methotrexat
NBT	Nitroblautetrazolium
NHL	engl. *non-Hodgkin lymphoma(s)*, Non-Hodgkin-Lymphom(e)
NK	natürliche Killer
NZK	Nierenzellkarzinom(e)
PBMC	engl. *peripheral blood mononuclear cells*, periphere mononukleäre Blutzellen
PBS	engl. *phosphate-buffered saline*, phosphatgepufferte Kochsalzlösung
PCR	engl. *polymerase chain reaction*, Polymerase-Ketten-Reaktion
PD-1	engl. *programmed death-1*, programmierter Tod-1
PerCP	Peridinin-Chlorophyll-Protein
PHA	Phytohämagglutinin
PLC	engl. *peptide loading complex*, Peptidladekomplex
PSSM	engl. *positon specific scoring matrice(s)*, positionsspezifische Wertungsmatrize(n)
PUVA	Psoralen-Ultraviolett A-Therapie
RNA	engl. *ribonucleic acid(s)*, Ribonukleinsäure(n)
RP-HPLC	engl. *reversed phase high-performance liquid chromatography*, Umkehrphasen-Hochleistungsflüssigkeitschromatographie
RT	Raumtemperatur
RT-PCR	engl. *reversed transcription - polymerase chain reaction*, Reverse Transkription-Polymerase-Kettenreaktion
sfu	engl. *spot forming units*
SS	Sèzary-Syndrom
ß-ME	ß-Mercaptoethanol
t	Translokation(en)
TAA	engl. *tumor associated antigens*, tumorassoziierte Antigene
TAP	engl. *transporter associated with antigen processing*, Transporter assoziiert mit Antigenprozessierung
TARC	engl. *thymus and activation regulated chemokine*, Thymus- und Aktivierung-reguliertes Chemokin
TCR	engl. *T cell receptor(s)*, T-Zellrezeptor(en)

Th1	engl. *T-helper cells type 1*, Typ 1-T-Helferzellen
Th2	engl. *T-helper cells type 2*, Typ 2-T-Helferzellen
TIL	engl. *tumor-infiltrating lymphocytes*, tumorinfiltrierende Lymphozyten
TNF-α	Tumornekrosefaktor alpha
Treg	regulatorische T-Lymphozyten
UDP	Uridindiphosphat
UGT1	engl. *UDP-glucose-glycoprotein-transferase-1*, UDP-Glukose-Glykoprotein-Transferase-1
V	variable Domain(e) der Immunoglobuline
V_H	variable Domain(e) der schweren Ketten
$V_α$	variable Domain(e) der alpha Ketten
$V_β$	variable Domain(e) der beta Ketten
$V_κ$	variable Domain(e) der leichten Immunglobulin-kappa-Kette(n)
$V_λ$	variable Domain(e) der leichten Immunglobulin-lambda-Kette(n)
WHO	engl. *World Health Organisation*, Weltgesundheitsorganisation

2. Einleitung

2.1. Kutane Lymphome

Primäre kutane Lymphome (*cutaneous lymphomas*, CL) umfassen eine klinisch und histologisch heterogene Gruppe lymphoproliferativer Neoplasien in der Haut, wobei 65% den kutanen T-Zell-Lymphomen (*cutaneous T cell lymphomas*, CTCL), 25% den kutanen B-Zell-Lymphomen (*cutaneous B cell lymphomas*, CBCL) und 10% weiteren, seltenen Formen von CL zugeordnet werden können (Willemze et al., 2005).

Sie gehören zu den extranodalen Non-Hodgkin-Lymphomen (NHL). Annähernd 25% NHL manifestieren sich als extranodale Erkrankung. Die CL sind nach den gastrointestinalen Lymphomen die zweithäufigsten extranodale Lymphome (Burg et al., 1984). Primäre CL unterscheiden sich bezüglich Klinik und Prognose grundlegend von primär extrakutanen (nodalen und extranodalen) Lymphomen und betreffen definitionsgemäß primär das Hautorgan (Willemze et al., 2005; Willemze et al., 1997). Die Inzidenz der primären CL liegt bei 0,36-0,90 pro 100000 Einwohner (Weinstock, 1994).

2.1.1. Klassifikation kutaner Lymphome

Bis vor kurzem basierten die gängigen Lymphomklassifikationen hauptsächlich auf zytologischen Kriterien. Sie berücksichtigen jedoch CL nicht als eigenständige Entitäten.
Im Jahr 1997 veröffentlichte die Europäische Organisation für Krebsforschung und –behandlung (*European Organisation for Research and Treatment of Cancer,* EORTC) eine eigens für CL entwickelte Klassifikation (Willemze et al., 1997). Zusätzlich ist eine zweite Klassifikation entstanden, die von der Weltgesundheitsorganisation *(World Health Organisation,* WHO) vorgeschlagen wurde (Harris et al., 2000). Die beiden Klassifikationen beschreiben nosologische Entitäten, die durch klinische, histo- und zytomorphologische sowie phäno- und genotypische Merkmale definiert sind. Die klinische Validität beider Klassifikationen wurde in verschiedenen Studien getestet, einschließlich *Follow-up*-Studien mit mehr als 1300 Patienten mit primären CL (Fink-Puches et al., 2002; Grange et al., 1999). Obwohl es einen Konsens zwischen den beiden Klassifikationen gibt, gibt es viele kontroverse Punkte, besonders bei der Definition und Terminologie der unterschiedlichen CBCL-Typen (Norton, 1999; Russell-Jones, 2003; Sander et al., 2001; Willemze et al., 1999). Im Jahr 2004 wurde schließlich eine allgemein akzeptierte WHO-EORTC-Klassifikation erarbeitet (Willemze et al., 2005). Die WHO-EORTC-Klassifikation wurde mit wenigen Änderungen in die 2008 WHO-Klassifikation der Tumore des hämatopoetischen und lymphatischen Gewebes aufgenommen (Jaffe, 2009). Es wurden hier u. a. Veränderungen in der

Terminologie eingeführt, wie z. B. Marginalzonenlymphom anstatt des Marginalzonen-B-Zell-Lymphoms, da es kein Marginalzonen-T-Zell-Lymphom gibt. Diese Klassifikation unterscheidet 14 Entitäten der CTCL und natürliche Killer-(NK)-Zell-Lymphome, 5 Entitäten der CBCL und sogenannte hämatologische Vorläuferneoplasien. In der 2008 WHO-Klassifikation werden auch neue klinisch relevante Entitäten, wie das primär kutane follikuläre Lymphom sowie das diffus-großzellige B-Zell-Lymphom vom „Bein-Typ" unterschieden (Tabelle 1.).

Tabelle 1. WHO-EORTC-Klassifikation der primär CL (Willemze et al., 2005).

CTCL und NK-Zell-Lymphome	<ul><li>Mycosis fungoides (MF)</li><li>MF-Varianten:<ul><li>Pagetoide Retikulose</li><li>Follikulotropische MF</li><li>Elastolytisches Lymphom („*Granulomatous slack skin*")</li></ul></li><li>Sèzary-Syndrom (SS)</li><li>T-Zell-Leukämie/Lymphom des Erwachsenen (*adult T cell leukemia/lymphoma*, ATLL)</li><li>Primär kutane CD30$^+$ lymphoproliferative Erkrankungen<ul><li>Primär kutanes anaplastisches großzelliges Lymphom</li><li>Lymphomatoide Papulose (LyP)</li></ul></li><li>Subkutanes pannikulitisartiges T-Zell-Lymphom</li><li>Extranodales NK/T-Zell-Lymphom, nasaler Typ</li><li>Primär kutanes peripheres T-Zell-Lymphom, nicht genauer spezifiziert:<ul><li>aggressives CD8$^+$-T-Zell-Lymphom</li><li>γ/δ T-Zell-Lymphom, kleinzelliges T-Zell-Lymphom</li><li>mittelgroßzelliges pleomorphes T-Zell-Lymphom</li></ul></li></ul>
CBCL	<ul><li>Primär kutanes Marginalzonenlymphom</li><li>Primär kutanes follikuläres Lymphom</li><li>Diffus-großzelliges B-Zell-Lymphom:<ul><li>"Bein-Typ"</li><li>„andere Typen"</li></ul></li><li>Primär kutanes intravaskuläres großzelliges B-Zell-Lymphom</li></ul>
Hämatologische Vorläuferneoplasien	<ul><li>CD4$^+$CD56$^+$ hämatodermische Neoplasien.</li></ul>

2.1.2. Kutane Lymphome: Symptome und Prognose

Mycosis fungoides (MF) stellt die häufigste und am besten untersuchte Form von allen CL dar. MF tritt ab dem 5. Lebensjahrzehnt mit Bevorzugung des männlichen Geschlechtes auf, kann aber auch bei Kindern auftreten (Kim et al., 2003; van Doorn et al., 2000; Wain et al., 2003; Zackheim et al., 1999). MF manifestiert sich in Form von patchförmigen, ekzematösen Hautveränderungen (klinisches Patchstadium), die sich später zu plattenartigen Hautveränderungen (Plaquestadium) und letztendlich zu Tumoren entwickeln (Tumorstadium). Es ist eine indolente Krankheit, die aber progredient verläuft (van Doorn et al., 2000; Wain et al., 2003). Eine Beteiligung von Lymphknoten, inneren Organen oder Knochenmark ist erst in fortgeschrittenen Stadien nachzuweisen. MF kann sich klinisch ähnlich wie gutartige Hauterkrankungen wie chronisches

Ekzem, kontaktallergische Hautentzündung oder Psoriasis darstellen, weshalb die Diagnose manchmal schwierig zu stellen ist.

Die pagetoide Retikulose ist eine Variante der CTCL, bei der die malignen Zellen überwiegend intraepithelial lokalisiert sind. Die Tumorzellen können CD4- oder CD8-positiv sein und entweder T-Zellrezeptoren (engl. *T cell receptors,* TCR) des Alpha-beta- oder Gamma-delta-Typs tragen. Man unterscheidet den lokalisierten Typ (Woringer-Kolopp) mit einer sehr guten Prognose von einer disseminierten Form (Ketron-Goodman), die oft einen aggressiven Verlauf aufweist (Mielke et al., 1989).

Das elastolytische Lymphom („granulomatous slack skin") wird durch progressive Bildung von Hautfalten, vor allem in den Beugeregionen charakterisiert und weist einen indolenten Verlauf auf (LeBoit, 1994).

Beide Formen sowohl die pagetoide Retikulose als auch das elastolytische Lymphom stellen Varianten der MF dar.

Lymphomatoide Papulose (LyP) ist eine chronische, zum Teil selbstheilende papulonoduläre Hauterkrankung. Sie weist in der Regel einen gutartigen aber chronischen Verlauf mit einer Krankheitsdauer von drei Monaten bis zu 40 Jahren auf. Etwa 20% der Patienten mit LyP können vor oder nach der LyP-Erkrankung ein anderes Lymphom (in der Regel MF, ein $CD30^+$ großzelliges Lymphom oder Morbus Hodgkin) entwickeln (Bekkenk et al., 2000).

Das primär kutane anaplastische großzellige Lymphom manifestiert sich als solitäre, regional lokalisierte oder generalisierte rötliche bis bräunliche Tumorknoten, welche oft ulzeriert sind. Die Prognose ist mit einer 10-Jahres-Überlebenszeit von über 90% sehr günstig (Bekkenk et al., 2000; H. L. Liu et al., 2003).

Im Gegensatz dazu weist das subkutane pannikulitisartige T-Zell-Lymphom eine insgesamt ungünstige Prognose auf. Das Lymphom infiltriert die Dermis oder die Subkutis und bildet solitäre oder multiple erythematöse Knoten oder Plaques von mehreren Zentimetern Größe. Diese sind an den Extremitäten, seltener an Stamm und Kopf, mit dem so genannten hämophagozytischem Syndrom als Komplikation in fortgeschrittenen Stadien, lokalisiert (Hoque et al., 2003; Massone et al., 2004).

Sèzary-Syndrom (SS) hingegen stellt eine leukämische aggressive Form der CTCL dar, bei der eine Erythrodermie (Rötung, Infiltration und oft ödematöse Schwellung mit Schuppung des gesamten Integuments) zusammen mit der Blutbildveränderungen und Schwellungen der Lymphknoten auftritt (Wieselthier et al., 1990). Die hämatologischen Begleiterscheinungen lassen sich wie folgt erfassen:

1. morphologisch: Nachweis von Sézary-Zellen im Blutausstrich oder im *Buffy coat*,
2. immunphenotypisch: $CD4^+/CD8^+$ Ratio >10% oder $CD4^+/CD7^+$-T-Zellen >40%,

3. molekularbiologisch: Nachweis eines T-Zell-Klons mittels Southern blot oder Polymerase-Kettenreaktion (*polymerase chain reaction*, PCR) und von chromosomalen Abberationen.

Das extranodale NK/T-Zell-Lymphom (nasaler Typ) ist fast immer Epstein-Barr-Virus (EBV)-positiv und zeigt einen NK-Zell- oder zytotoxischen T-Zell-Phänotyp. Die bevorzugte Lokalisation für diesen Typ ist die Nasenhöhle/Nasopharynx. Der nasale Typ des NK/T-Zell-Lymphomes mit einer kutanen Manifestation weist einen besonders aggressiven Verlauf auf mit einer Überlebenszeit von weniger als 12 Monaten (Chan et al., 1997).

Primär kutane periphere T-Zell-Lymphome stellen sich auch als sehr aggressive Lymphomformen dar. Zu diesen Lymphomen gehören die Typen, die sich mit Akkumulation der $CD8^+$ ztotoxischen T-Lymphozyten (*cytotoxic T lymphocytes*, CTL), gamma-delta T-Zellen (mit zytotoxischem Phänotyp) und klein- und mittelzelligen $CD4^+$-T-Zellen in der Haut darstellen. Sie sind sogenannte provisionale Entitäten. Die anderen Formen, die sich den provisionalen Entitäten nicht zuordnen lassen, bezeichnet man als unspezifische Lymphome. Die $CD8^+$ zytotoxischen epidermotropen und gamma-delta T-Zell-Lymphome haben mit einer Überlebenszeit von im Median 32 Monaten im Fall der $CD8^+$ und 15 Monaten im Fall der gamma-delta T-Zell-Lymphome sehr schlechte Prognosen (Berti et al., 1999; Toro et al., 2003). Auch die unspezifische Form weist mit einer 5-jährigen Überlebensrate von 20% eine ungünstige Prognose auf. Das CD4-positive Lymphom ist die einzige Form der peripheren T-Zell-Lymphome dieser Gruppe mit einem günstigen Verlauf (Bekkenk et al., 2003).

Keimzentrumslymphom bzw. Marginalzonenlymphom entwickeln sich entsprechend aus Follikelzentrumszellen und Marginalzonenzellen und weisen beide günstige Prognosen auf (Cerroni et al., 2000; C. Li et al., 2003). Die Patienten mit Keimzentrumslymphomen zeigen knotige kutan-subkutane bläulich-rote bis rötlich-braune Infiltrate mit bevorzugter Lokalisation im Bereich des behaarten Kopfes, des Nackens oder Stamms. Das klinische Bild des Marginalzonenlymphomes ist dagegen durch rötliche Makulae, Papeln, Plaques und Knoten mit Rezidivneigung charakterisiert, es ist bevorzugt am Stamm und den oberen Extremitäten lokalisiert.

Zu anderen Formen der CBCL gehören das diffus-großzellige B-Zell-Lymphom (am Bein) und das intravaskuläre großzellige B-Zell-Lymphom. Die Prognose im Fall des großzelligen B-Zell-Lymphoms hängt vor allem vom Ausmaß der Hautläsionen ab. Die multiplen malignen Änderungen an einem oder beiden Beinen haben einen sehr aggressiven klinischen Verlauf. (Grange et al., 2001) Das intravaskuläre großzellige B-Zell-Lymphom ist durch Akkumulation neoplastischer B-Zellen in den Blutgefäßen definiert. Diese Form kann das Zentralnervensystem, die Lungen und die Haut betreffen und ist mit einer schlechten Prognose verbunden (Ferreri et al., 2004).

Der letzte Typ der primären CL, die so genannten CD4$^+$CD56$^+$ hämatodermischen Neoplasien, sind mit einem rasch progredienten aggressiven Verlauf und ungünstiger Prognose verbunden (Bekkenk et al., 2004).

2.1.3. Pathologie kutaner Lymphome

Die Tumorzellen der CTCL sind zum größten Teil CD4-positive-T-Zellen (T-Helferzellen), selten CD8-positiv (CTL). Wenn CTCL fortschreiten, verursacht die klonale Dominanz der malignen Zellen die überwiegende Expression von Zytokinen der Typ-2-T-Helferzellen (*T helper cells type 2*, Th2) wie Interleukine IL-4 und IL-10 sowie fortschreitende immunologische Dysregulation und weiteres Tumorwachstum (Asadullah et al., 1996; Vowels et al., 1992). Die Produktion von Zytokinen der Typ-1-T-Helferzellen (*T helper cells type 1*, Th1) wie Interferon gamma (IFN-γ) sowie die von IL-12 ist vermindert, was mit einer niedrigen Anzahl an dendritischen Zellen korreliert (Wysocka et al., 2002). Es wurde nachgewiesen, dass periphere Blutzellen der Patienten mit SS (leukämische CTCL-Patienten) eine deutlich verminderte IFN-γ-Produktion aufweisen (Vowels et al., 1992).

Außer bei mit dem humanen T-Zell-lymphotropen Virus (HTLV)-assoziierten ATLL und mit EBV assoziierten extranodalen NK/T-Zell-Lymphom, ist die Ursache der Transformation der Lymphozyten unbekannt. Verschiedene Faktoren wie Viren, Bakterien (*Staphylococcus aureus*) und Umgebungsfaktoren wie UV-Strahlung ebenso wie chromosomale Abnormalitäten wurden diskutiert (Chan et al., 1997; Lessin et al., 1994).

Wie bereits erwähnt, sind maligne Lymphozyten bei CTCL üblicherweise reife Gedächtnis-CD4$^+$-Helferzellen oder CD8$^+$-T-Zellen. In normaler Haut werden solche T-Zellen bei einer Verletzung in die Haut rekrutiert. Umgebung oder infektiöse Schädigung verursachen die Freisetzung von Zytokinen IL-1, IL-6, Tumornekrosefaktor alpha (TNF-α) aus Keratinozyten und lösen primäre Immunantworten durch Hautimmunzellen wie dendritische Zellen, Mastzellen und Makrophagen aus (Kupper et al., 2004). Die kutanen Effektor-CD8$^+$- und Gedächtnis-CD4$^+$-T-Zellen exprimieren das kutane Lymphozytenantigen (CLA). Diese CLA$^+$-Zellen coexprimieren normalerweise auch C-C-Chemokine-Rezeptor-4 (CCR4) und weisen ein hohes Level von C-C-Chemokine 17 (CCL17, bekannt als Thymus und Aktivierung reguliertes Chemokin, *thymus and activation regulated chemokine* - TARC) und z. T. CCL22 (bekannt als Makrophagenchemokin, *macrophage-derived chemokine*, MDC) auf. Ein Teil der CLA$^+$/CCR$^+$ Hautlymphozyten coexprimiert auch CCR10 (Hudak et al., 2002). Alle diese Chemokine sind entscheidend für die Interaktion zwischen T-Zellen und dem Endothel. Diese wird benötigt, damit die T-Zellen in die Dermis und Epidermis einwandern können. Es wird außerdem angenommen, dass die in der Haut angesiedelten T-Zellen nicht nur auf Inflammation oder Verletzung reagieren können, sondern sich konstitutiv in der Haut befinden. Dabei scheint die Balance zwischen der adäquaten Immunantwort und der nichtadäquaten oder dysregulierten Antwort der Schlüssel zum Verständnis der Pathogenese und zur Behandlung von erworbenen inflammatorischen Hauterkrankungen zu sein.

Es wurde gezeigt, dass auch die malignen Zellen bei CTCL CLA und CCR4 exprimieren und dass MF-Läsionen eine hohe Expression von CCL17, CCL22 und der CXC-Chemokinrezeptoren CXCR3 und CXCR4 aufweisen (Ferenczi et al., 2002; Kakinuma et al., 2003). Zelloberflächenmoleküle wie Integrin-$\alpha_E\beta_7$ finden ihre entsprechenden Liganden auf den Keratinozyten oder Langerhanszellen. Ihr Expressionslevel scheint mit früheren Läsionsstufen zu korrelieren und kann die Immunantwort unterdrücken (Lu et al., 2001). In den späteren MF-Stadien wird ein schwächerer Epidermotropismus beobachtet. Die Expression von CCR4 und CXCR3 im Tumorgewebe lässt im Laufe der Zeit nach, wohingegen die Expression von CCR7, einem wichtigen Rezeptor für die Einwanderung von Lymphozyten ins lymphatische Gewebe, mit der Zeit zunimmt (Kallinich et al., 2003).

Die Ätiopathogenese der CBCL ist ebenso unklar wie der CTCL. In etwa 70-80% der CBCL kommt es zu der interchromosomalen Translokation t(14; 18), was zu einer verstärkten Expression des B-Zell-Lymphom-2-Proteins (*B cell lymphoma 2 Protein,* bcl-2) führt. Diese Translokation tritt signifikant häufiger bei Patienten mit sekundärem als mit primärem Hautlymphom und bei Patienten mit einem großzelligen B-Zell-Lymphom am Bein auf (Cerroni et al., 1994). Bei der Diskussion der Äthiologie finden sich immer wieder Hinweise auf einen Einfluss von Antigen auf die Tumorzellen, wobei jedoch der Zeitpunkt der malignen Transformation unbekannt bleibt. Hier werden Superantigene, das Glykoprotein 120 (gp120) oder EBV diskutiert (Amariglio et al., 1996).

2.2. Das Immunsystem

Die vielfältigen Schutzmechanismen des Immunsystems lassen sich entweder der angeborenen oder der adaptiven Immunantwort zuordnen.

Das angeborene Immunsystem besteht aus physiologischen Barrieren (z. B. Haut und Schleimhäute), dem Komplementsystem, Phagozyten, NK-Zellen und löslichen Mediatoren. Diese Komponenten sind angeboren und zeichnen sich durch das Fehlen von immunologischem Gedächtnis und Antigenspezifität aus (Ezekowitz et al., 1996). Die adaptive Immunität hingegen weist eine hohe Antigenspezifität auf und wird durch Lymphozyten vermittelt. Diese Immunität ist auch für eine verstärkte Immunantwort gegen eine wiederholte Infektion verantwortlich. Dieses Phänomen wird als immunologisches Gedächtnis bezeichnet (Sprent, 1997). Die Generierung der primären Immunantwort oder des immunologischen Gedächtnis wird als primäre Immunisierung oder *engl. Priming* bezeichnet und wird durch die Präsentation eines Antigenes gegen naive

Lymphozyten ausgelöst (Janeway et al., 2001). Die adaptive Immunantwort lässt sich in eine humorale und eine zelluläre Komponente unterteilen. Die humorale Immunantwort ist gegen extrazelluläre Antigene gerichtet und wird durch B-Lymphozyten, die lösliche Antikörpermoleküle sezernieren, vermittelt (Burton et al., 1992). Die wichtigsten Effektorzellen der zellulären Immunantwort dagegen sind CTL. Die Interaktion zwischen diesem Antigenrezeptor dieser Zellen und den HLA-Molekülen der Klasse-I auf der Oberfläche der Zielzellen ist Voraussetzung für eine effektive Anti-Tumorantwort. Daneben haben $CD4^+$-T-Zellen wesentliche Funktionen bei der Regulation von B- wie auch CTL.

2.2.1. Der Haupthistokompatibilitätkomplex

Der Haupthistokompatibilitätkomplex (engl. *major histocombatibility complex*, MHC) definiert eine genetische Region, die sich beim Menschen auf dem kurzen Arm des Chromosoms 6 befindet (6p21.31). Die über 200 Gene des menschlichen MHC kodieren Proteine, die man als HLA bezeichnet. Die HLA sind membranständige Glykoproteine, deren Aufgabe es ist, Peptide aus extrazellulären und zytosolischen Proteinen zu binden und für die Erkennung durch T-Lymphozyten auf der Zelloberfläche zu präsentieren. MHC-Moleküle lassen sich nach Struktur und Funktion in MHC-Klasse-I-(MHC-I) Moleküle und Klasse-II-(MHC-II) Moleküle einteilen (Thorsby, 1999).

MHC-I-Moleküle bestehen aus einer schweren Kette mit den Domänen $α_1$, $α_2$ und $α_3$, die mit einem extrazellulären Polypeptid, dem ß$_2$-Mikroglobulin (leichte Kette), assoziiert ist. Sie ist über den carboxyterminalen Anteil in der Membran verankert. MHC-II-Moleküle sind ebenfalls Heterodimere, die aus zwei nichtkovalent assoziierten Ketten, α und ß, bestehen. Beide Ketten besitzen jeweils zwei extrazelluläre Domänen ($α_1$ und $α_2$, bzw. ß$_1$ und ß$_2$), eine Transmembranregion und eine kurze zytosolische Sequenz. Für die schweren Ketten der MHC-I-Moleküle befinden sich beim Menschen auf Chromosom 6 je 3 Loci: HLA-A, B und C; für die MHC-II-Molküle gibt es drei Unterklassen HLA-DP, DQ und DR mit Genen für die α- und β-Ketten. Für HLA-DRβ gibt es je nach Haplotyp zwischen zwei und vier Gene. Die HLA-Gene weisen einen starken Polymorphismus auf. Für die MHC-I-Gene wurden bisher zusammen mehr als 6000 Allele beschrieben, für die MHC-II-Gene mehr als 1600 (IMGT/HLA Sequence Database http://www.authonynolan.org.uk/HIG/).

2.2.2. Peptidbindungseigenschaften der MHC-Moleküle

MHC-Moleküle binden Peptide, Epitope genannt, in einer Bindungsgrube und präsentieren diese Epitope den T-Zellen (Bjorkman et al., 1987). Diese Bindung erfolgt über die beiden N-terminale Domänen der schweren Ketten, $α_1$- und $α_2$-Domänen im Falle der MHC-I-Moleküle und $α_1$- und ß$_1$-

Domänen im Falle der MHC-II-Moleküle. Die Bindungsgrube erlaubt die Bindung der Peptide über nicht-kovalente Wechselwirkungen. In diesem Bereich unterscheiden sich verschiedene Allomorphe am stärksten (Bjorkman et al., 1987; Brown et al., 1993; Germain, 1994). In der Bindungsgrube sind Taschen ausgebildet, die nicht-kovalente Wechselwirkungen mit sogenannten „Ankeraminosäuren" des Peptids eingehen. Im Falle der MHC-I-Moleküle werden die Peptide zusätzlich über die Ladungen der C- und N-Termini der Hauptkette des Liganden fixiert. MHC-I-Moleküle binden charakteristischerweise Peptide mit der Länge von 8-10 Aminosäuren (AS) (Bjorkman et al., 1987; Falk, Rotzschke, Stevanovic, et al., 1994). Dagegen beträgt die Länge der durch MHC-II-Moleküle gebundenen Peptide zwischen 9 und 25 AS (Chicz et al., 1992; Hunt et al., 1992; Rudensky et al., 1991). Die Bindungstaschen der einzelnen HLA-Allomorphe haben charakteristische chemische Eigenschaften (Banchereau et al., 2000). Deswegen besitzen die Peptide, die an ein bestimmtes HLA-Allomorph binden, strukturelle Gemeinsamkeiten. Für jedes Allomorph lässt sich ein Sequenzmotiv, Ankerpositionen und chemische Eigenschaften der bindenden Peptide definieren (H. G. Rammensee, 1995). Die MHC-Allomorph-spezifische/abhängige Epitopauswahl nennt man HLA-Restriktion. Dies ist in Tabelle 2. am Beispiel von HLA-A*0201 dargestellt.

Tabelle 2. Charakterisierung HLA-A*0201-gebundener Peptide

Sequenzposition	1	2	3	4	5	6	7	8	9
Ankerposition	-	L	-	-	V	-	-	V	
	-	M	-	-	-	-	-	-	L
Weitere bevorzugte AS	-	-	-	E	-	-	-	K	-
	-	-	-	K	-	-	-	-	-
Andere AS	I	-	A	G	I	I	A	E	-
	L	-	Y	P	K	L	Y	S	-
	F	-	F	D	Y	T	H	-	-
	K	-	P	T	N	-	-	-	-
	M	-	M	-	G	-	-	-	-
	Y	-	S	-	F	-	-	-	-
	V	-	R	-	V	-	-	-	-
	-	-	-	-	H	-	-	-	-

Hier sind die AS der Ankerpositionen (mit dem größten Anteil am Binden an die MHC-Moleküle) und fakultativen Anker (geringerer Anteil am Binden) gezeigt. Weiterhin sind bevorzugte und häufig gefundene AS und deren Position aufgeführt. Der Tabelle zugrundeliegende Daten wurden der SYFPEITHI-Datenbank entnommen (H. Rammensee et al., 1999).

Auf Grundlage solcher Daten wurde von Rammensee und Mitarbeitern ein Algorithmus entwickelt, der die Möglichkeit und Präferenz für die Bindung eines Peptids durch ein bestimmtes MHC-Allomorph vorhersagt (H. Rammensee et al., 1999; H. G. Rammensee et al., 1995). Aufgrund der Übereinstimmungen der zu testenden AS-Sequenz und der von einem bestimmten MHC-Allel bevorzugten AS werden positionsspezifisch an einzelne AS Punkte vergeben. Dabei werden die Ankerpositionen in besonderer Weise berücksichtigt. Ideale Anker-AS bekommen 10 Punkte, außerordentliche Anker 6-8 Punkte, Hilfsanker 4-6 Punkte und schließlich bevorzugte Reste 1-4 Punkte. Die AS, die eine negative Wirkung auf die Bindung haben, werden mit -1 oder -3 Punkten bewertet. Die bis zu 36 betragende Summe der Punktwerte, engl. *Scores*, wird mit Präferenz der Bindung durch das jeweiligen HLA korreliert. Ab einem Wert von 15 wird von einer guten Möglichkeit der Bindung ausgegangen.

Man muss jedoch anmerken, dass viele Abweichungen von diesen Regeln gefunden wurden, die sich trotz geringer Vorhersagewerte als sehr gute MHC-Binder herausgestellt haben (http://www.syfpeithi.de/bin/MHCServer.dll/Info.htm#scores). Deswegen ist es wichtig solche Algorithmen auf ihre Zuverlässigkeit zu testen. Dies ist mit den experimentellen Verfahren, die bestimmte Peptidsequenzen auf ihre Antigenität und als potentielle Epitope *in vitro* und *in vivo* testen, möglich (Pridzun et al., 1996; Rotzschke et al., 1991; Udaka et al., 1995).

2.2.3. Antigenprozessierung

Die Peptide, die von MHC-I-Molekülen gebunden werden, entstehen durch intrazelluläre limitierte Proteolyse von Proteinen und sind mehrheitlich zytosolisches oder nukleäres Ursprungs (Jarmalavicius et al., 2012). Auf gesunden Zellen werden Peptide präsentiert, die einen regulären Proteinumsatz widerspiegeln. Im Fall einer Tumorzelle wird ein modifiziertes Spektrum an Peptiden exponiert. Die Hauptaufgabe beim Proteinabbau wird dabei durch die Proteasomen übernommen. Proteasomen stellen große Enzymkomplexe dar, die sowohl im Zytosol als auch im Kern lokalisiert sind. Proteasomen bestehen aus einer katalytisch aktiven Kernkomponente, dem 20S-Proteasom, das teilweise in Komplex mit dem 19S-Aktivator als 26S-Proteasom vorliegt. Es besteht aus vier übereinanderliegenden Ringen. Jeder Ring hat sieben α-Untereinheiten (äußere Ringe) oder sieben ß-Untereinheiten (innere Ringe). Die $ß_1$-, $ß_2$-, $ß_3$-Untereinheiten stellen die enzymatisch aktiven Zentren mit jeweils unterschiedlichen Spezifitäten dar (Blum et al., 2013). Unter dem Einfluss von IFN-γ kommt es zum Austausch der konstitutiven Untereinheiten des aktiven Zentrums durch die MHC-codierten Untereinheiten der *Low molecular mass proteins* (LMP)-2 und -7 (Belich et al., 1994) sowie die multikatalytische Endopeptidase-Komplexuntereinheit *(multicatalytic endopeptidase complex subunit*, MECL)-1 (Groettrup et al., 1996; Hisamatsu et al., 1996). Proteine werden schrittweise im Proteasom abgebaut. Für die verschiedenen MHC-Allomorphe entstehen dabei Peptide mit passenden Bindungsmotiven. Am häufigsten findet eine Spaltung nach hydrophoben, selten nach sauren AS statt (Toes et al., 2001). Deswegen fordern alle bekannten Peptidmotive für MHC-Klasse-I-Moleküle am C-Terminus entweder hydrophobe oder basische AS. Die durch das Proteasom gebildeten Peptide werden über das heterodimere Transporterprotein TAP (*transporter associated with antigen processing,*

Transporter assoziiert mit Antigenprozessierung,) Adenosintriphosphat-(ATP)-abhängig in das endoplasmatische Retikulum (ER) befördert (Oancea et al., 2009). Viele Peptide die über TAP in das ER transportiert werden sind länger als die für das MHC-I-Molekül bevorzugten Peptide mit Länge 8-10 AS (Koopmann et al., 1996). Die längeren Peptide können am N-Terminus im ER über ER-Aminopeptidase-1 und -2 (ERAP1, ERAP2) getrimmt werden, so dass Peptide mit entsprechender Länge für die MHC-I-Bindung entstehen (Saric et al., 2002; Saveanu et al., 2005; Serwold et al., 2002).

TAP assoziiert mit einer Reihe anderer Proteine um einen Peptidladekomplex (peptide loading complex, PLC) zu bilden. Der PLC besteht aus der schweren Kette der MHC-I-Moleküle mit β2-Mikroglobulin, TAP, Tapasin, Calreticulin (CRT) und ERp57 (Blum et al., 2013). Das Transmembranglykoprotein Tapasin fungiert als Brücke zwischen MHC-I-Molekül und TAP und rekrutiert MHC-I-β2-Mikroglobulin-Dimere und das Chaperon CRT in den PLC (Sadasivan et al., 1996). Tapasin wird stabilisiert über eine Disulfidbindung mit einem zweiten Molekül, dem Protein-Disulfid-Isomerase-Homolog, ERp57 (Dong et al., 2009). ERp57 unterstützt die Faltung der neu synthetisierten Glykoproteine im ER durch das Vermitteln der Isomerisierung der Disulfidbindung. Ein weiteres Chaperon, das transmembrane CRT-Homolog Calnexin (CNX) bindet im ER an neu synthetisierte schwere Kette der MHC-I-Moleküle. Diese Interaktion ist nur mit monoglukosylierten N-gebundenen Glykanen möglich (Blum et al., 2013). Die Bindung mit CNX initiert die Faltung der MHC-I-Moleküle und ihre Assemblierung mit ß2-Mikroglobulin. Dieses leere MHC-I-ß2-Mikroglobulin-Heterodimer wird dann durch CRT über monoglukosyliertes N-gebundenes Glykan für den PLC rekrutiert. CNX und CRT regulieren durch transiente Bindung an Proteine über die monoglukosylierten N-gebundenen Glykane die Faltung von Glykoproteinen im ER (Ellgaard et al., 2001). Glykanbindung an CNX oder CRT ist abhängig von der genauen Struktur des N-gekoppelten Glykan, welches einen einzelnen terminalen Glucoserest trägt. Diese Form wird durch zwei konkurrierende Enzyme erhalten. Das erste Enzym, die Glukosidase II, entfernt die Glucose, das zweite Enzym, die Uridindiphosphat-(UDP)-Glukose-Glykoprotein-Transferase-1 (UGT1), ersetzt die Glukose nur, wenn das Glykoprotein, welches das Glykan trägt teilweise entfaltet ist (Caramelo et al., 2004; Ritter et al., 2005; Solda et al., 2007). Dieser Zyklus spielt eine Rolle bei der MHC-I-Peptid-Beladung. Wenn die Peptidaffinität ausreichend hoch ist, um die MHC-Struktur zu stabilisieren, wird der trimere Komplex aus der schweren Kette des MHC-I-Moleküls, ß2-Mikroglobulin und Peptid durch den Golgi-Apparat und exozytotische Vesikel an die Zelloberfläche transportiert, wo er von CTL erkannt werden kann. Wenn die Affinität des Peptids zu niedrig ist, gibt es zwei mögliche Szenarien. Entweder die Peptide dissoziieren und das transiente leere MHC-I-Molekül wird dann ein Substrat für UGT1 sein, so dass Glukose an das N-gebundene Glycan zurückgegeben sein kann. Oder UGT1 kann erkennen, dass die Konformation des MHC-I-Peptid-Komplexes in gewisser Weise unvollkommen ist und reglucosidiert das Protein. In beiden Fällen ist die Folge der Zugabe des Glukoserests, dass das MHC-I-Molekül mit CRT reassoziiert, vollständig in den PLC reintegriert und weiteren Runden Tapasin-vermittelter Peptidbindung und Selektion unterzogen wird (Blum et al., 2013).

MHC-II-Moleküle dagegen präsentieren Peptide, die aus Proteinen stammen, die in das endosomale/lysosomale Kompartiment gelangen. Diese Proteine können zytosolischen, extrazellulären oder membranen Ursprungs sein. Sie werden entweder unspezifisch durch Pinozytose und Phagozytose oder spezifisch durch rezeptorvermittelte Endozytose in die Zelle aufgenommen. Die aufgenommenen Proteine werden in den angesäuerten Vesikeln durch lysosomale Proteasen wie z. B. Cathepsin S und B gespalten. Zunächst werden die leeren MHC-II-Moleküle nach ihrer Synthese im ER und Komplexbildung mit der „invarianten Kette" in das endosomale/lysosomale Kompartiment transportiert. Im lysosomalen Kompartiment wird die invariante Kette bis auf den in der Bindungsgrube lokalisierten Teil CLIP (engl. *class II-associated invariant chain peptide*) abgebaut. Ein weiteres Molekül, HLA-DM, katalysiert den Austausch von CLIP gegen Peptide mit hoher Affinität (Kropshofer et al., 1997). Schließlich wird der trimere Komplex aus den beiden Ketten und Peptid in Exportvesikeln zur Zelloberfläche transportiert. Die kurzen Fragmente des kompletten Antigens, die im Kontext eines MHC-Moleküls den Lymphozyten präsentiert werden und in der Lage sind, eine effiziente Immunantwort auszulösen, nennt man Epitope.

2.2.4. MHC-Moleküle und T-Zellantwort

Die beiden verschiedenen Klassen von MHC-Peptid-Komplexen werden durch unterschiedliche Zellen des Immunsystems erkannt. Die reagierenden T-Zellen für das MHC-I-System stellen $CD8^+$-T-Zellen, für das MHC-II-System $CD4^+$-T-Zellen dar.

Reife CTL zirkulieren bis zur Erkennung eines Peptid-MHC-Komplexes ständig im Körper und durch das lymphatische Gewebe wie z.B. die Lymphknoten, welche eine hohe Anzahl Antigen-präsentierender Zellen (*antigen-presenting cells*, APC) enthalten. Der Erkennungsprozess im Zusammenhang mit einem von der APC gelieferten kostimulierenden Signal führt zur Aktivierung der CTL und ihrer sekretorischen und rezeptorvermittelten zytotoxischen Mechanismen gegen die Zielzellen (Berke, 1994). Die CTL produzieren verschiedene Zytokine wie z. B. IFN-γ, die Entzündungsreaktionen induzieren und die Antigenpräsentation stimulieren.

Der Erkennungsprozess der MHC-II-präsentierten Peptide führt zur Ausschüttung von Th1- (IL-2, IFN-γ etc.) und Th2- (IL-4, 5, 13 etc.) Zytokinen. Th1 inhibieren Th2 und sind hauptsächlich für die zellvermittelte Immunität (z. B. Aktivierung von CTL und Macrophagen) verantwortlich. Th2 inhibieren dagegen Th1 und sind hauptsächlich für die humorale Immunatwort, d.h. Antikörperproduktion durch B-Lymphozyten, verantwortlich (Delves et al., 2000a, 2000b).

2.2.5. Der T-Zellrezeptor

Der TCR ist ein aus zwei Polypeptidketten bestehendes Heterodimer. Er kommt in zwei Varianten vor: als α/β-TCR und γ/δ-TCR. Die α/β-TCR werden von der Mehrheit der T-Zellen exprimiert und spielen die Hauptrolle bei der Antigenerkennung. Die extrazellulären Anteile der α- und β-Ketten bestehen aus einer variablen, für die Antigenerkennung verantwortlichen und einer konstanten Domaine. Die Variabilität verteilt sich über die variable Domaine nicht homogen. Es gibt Teile mit geringer Variabilität, die Gerüstregionen (*framework region* 1-4, FR1-4) und hypervariable Regionen. Letztere sind die komplementaritätsbestimmenden Regionen (engl. *complementarity-determinig regions*, CDR) CDR1-3 sowie HV4. Der Kontakt zum MHC-Peptidkomplex erfolgt über die CDR. Die CDR3 der α- und β-Ketten treten dabei in direkten Kontakt mit dem Antigenpeptid. Die weiteren CDR sind für die Stabilisierung der Interaktion zwischen dem MHC-Peptidkomplex und dem TCR verantwortlich. Die Gene für die TCR-α-, -β-, -γ- und -δ-Ketten bestehen aus verschiedenen Gensegmenten. Diese werden auf somatischer Ebene individuell rekombiniert (Davis, 1990; Toyonaga et al., 1987). Im Fall der α- und γ-Kette besteht der variable Anteil aus den variablen (V)- und den joining (J)- Segmenten. Dagegen werden die β- und δ-Kette noch zusätzlich mit weiteren Diversität vermittelnden D-Segmenten zusammengesetzt. Die Variabilität der Peptidbindungsregion der TCR wird über V(D)J- Rearrangment erreicht. Dieses V(D)J-Rearrangement determiniert die hohe Diversität der antigenspezifischen TCR auf genomischer Ebene. Jede T-Zellklon exprimiert einen TCR mit einer Spezifität (Makela et al., 1970). Das Rearrangement der Gensegmente der β-Kette, die auf dem Chromosom 7 lokalisiert sind, erfolgt vor dem Rearrangement der auf Chromosom 14 kodierten α-Gensegmente. Erst nach erfolgreicher Rekombination der β-Gensegmente auf einem der beiden homologen Chromosomen wird die α -Kette rearrangiert. Das Rearrangement des jeweils zweiten Allels wird in den meisten T-Zellen unterdrückt. Durch diesen als „allelischer Ausschluss" bezeichneten Vorgang wird die Bildung nur eines funktionellen TCR-αβ-Heterodimers und damit eine eindeutige Spezifität der T-Zellen gewährleistet. Es können aber auch T-Zellen mit zwei funktionellen α-Ketten (Padovan et al., 1993) als auch mit zwei funktionellen β-Ketten (Balomenos et al., 1995; Padovan et al., 1995) generiert werden. Durch Rekombination und Hinzufügen oder Entfernen von Nukleotiden wird eine theoretisch mögliche TCR-Diversität von 10^{14} verschiedenen Rezeptoren erreicht, was eine optimale Voraussetzung für die Erkennung aller möglichen MHC-Peptidkomplexe bietet (Davis et al., 1988).

Die TCR-α-Genregion enthält 45 variable Gensegmente, die in 32 verschieden Rezeptorfamilien gruppiert werden, die TCR-β-Region 75 variable Segmente, wobei diese in 34 Familien eingeteilt werden (Klein, 1997; Su et al., 1999). Prinzipiell lassen sich keine strukturellen Unterschiede zwischen den TCR MHC-I- und MHC-II-restringierter T-Zellen feststellen, obwohl die TCR-Ketten eine Präferenz für CD4- und CD8-Corezeptoren aufweisen. CD8 nimmt direkt Kontakt mit der invariablen $α_3$-Domaine des MHC-I- und CD4 mit der invariablen $β_2$-Domaine des MHC-II-Moleküls auf (Janeway et al., 2001).

2.2.6. Der B-Zellrezeptor

Immunglobuline sind die Antigenerkennungsmoleküle der B-Lymphozyten. Sind sie membranständig, erfüllen sie die Funktion der Zellrezeptoren für Antigene und werden als B-Zellrezeptoren (engl. *B-cell receptors,* BCR) bezeichnet. Terminal differenzierte B-Zellen (Plasmazellen), sind in der Lage Immunglobuline mit gleicher Antigenspezifität wie die BCR der Zelle zu sezernieren. Diese sezernierten Antikörper und die BCR weisen eine sehr ähnliche Struktur auf allerdings mit einem wichtigen Unterschied. Die C-Termini der BCR enthalten eine hydrophobe Membranankersequenz. Die Antikörper enden hingegen mit einem hydrophilen Sequenzabschnitt, wodurch die Sezenierung ermöglicht wird.

Im Allgemeinen besteht der BCR aus zwei identischen schweren Ketten (*heavy chains*) und zwei identischen leichten Ketten (*light chains*), die durch kovalente Disulfidbrücken zu einer Ypsilon-förmigen Struktur verbunden sind. Die beiden leichten Ketten sind entweder vom Typ kappa oder lambda und bilden mit dem oberhalb der Gelenkregion (engl. *hinge region*) liegenden Anteil der schweren Ketten das antigenbindende Fragment (engl. *fragment antigen binding*, Fab). Das andere Fragment unterhalb der Gelenkregion wird aufgrund seiner Kristallisierungsfähigkeit kristallisierbares Fragment (engl. *fragment cristallizable*, Fc) genannt. Auf diese Weise hat jeder BCR bzw. Antikörper im Gegensatz zum TCR nicht nur eine, sondern zwei identische Antigenbindungsstellen. Jede leichte Kette besteht aus einer variablen für Antigenbindung verantwortlichen und einer konstanten Domaine und jede schwere Kette aus einer variablen und drei oder vier konstanten Domainen.

Die Variabilität der variablen Domaine ist wie beim TCR nicht homogen verteilt, sondern lassen sich Gerüstregionen (FR1-4) und hypervariablen Regionen CDR1-3 unterscheiden. Die CDR3-Regionen werden wie die der TCR durch somatische Rekombination generiert und weisen die höchste Variabilität auf und sind in erste Linie für die Antigenerkennung verantwortlich.

Die Genregion der variablen Domaine der schweren Ketten (V_H) der BCR enthält 41 variable Gensegmente, die in sieben verschieden Rezeptorfamilien gruppiert werden. Die 40 variable Gensegmente der variablen kappa Domaine ($V_κ$) der BCR werden in sieben Rezeptorfamilien und die 30 variable Segmente der variablen lambda Domaine (V$_\lambda$) der BCR in zehn Rezeptorfamilien gruppiert (Sitnikova et al., 1998).

2.3. Immunüberwachung von Tumoren

Die Grundlagen der Theorie der Immunüberwachung von Tumoren wurden zum ersten Mal im Jahr 1908 von Paul Ehrlich formuliert. Ehrlich bezeichnete die Fähigkeit einer Neoplasie, im Organismus zu wachsen, als Virulenz und setzte es voraus, dass Tumormaterial durch eine zunehmende „Virulenzsteigerung" gekennzeichnet ist sowie eine signifikante Abhängigkeit von der natürlichen Immunität zeigt (Ehrlich, 1908). Diese Theorie vervollständigte im Jahr 1957 Frank Macfarlane Burnet. Die Theorie von Burnet geht davon aus, dass genetische Veränderungen im Rahmen der Entstehung eines malignen Tumors zur Expression von veränderten Proteinen führen, die vom Immunsystem als fremd erkannt und angegriffen werden können (F.M. Burnet, 1957). Burnet schreibt eine zentrale Rolle bei der Elimination von malignen Tumoren den Thymus-abhängigen T-Lymphozyten zu (F. M. Burnet, 1970).

Das Vorkommen von Tumor-infiltrierenden Lymphozyten (TIL) in Tumoren ist ein positiver prognostischer Faktor bei Patienten mit Tumoren wie Melanomen und kolorektalen Karzinomen (Clemente et al., 1996; Coca et al., 1997). Die Entwicklung einer humoralen Immunantwort gegen die Tumorzellen geht mit einem guten klinischen Verlauf bei Mammakarzinom- und Melanompatienten einher (Livingston et al., 1994; von Mensdorff-Pouilly et al., 2000). Im Gegensatz dazu stehen Patienten mit primären oder sekundären Immundefekten, die häufiger eine Malignität entwickeln und schlechte klinische Verläufe aufweisen (Crum et al., 2004; Cunningham-Rundles, 2012; Gutierrez-Dalmau et al., 2007; Resnick et al., 2012; Weiss, 1999). Malignome sind die häufigste Todesursache bei Patienten mit *common variable immunodeficiency* (CVID) (Quinti et al., 2012). Die Verwendung der körpereigenen Abwehrkraft für eine gezielte Tumortherapie stellt eine ideale, nicht-toxische Therapie gegen Lymphome dar. Die Antitumorantworten korrelieren jedoch häufig nicht mit einer Tumorremission. In experimentellen Tumormodellen, bei denen eine onkogene Transformation von embryonalen murinen Fibroblasten durch aktiviertes RAS und eine dominant-negative p53-Expression induziert wurde, waren TIL in den Tumoren ebenso nachweisbar wie die tumorassoziierten Antigene (*tumor associated antigens,* TAA). Es kam trotzdem nicht zur Eliminierung des Tumors (Radoja et al., 2000). Eine solche Dysfunktion von Immunzellen ist aber nicht irreversibel sondern kann durch entsprechende Bedingungen umgekehrt werden. Die Entfernung der TIL aus der Tumorumgebung und ihre Kultivierung z. B. mit IL-2 kann eine effektive tumorspezifische Zytotoxizität erbringen (Radoja et al., 2001).

Welche Rolle die immunsuppremierenden regulatorischen T-Zellen (Treg) bei Entstehung und Progress von Neoplasien spielen, ist nicht klar. Treg scheinen keine einheitliche Rolle bei Tumoren zu haben. Dieses könnte erklären, warum die Frequenz und die Funktionen von Treg mit einer schlechten Prognose in einigen aber mit günstigem Ausgang in anderen Neoplasien zusammenhängt (Whiteside, 2012). Größere Anzahlen dieser Zellen werden häufig im peripheren Blut von Patienten mit invasivem und metastasiertem Krebs gefunden (Burkholder et al., 2014; Sakaguchi, 2004). Die intratumorale Infiltration durch Treg ist ein unabhängiger Faktor für ungünstige Prognose von Brustkrebspatienten (Gupta et al., 2007; Y. Q. Li et al., 2013). Andere Daten zeigen, dass bei bestimmten Krebsarten wie z. B. beim kolorektalen Karzinom durch Treg eine Bakterien-getriebene Entzündung, welche die Karzinogenese fördert, unterdrückt wird, wodurch der Patient profitiert (Ladoire et al., 2011). Bei Melanompatienten und Patienten mit kutanen Lymphomen gibt es nach Untersuchungen in der Dermatologischen Klinik der Charité allerdings keine Korrelation zwischen der Frequenz von Tregs in Tumoren und den klinischen Verläufen oder der Frequenz tumorspezifischer CTL.

Tregs werden normalerweise als T-Lymphozyten definiert, die CD4-, CD25-Proteine an der Zelloberfläche und FoxP3-Proteine im Zellkern (CD4$^+$.CD25$^+$-FoxP3$^+$-T-Lymphozyten) exprimieren. Sie werden normalerweise in lymphatischen Geweben gefunden. Tregs werden vermutlich über MDC/CCL22 durch die Bindung an CCR4 in die Tumoren und in ein assoziiertes Aszites oder Pleuraergüsse im Fall von Mamma- und Ovarialkarzinomen rekrutiert. CCR4 wird von Tregs exprimiert und stellt einen signifikanten Prädiktor für schlechte Prognose für Patienten dar (Burkholder et al., 2014; Curiel et al., 2004; Gobert et al., 2009). Tregs könnten mögliche Angriffspunkte für therapeutische antineoplastische Therapien sein. Ein Teil der Tregs exprimiert das ko-inhibitorische CTLA4 (engl. *cytotoxic T-lymphocyte-associated antigen 4*, zytotoxisches-T-Lymphozyten-assoziiertes Antigen 4). Es wird angenommen, dass die Antikörper gegen CTLA4 durch Neutralisierung der Tregs die immunsuppressive Wirkung von intratumoralen Treg-Infiltraten aufheben und darüber verbesserte Reaktionen auf Immuntherapien bewirken können (Burkholder et al., 2014). Zu solchen Antikörpern gehören Ipilimumab und Tremelimumab. Die klinische Relevanz beider Substanzen wird in verschiedenen klinischen Studien belegt (Naidoo et al., 2014). In einer klinischen Phase-III-Studie bei Patienten mit metastasierten Melanomen wurde die Effektivität von Ipilimumab in Kombination mit Melanomvakzinen (gp100) im Vergleich zu Ipilimumab mit Placebo und gp100 allein untersucht. Hier konnte eine signifikante Verbesserung des Überlebens in den Gruppen nachgewiesen werden, die mit Ipilimumab allein oder Ipilimumab mit dem gp100-Impfstoff behandelt wurden (Hodi et al., 2010). Im Falle des anderen Anti-CTLA4 Antikörpers Tremelimumab konnte keine statistisch signifikante Verbesserung des Überlebens im Vergleich zur Standardchemotherapie bei Patienten mit fortgeschrittenem Melanom nachgewiesen werden. In der mit Tremelimumab behandelten Patientengruppe war dafür eine längere Dauer des Ansprechens im Vergleich zur Standardchemotherapiegruppe zu beobachten (Camacho et al., 2009; Ribas et al., 2013).

2.4. Tumorantigenität

Die Grundlage für die Anti-Tumor-Immunantwort ist die Erkennung von TAA durch das Immunsystem. Hier spielt vor allem die durch CTL-vermittelte Immunantwort eine entscheidende Rolle (Stevanovic, 2002; Stuhler et al., 1994). Das Immunsystem ist ein komplexes System von Molekülen und Zellen mit der Fähigkeit, zwischen „selbst" und „fremd" sowie „harmlos" und „gefährlich" zu unterscheiden. Seine Aufgabe ist es, verschiedene Gefahren für den Organismus abzuwehren. Das Immunsystem schützt vor Mikroorganismen, wie Bakterien, Viren und Parasiten, kann aber auch Tumorzellen bekämpfen. Aus dem Blut oder Tumoren von Krebspatienten isolierte CTL erkennen Tumorzellen anhand der Peptiden, die von HLA präsentiert werden, und sind in der Lage, autologe Tumorzellen zu zerstören (Mukherji et al., 1990).

2.4.1. Tumorassoziierte Antigene kutaner Lymphome

Es wird häufig angenommen, dass Tumorzellen aufgrund multipler genetischer Veränderungen Antigene exprimieren, die dem Immunsystem die Diskriminierung zwischen Tumor und gesundem Gewebe erlauben. Solche Antigene stellen potentielle Ziele für eine therapeutische Vakzination dar. Bei Lymphomen wurde die Immunogenität der TCR und BCR in verschiedenen Experimenten belegt. In einer Arbeit von Berger et al. wurden zunächst die AS-Sequenzen der Idiotypregionen der Vß des TCR bestimmt (Berger et al., 1998). In weiteren Schritten wurden eine Reihe überlappender Peptide entsprechend dieser Sequenz synthetisiert und deren Erkennung durch $CD8^+$-T-Zelle geprüft. Bei zwei Patienten konnten innerhalb der CDR3 (Idiotypregionen) immunogene Epitope nachgewiesen werden, welche im MHC-Klasse-I-restringierten Modus durch autologe $CD8^+$-T-Zell-Linien erkannt wurden. Diese Studien zeigen, dass TCR als Quelle von immunogenen Tumorepitopen dienen kann. Die Idiotypdeterminanten der Immunglobuline der CBCL dienen ebenso wie die entsprechenden Determinanten bei TCR von CTCL als klonale tumorspezifische Marker, welche Bedeutung für Immuntherapie haben können. In einer Studie von Kwak et al. wurden neun CBCL-Patienten ausgewählt (Kwak et al., 1992). Jeder erhielt eine Reihe von subkutanen Injektionen mit Immunglobulinen, die von den autologen Tumorzellen abgeleitet wurden. In sieben der neun Patienten wurden Anti-Idiotyp-Antikörperreaktionen nachgewiesen. Diese Ergebnisse zeigen, dass autologe Immunglobulinidiotypen immunogene tumorspezifische Antigene bei CBCL-Patienten sein können. Weitere Berichte belegen ähnlich wie die Studien von

Kwak und Berger die Immunogenität der TCR (Kaplan et al., 2003) und der BCR (Fagerberg et al., 1999; Trojan et al., 2000; Wen et al., 1997; Wen, Ling, Bailey-Wood, et al., 1998; Wen, Ling, and Lim, 1998).

2.5. Immuntherapeutische Verfahren zur Behandlung von Tumoren

Die Kenntnis der TAA und Epitope, des Antigenspräsentationvorgangs, der Physiologie der APC sowie der Erfordernisse der Interaktion zwischen den Helfer- und Effektor-T-Zellen stellen einen Schlüssel für die Entwicklung effektiver Tumorvakzine dar (Aguilar et al., 2011). Eine therapeutische Vakzination verwendet nichtdefinierte oder definierte TAA für das Auslösen einer effizienten Immunreaktion gegen Tumorzellen, die im Endeffekt zu einer Destruktion der malignen Zellen führen soll. Während die natürliche Immunität gegen infektiöse Krankheiten sowohl durch die humoralen als auch die zellulären Effektormechanismen bedingt wird, basieren die Anti-Tumorimmunantworten überwiegend auf den CTL (Stevanovic, 2002).

Immuntherapie ist eine vielversprechende Therapie, welche durch gezielte Wirkungen gegen Tumorzellen eine Heilung erzielen soll. Immuntherapie bezieht sich entweder auf die Stimulation des Immunsystems gegen Tumorzellen durch die Verabreichung von Impfstoffen, Zytokinen, Antikörper oder Immunzellen (so genannte aktive Immuntherapie) oder auf die Verwendung von speziellen therapeutischen Antikörpern, welche durch direktes Angreifen der Tumorzelle den Anti-Tumoreffekt erzielen sollten (passive Immuntherapie) (Finn, 2012; Helmy et al., 2013). IL-2 als aktives Immuntherapeutikum ist ein potenter T-Zell-Wachstum-Faktor, welcher derzeit in verschiedenen therapeutischen Modalitäten verwendet wird. Aldesleukin ist ein menschliches rekombinantes IL-2, welches zur Behandlung von metastasiertem Nierenzellkarzinom (NZK) eingesetzt wird (Schmidinger et al., 2004). Ein weiteres Beispiel für aktive Immuntherapie stellt Interferon alpha (IFN-α) dar. IFN-α findet seinen Einsatz in der Behandlung von der Haarzell-Leukämie (IFN-α2a und IFN-α2b), der Philadelphia-positiven chronischen myeloischen Leukämie (IFN-α2a und IFN-α2b), bei multiplem Myelom (IFN-α2b), malignem Melanom (IFN-α2a und IFN-α2b) und follikulärem Lymphom (IFN-α2a und IFN-α2b) sowie bei fortgeschrittenem Nierenzellkarzinom (IFN-α2a) und CTCL (IFN-α2a) (Ahmed et al., 2003; Baldo et al., 2010; Canil et al., 2010; Dreno, 2005; Khoo et al., 2011; Mocellin et al., 2013; Simonsson et al., 2011). Zu der passiven Immuntherapeutika gehören gegen Tumorzellen direkt eingerichtete monoklonale Antikörper (wie z. B. Rituximab - gegen CD20 oder Trastuzumab - gegen Her2neu), welche mit Erfolg in der Behandlung der malignen Erkrankungen verwendet wurden (Helmy et al., 2013). Rituximab findet inzwischen seinen breiten Einsatz in der Therapie der follikulären Lymphomen, der CD20-positiven großzelligen B-Zell-Lymphomen sowie chronischer lymphatischer Leukämie

(Keating, 2010). Trastuzumab kann bei der Behandlung der Her2neu-positiven metastasierten Mammakarzinomen sowie metastasierten Magenkarzinomen verwendet werden (Del Mastro et al., 2012; Lordick, 2011). Außer der Modulation der endogenen Immunantwort mit Zytokinen oder Verabreichung von Antikörper gegen Tumorzellen, können Immunzellen (CTL) mit Antitumorpotential selbst übertragen werden. Eine Variante dieses Ansatzes ist in manchen Ansätzen der Knochenmarktransplantation impliziert (Helmy et al., 2013).

Alle diese Therapien zielen auf eine Induktion oder Verstärkung der körpereigenen Abwehrkraft gegen Tumorzellen.

Die therapeutische Vakzination ist eine spezifische Immuntherapie. Das Prinzip der Vakzination basiert darauf, nicht definierte oder definierte TAA zur Induktion tumorspezifischer CTL zu verwenden und darüber die Destruktion der malignen Zellen einzuleiten.

Man kann folgende Arten von Tumorvakzinen unterscheiden:

1. Zellvakzine (z.B. Hybridzell-Vakzine oder antigenbeladene dendritische Zellen)
2. Gentechnisch oder anders potenzierte Tumorzellen
3. Genetische Vakzine (DNA, RNA oder rekombinante Viren)
4. Peptidvakzine
5. Proteinvakzine

Mit dem Hybridzellansatz werden autologe Tumorzellen mit dendritischen Zellen verschmolzen, um eine Zelle mit der Antigenität der Tumoren und immunstimulierenden Potenz der dendritischen Zelle zu bekommen (Chen et al., 2014). Bei dem Einsatz von Tumorzellen als Vakzine werden die autologen oder allogenen Tumorzellen zusammen mit einem geeigneten Adjuvans zur Verstärkung der Immunantwort appliziert (Browning, 2013; Mohamed et al., 2012). Die Tumorzellen werden durch eine Bestrahlung inaktiviert oder auch durch eine Infektion mit Viren lysiert (Wright et al., 1998). Die Idee dabei ist, dass das gesamte Antigenrepertoire des Tumors durch eine Injektion verabreicht wird. Durch eine Vakzinierung mit der beschriebenen Methode wird eine effektive Immunantwort ausgelöst, die Wirksamkeit in fortgeschrittenen Stadien einer Krebserkrankung ist bisher jedoch gering.

Klinische Studien wurden dabei häufig für das Melanom durchgeführt. Die klinischen Ergebnisse von Mitchel et al., Berd et al., Morton et al. und Wallack et al. (Berd et al., 1991; Berd et al., 1995; Berd et al., 2001; Mitchell, 2002a, 2002b; Morton et al., 1992; Wallack et al., 1995) waren insgesamt nicht den Erwartungen entsprechend, so dass nach Verbesserungen der Vakzinierungsstrategien gesucht wird. Die weitere Subgruppen-Analyse durchgeführt von Chi M. und Dudek, A. Z. bei Phase II und III Studien für verschiedene Vakzinierungsstrategien bei Melanomen ergaben, dass tumorspezifische Immunantworten mit verlängerten Gesamtüberleben im Vergleich zu einer Gruppe mit fehlender Immunantwort verbunden war (Chi et al., 2011). Schwere

Toxizität im Zusammenhang mit Vakzinationen war selten zu sehen. Insgesamt sagte eine melanomspezifische Immunantwort ein verlängertes Gesamtüberleben vorher. Hier wurden allerdings keine Beweise dafür gefunden, dass eine Vakzination bessere Kontrolle der Krankheit oder des Gesamtüberlebens im Vergleich mit anderen Behandlungen darstellt (Chi et al., 2011).

Die Erhöhung der Immunogenität der Tumorzellen kann durch gentechnische Veränderung der Tumorzellen und das Einführen von Genen für Zytokine oder kostimulierende Moleküle (z. B. IL-2, TNF-α oder B7) erreicht werden (Sun et al., 1999). Die Vakzinationen mit Injektion von HLA-B7 (Allovectin) kodierenden Plasmiden bei Melanompatienten erreichten Phase-III-Studien; trotz der initial vielversprechenden Ergebnissen, hat die Behandlung die Endpunkte nicht erreicht und ihre Verwendung wurde abgebrochen (Hersey et al., 2014). Weitere Studien wiesen nach, dass die Behandlung mit Peptidvakzinen (gp 100) und IL-2 im Vergleich zum IL-2 alleine eine Verlängerung der Überlebensrate der Melanompatienten erzielt (Kageyama, 2010). Die Experimenten von Liu et al. zeigen, dass eine kombinierte Therapie bestehend aus einer auf dendritischen Zellen basierten Vakzine und TNF-α das Tumorwachstum in den Mäusen besser als alleinige Vakzine supprimiert (Y. Liu et al., 2004).

2.5.1. Immuntherapie kutaner Lymphome

Vor der im Jahr 1987 entwickelten extrakorporalen Photopherese (*extracorporal photophoresis*, ECP) basierte die Therapie der CL auf einer nichtspezifischen Chemotherapie (B. Modi et al., 2013; Rook et al., 1989). Die Behandlung der CL ist insbesondere in den fortgeschrittenen Stadien problematisch, weil nach der meist initial zu erreichenden vollständigen Remission mit großer Häufigkeit Rezidive auftreten (Hoppe et al., 1990). Die Immundysregulation, welche bei den CL nachweisbar ist (z. B. verminderte IFN-γ-Produktion) (Vowels et al., 1992) führte zur Entwicklung der weiteren therapeutischen Einsätzen von Biologika wie IFN-α, IL-2, IL-12 und monoklonalen Antikörpern wie Rituximab oder Alemtuzumab (Fernandez-Guarino et al., 2013; Lundin et al., 2003; Olsen, 2003; Rook et al., 2003).

IFN-α als aktives Immuntherapeutikum kann mehrere biologische Effekte wie z. B. die Induktion und Förderung der Apoptose sowie die Hemmung des Zellwachstums hervorrufen (Rizza et al., 2010). IFN-α2a findet seinen Einsatz in der Therapie der CTCL (Dreno, 2005).

IL-2 stellt ein weiteres aktives Immuntherapeutikum dar. IL-2 ist ein wichtiger Wachstumsfaktor für die T-Lymphozyten. Die Stimulation von Th1 mit einem Antigen induziert eine schnelle Produktion von IL-2, welches durch Expression des hochaffinen IL-2 Rezeptors (IL-2R) gefolgt wird. Dieses ermöglicht die selektive Expansion von antigenaktivierten T-Zellen (Gaffen et al., 2004). Die peripheren mononukleären Blutzellen (engl. *peripheral blood mononuclear cells*, PBMC) gesunder Individuen exprimieren lediglich zu ca. 5% die hochaffinen IL-2R. Bei mehr als der Hälfte der CTCL-Patienten hingegen zeigen die malignen Lymphozyten eine Überexpression des IL-2R (F. M. Foss et al., 1994). Damit bietet der hochaffine IL-2R ein attraktives Ziel für eine therapeutische Strategie gegen die Tumorzellen (B. Modi et al., 2013). Um die zytotoxische Aktivität der Anti-IL-2R-Reagenzien zu steigern, wurde ein rekombinantes IL-2 mit einem Diphterie-Toxin fusioniert (Kadin et al., 2010). Dieses Fusionstoxin (Denileukin Diftitox) wurde in klinischen Studien getestet. In den Phase-III-Studien konnten signifikant und dauerhaft eine Ansprechrate sowie ein progressionsfreies Überleben bei Patienten sowohl im Früh- als auch im Spätstadium der CTCL mit einem akzeptablen Sicherheitsprofil verbessert werden (Prince et al., 2010). Es gibt weiterhin Therapien, welche das Ansprechen auf Denileukin Diftitox erhöhen sollen. Ein Beispiel ist hier Bexaroten (Gorgun et al., 2002). In einer klinischen Phase-I-Studie konnte komplette Remission bei 33% sowie eine objektive Ansprechrate bei 67% der Patienten erreicht werden (F. Foss et al., 2005). Diese Ansprechrate war höher als bei einer Monotherapie mit Bexaroten oder Denileukin Diftitox in vergleichbaren Gruppen der CTCL-Patienten.

IL-12 ist ein von Monozyten/Makrophagen sowie von dendritischen Zellen sezerniertes Zytokin, welches die IFN-γ-Produktion durch T- und NK-Zellen stark induziert. Dieses scheint für die Differenzierung von Th1-Immunreaktionen erforderlich zu sein (Manetti et al., 1993; Robertson et al., 1992). IL-12 spielt außerdem eine wichtige Rolle in der Aktivierung und Differenzierung von CTL (Gately et al., 1992). Klinische Studien mit einem rekombinanten menschlichen IL-12 bei CTCL haben gezeigt, dass es ein potentes Therapeutikum ist, welches zytotoxische T-Zell-Reaktionen hervorruft (Rook et al., 2001). Wiederholte Verabreichung von IL-12 induziert eine reversible Unterdrückung von IL-12-abhängigen Reaktionen, welche die therapeutische Wirksamkeit der Behandlung begrenzt (Zaki et al., 2002). Diese Unterdrückung der Immunantworten kann durch Zugabe von IL-2 unterbunden werden (Zaki et al., 2002).

Rituximab ist ein monoklonaler Immunoglobulin-G1-Antikörper welcher an CD20 bindet und seinen Einsatz als passives Immuntherapeutikum in der Therapie von Malignitäten der B-Lymphozyten (wie CBCL) findet. CD20 sind nur auf den Zelloberflächen von Pre-B und reifen B-Lymphozyten zu finden. Die Bindung von Rituximab an das auf den B-Lymphozyten lokalisierten CD20 resultiert in der Destruktion der Lymphozyten durch drei potentielle Mechanismen: Komplementabhängige Zytotoxizität, Apoptosestimulation oder Antikörper-vermittelte Zytotoxizität (Selewski et al., 2010). Rituximab wurde in den letzten Jahren zunehmend für die Behandlung der B-Zell-Lymphome verwendet. Dieser Antikörper stellt ebenfalls eine Alternative zur klassischen Behandlung (Strahlentherapie und Operation) von zwei CBCL dar: dem primär kutanen follikulären Lymphom und dem primär kutanen Marginalzonenlymphom. Rituximab wird ebenfalls in der Behandlung des primär kutanen großzelligen B-Zell-Lymphom (Bein-Typ) verwendet. Eine intraläsionale Veabreichung bei CBCL ist ebenfalls mit positiven Effekten verbunden (Fernandez-Guarino et al., 2013).

2.5.2. Therapeutische Vakzination bei Lymphomen

Der Einsatz von kompletten Tumorzellen zur therapeutischen Vakzination bei CL wäre sehr aufwendig. Insbesondere die Isolierung größerer Mengen reiner Tumorzellen aus der betroffenen Haut ist derzeit bei den nicht-leukämischen Formen der CL kaum möglich (Muche et al., 2002). Statt der kompletten Tumorzellen können auch definierte Antigene verwendet werden. Hier stellen Epitope aus den bereits erwähnten klonspezifischen Immunrezeptoren ideale tumorspezifische Antigene für Lymphome dar.

Tumorantigene können auf unterschiedliche Weise formuliert und appliziert werden. Die Antigene können mittels Zellen, Proteinen, Peptiden, DNA, RNA, transfizierter Viren oder Bakterien übertragen werden. Bei Lymphompatienten wurden bereits Vakzine als Hybriden aus dendritischen Zellen und Tumorzellen, Idiotyp-Peptide, Mimotope sowie DNA/RNA-Präparationen klinisch getestet. Idiotyp-Peptide waren die ersten Antigene, für die ein erfolgreicher Einsatz in Vakzinationstherapiestudien für Lymphome beim Menschen beschrieben wurde (Kwak et al., 1992). DNA-Vakzine lassen sich zwar leicht herstellen, sie werden aber kontinuierlich translatiert, was zu einer Blockade der Antikörper bzw. Anergie der tumorspezifischen T-Zellen führen kann (Stevenson et al., 1995). Daher scheint ein Ansatz mit peptidbasierten Vakzinationen eine vorteilhafte Therapie zu sein. Für dieses Verfahren ist die Identifikation von lymphomassoziierten T-Zellepitopen Voraussetzung. Es wurde bereits gezeigt, dass Peptide, die aus den tumorspezifischen TCR von CTCL gewonnen wurden, Immunogenität besitzen und von $CD8^+$-Effektorzellen erkannt werden (Berger et al., 1998). In den letzten Jahren gelang es, fünf lymphomassoziierte T-Zellepitope aus den Idiotypregionen und konstanten Regionen von TCR zu identifizieren, wobei 4 für HLA-A2 und 1 für HLA-B8 spezifisch sind (Linnemann et al., 2000; Winter et al., 2003).

Bisher wurden nur wenige klinische Studien zur Vakzinationstherapie bei Patienten mit nodalen Lymphomen durchgeführt. Obwohl keine der publizierten Studien placebokontrolliert war, präsentierten sie jedoch vielversprechende Ergebnisse. Eine Studie ergab, dass zwei von neun Lymphompatienten, die mit Idiotyp-Protein-Vakzinen in Kombination mit Tetanustoxoid als Helferantigen behandelt worden waren, eine Tumorregression entwickelten und keiner der anderen Patienten weiteres Tumorwachstum zeigte (Barrios et al., 2002). Bei 41 Patienten wurde gleich nach der zytostatischen Therapie ein idiotypisches Protein zusammen mit Tetanusprotein und einem Adjuvans verabreicht. Zwanzig der Patienten entwickelten spezifische Immunantworten gegen die Idiotypen und ihr Überleben war signifikant verlängert (Hsu et al., 1997). Die Vakzination mit Idiotyp-Protein und GM-CSF direkt nach einer chemotherapieinduzierten Vollremission konnte bei acht von 11 behandelten Patienten mit t(14,18)-positivem Lymphom eine anhaltende molekulare Remission auslösen (Bendandi et al., 1999).

Eine Idiotypvakzine ist aufgrund der Individualität des Idiotyps immer patienten- und tumorklonspezifisch. Eine Vakzine, welche universal für alle Lymphompatienten verwendbar wäre, ist eine wissenschaftliche Herausforderung. Unter Berücksichtigung des Aspektes, dass die konstanten Regionen der Immunrezeptoren keine Individuumspezifität, sondern eine Immunrezeptorfamilienspezifität, aufweisen, stellen die aus den konstanten Bereichen stammenden Peptide, eine interessante Quelle für die krankheitsspezifische Therapie dar.

Es gibt wenige Fallberichte über Vakzination von CTCL Patienten. Es wurden bisher zwei Patienten in monotherapeutischen Ansätzen mit HLA-B8-restringierten Mimotopen vakziniert. Beide entwickelten nach initial kompletter Remission ein Rezidiv (Tumenjargal et al., 2003).

2.6. Verfahren zur Identifizierung von T-Zellepitopen

Als Nachweis, dass ein Peptid als ein T-Zell-Epitop spezifisch T-Zellen in eine MHC-Allel-restringierte Weise stimulieren kann, muss das Peptid natürlicherweise in optimaler Länge über einen Proteasom-abhängigen oder -unabhängigen Weg verarbeitet werden. Zweitens sollte das Peptid Bindung an ein entsprechendes MHC-Molekül zeigen. Schließlich, und vielleicht am wichtigsten ist, dass das Epitop in der Lage ist, eine T-Zell-spezifische Reaktion nach Präsentation auf einem MHC-Molekül zu induzieren (J. Liu et al., 2011). Bei der Definition eines Peptids als spezifisches MHC-restringiertes T-Zell-Epitop, muss man alle drei Merkmale eines Peptids beurteilen. Somit können die Verfahren zur Identifizierung eines Epitopes in drei Schritte eingeteilt werden (J. Liu et al., 2011):

1. Nachweis der Bindung der Peptide an die entsprechenden MHC-Moleküle
2. Nachweis der natürlichen Prozessierung der Epitope
3. Nachweis antigenspezifischer T-Zellantworten

2.6.1. Nachweis der Bindung der Peptide an MHC-Moleküle

Peptidbindung-Inhibitionstest ist eine Beispielmethode für quantitative Bestimmung der Bindungsaffinität von Peptiden an MHC-Moleküle (Altfeld et al., 2001; Chang et al., 1999; Gianfrani et al., 2003; McMurtrey et al., 2008; Pinkse et al., 2005). Eine wesentliche Rolle bei dieser Technik spielt die Herstellung von Fluorescein- oder radioaktiv-markierten Standard-Peptiden, die an bestimmte MHC mit mittlerer Affinität binden. Die gereinigten MHC-I-Moleküle oder Zellen, welche die gewünschten MHC-Moleküle exprimieren werden dann mit seriellen Verdünnungen der Testpeptide zusammen mit einer konstanten Konzentration des Standardpeptides inkubiert. Nachfolgend wird das Gemisch nach Abtrennung der freien Peptide mit einem Radioisotop- oder Fluoreszenz-Detektor analysiert. Mit Hilfe e*nzyme-linked immunosorbent spot assay (*ELISpot) und intrazellulärer Zytokinfärbung (eng. *intracellular cytokine staining*, ICCS) werden die Immunreaktionen anhand der Zytokinproduktion durch T-Zellen bestimmt. ELISpot lässt in einem Versuch die Messung eines Zytokins zu. Dagegen ermöglicht die ICCS die parallele Messung mehrerer Zytokine und die gleichzeitige Bestimmung des Phänotyps der Zellen (Slifka, 2005).

2.6.2. Nachweis der natürlichen Prozessierung der Epitope
Die Analyse der über die MHC-Klasse-I-Moleküle natürlich präsentierten Peptide ergab genaue Informationen zu Regeln, nach welchen Peptide an die Bindungsgrube der MHC-Klasse-I-Moleküle binden und präsentiert werden (Falk et al., 1991). Anhand solcher Analysen konnten Rotzschke et al. eine Sequenz eines natürlich präsentierten Peptids vorhersagen. Das vorhergesagte Peptid SIINFEKL wurde nach synthetischer Herstellung für die Stimulation von CTL und schließlich für die Lyse der das Antigen-Ovalbumin exprimierten Zellen verwendet. Die Lyse konnte hier nach Markierung der Zellen mit Radiochromium (Cr^{51}) mittels γ-Zähler anhand der freigesetzten Radioaktivität nachgewiesen werden (Rotzschke et al., 1991). Solche Analysen belegen allerdings nicht die natürliche Sequenz des präsentierten Peptids. Synthetisch hergestellte Peptide, welche über bioinformatische Vorhersagen oder auch durch Sequenzscans identifiziert wurden, können eine peptidspezifische Immunantwort auslösen, ohne dass sie in der getesteten Form durch natürliche Prozessierung generiert werden (Toma et al., 2009). Es ist daher wichtig, bei der Identifizierung der Epitope zu beweisen, dass ein Peptid auch über natürliche Prozessierung entsteht. Die natürliche Prozessierung ist, wie oben erwähnt ist (siehe Abschnitt 2.2.3.), sehr komplex und der Nachweis der Epitope als natürlich prozessierte Peptide, erfordert einen hohen technischen Aufwand. Hierfür werden verschiedene Methoden eingesetzt.

In der erwähnten Arbeit haben Rotzschke et al. die Peptide aus den MHC-Molekülen der Ovalbumin-exprimierenden Zellen isoliert und sie über Hochleistungsflüssigkeitschromatographie (eng. *high-performance liquid chromatography,* HPLC) aufgetrennt und gezeigt, so dass diese Peptide mit exakt der gleichen Retentionszeit eluiert werden wie das nach Vorhersage synthetisch hergestellte Peptid. Ein direkteres aber sehr aufwändigeres

Verfahren ist die Isolierung und Sequenzierung des spezifischen Peptids aus den MHC-Molekülen der Zellen, die dieses Peptid natürlicherweise oder aufgrund gentechnischer Veränderung exprimieren. Die Identifizierung der Peptide mit dieser Methode weist direkt die natürliche Prozessierung nach (McMurtrey et al., 2008; Skowera et al., 2008). Bei einem anderem Verfahren werden längeren Peptide, welche die kurzen Zielpeptide enthalten, mit einem gereinigtem Proteasomkomplex *in vitro* gespaltet (Pinkse et al., 2005). Die auf diese Weise generierten Peptide werden mit Umkehrphasen- Hochleistungsflüssigkeitschromatographie (eng. *reversed phase high-performance liquid chromatography*, RP-HPLC) und Massenspektrometrie analysiert. Dies erfasst aber nur die Prozessierung durch Proteasomen, nicht den gesamten Prozess.

Eine quantitative Methode, um eine natürliche Prozessierung der Peptide zu beweisen ist der direkte Nachweis der Peptid-MHC-Komplexe auf der Oberfläche von APC. Dies kann erreicht werden entweder durch multivalente TCR, welche aus den spezifischen T-Zellen gewonnen werden oder durch die Verwendung von monoklonalen Antikörpern, welche die spezifischen TCR nachahmen (Cohen et al., 2003; Porgador et al., 1997). Diese monoklonalen Antikörper sind spezifisch für einen bestimmten Peptid-MHC-Komplex. Daher können sie verwendet werden, um die natürlich prozessierten Peptide auf der Oberfläche von APC mittels Durchflusszytometrie zu visualisieren und quantifizieren. Ein weiteres, häufig eingesetztes Verfahren untersucht, ob peptidspezifische CTL-Linien oder Klone in der Lage sind, die mit Virus infizierten oder mit cDNA-Plasmiden transfizierten Zellen, welche Epitop-enthaltende Proteine exprimieren, zu lysieren (Mohagheghpour et al., 1998; Solache et al., 1999). Hierbei kann die natürliche Prozessierung nachgewiesen aber nicht die genaue Struktur des prozessierten Epitope aufgeklärt werden.

2.6.3. Nachweis antigenspezifischer Immunantworten

Für die Erfassung der Erkennung spezifischer MHC-Peptid-Komplexe durch T-Zellen stehen verschiedene Techniken zur Verfügung wie z. B. MHC-Tetramer- oder andere –Multimere- (z.B. Dimer-, Pentamer- oder Dextramer-) Färbungen (Altman et al., 2003) und funktionelle Assays wie ICCS (Pala et al., 2000) mit Durchflusszytometrie als Readout, ELISpot (Czerkinsky et al., 1988), Zytotoxizitätsassays (Cerottini et al., 1974; Yamada et al., 1985) und T-Zell-Proliferationassays (Dexter et al., 1977). Alternativ können Bioassays eingesetzt werden, um die Zellen anhand ihrer spezifischen Reaktion gegen die identifizierten Epitope nachzuweisen und zu quantifizieren. Hierzu gehören Zytotoxizitätsassays z. B. mittels Cr^{51} Freisetzung oder Detektion und Quantifizierung von Zellen, die mit Carboxyfluoresceindiacetat Succinimidylester-(*carboxyfluorescein diacetate succinimidyl ester*, CFSE) markiert wurden (Canty et al., 1970). T-Zell-Proliferationassays basieren auf der Tatsache, dass die Stimulation der T-Zellen mit entsprechenden peptidspezifischen Antigenen eine Proliferation der T-Zellen (serielle Verdoppelung der T-Zellenanzahl) induziert (Dexter et al., 1977). Dies kann durch den Einbau von radioaktivem Thymidin in die DNA bei der der Zellteilung vorausgehenden DNA-Replikation oder durch die serielle Verdünnung von CSFE bei der Teilung von Zellen erfasst und quantifiziert werden.

2.7. Bioinformatische Strategien zur Identifizierung von Epitopen aus Immunrezeptoren

Bioinformatische Vorhersagen potentieller Epitope stellt eine wissenschaftliche Herausforderung vor. Hierfür ist der SYFPEITHI-Algorithmus von Rammensee und Mitarbeiter (http://www.syfpeithi.de) ein Beispiel. Die Beschreibung dieses Verfahrens erfolgte im Abschnitt 2.2.2. Der SYFPEITHI-Algorithmus ist ein Beispiel der positionsspezifischen Wertungsmatrizen (*position specific scoring matrices,* PSSM), welche auch in dieser Arbeit verwendet wurden (Bredenbeck et al., 2005; J. Zhang et al., 2012).

PSSM geben für jede AS in der Abhängigkeit von ihrer Position im Peptid einen definierten Wert aus. Sie ergeben anschließend eine Bewertung einer Peptidsequenz als Summe der Einzelwerte (Jones, 1999). Die in unserer Arbeitsgruppe von Florian Losch entwickelten PSSM sind gegenüber dem SYFPEITHI-Verfahren sehr viel verfeinerter und sollten eine feinere Differenzierung der MHC-Allel-spezifischen Anforderungen an die Epitope ermöglichen. Für die Epitopvorhersagen können PSSM für verschiedenen HLA eingesetzt werden. Mit Hilfe der laboreigenen PSSM war die Berechnung der Scores für die Wahrscheinlichkeit der Bindung von Nonapeptiden an die HLA-A*01, A*02, A*03, B*07 und B*08 möglich. Diese HLA waren als die fünf häufigsten Allele in kaukasischen Bevölkerungen ausgewählt worden. Die PSSM zur Bewertung der Peptide wurden auf Basis aller bekannten Nonapeptidepitope für diese HLA entwickelt. Die Epitopsequenzen wurden der AntiJen Datenbank (http://www.darrenflower.info/AntiJen) entnommen, die eine der umfangreichsten Epitopdatenbanken ist und nur experimentell validierte Daten enthält. Die Datenbank enthält 6411 Peptidsequenzen für über 70 verschiedene Allomorphe und Supertypen der HLA-Klasse-I, von denen 2060 nichtredundante Epitope repräsentieren (McSparron et al., 2003). Für die Generierung der PSSM wurden nichtredundante Peptidsequenzen verwendet. Die entsprechenden Epitope binden jeweils ein bestimmtes HLA-Allomorph und haben die für HLA-Klasse-I häufigste Länge von neun AS. Für die ausgewählten HLA wurden folgenden Zahlen an Nonapeptidsequenzen für das Trainieren der PSSM eingesetzt: 298 für HLA-A*01, 938 für HLA-A*02, 191 für HLA-A*03, 125 für HLA-B*07, 22 für HLA-B*08.

Das Entwickeln der PSSM erfolgte in den folgenden Schritten:

1. Zusammenstellung der bekannten Nonapeptidsequenzen, die von einem der ausgewählten HLA gebunden werden
2. Alignieren der gewählten Sequenzen
3. Berechnung der Häufigkeiten jeder der 20 AS für jede Sequenzposition.

Tabelle 3. – zeigt als Beispiel-PSSM die Matrix für HLA-A*02; die Matrizen für HLA-A*01, -A*03, -B*07 und -B*08 sind im Anhang 4. aufgeführt.

Tabelle 3. PSSM für HLA-A*02. Die Werte geben die Frequenzen der AS in den jeweiligen Sequenzpositionen als Prozentwerte an.

HLA-A*02	P1	P2	P3	P4	P5	P6	P7	P8	P9
A	9,77	4,25	8,28	7,54	9,13	6,48	11,89	9,45	9,87
C	1,06	0,53	1,91	1,8	0,64	2,65	2,02	1,7	1,49
D	1,91	0,21	5,1	5,63	3,72	4,46	1,91	2,02	0,32
E	2,34	0,11	3,08	4,67	2,55	2,12	3,93	6,58	0,21
F	7,54	1,27	8,7	3,18	7,86	6,37	10,3	4,14	2,76
G	11,46	0,74	7,01	22,08	12,31	9,45	7,75	9,98	0,85
H	1,7	0,32	1,91	1,7	2,02	1,17	1,7	3,18	0
I	7,64	9,02	4,14	2,97	4,67	4,67	4,78	4,03	9,55
K	6,79	0,53	2,55	6,37	3,4	2,34	1,91	2,34	1,59
L	11,04	53,5	12,85	8,39	9,77	12,21	11,15	11,15	31,85
M	2,02	6,16	3,29	1,49	1,06	2,55	1,27	1,91	1,59
N	2,44	0	3,18	4,03	2,97	2,87	3,29	2,97	0,32
P	1,91	1,17	3,93	6,9	4,25	9,02	6,79	4,56	0,21
Q	2,02	0,96	2,97	4,67	4,35	4,25	3,18	4,35	0,11
R	4,78	1,27	2,97	3,29	2,87	2,97	2,97	3,72	0,85
S	7,64	0,21	6,37	5,73	5,63	4,35	5,31	7,96	0,85
T	3,61	6,69	2,55	3,08	6,48	3,82	5,84	9,87	1,91
V	5,2	7,01	7,64	3,61	9,02	14,01	8,81	4,99	33,44
W	1,7	0,32	4,67	1,06	2,55	1,06	2,55	1,49	0,32
Y	7,43	5,73	6,69	1,7	4,78	3,18	2,55	3,61	1,91

Die PSSM geben die normierten Häufigkeiten jeder AS in der Abhängigkeit ihrer Sequenzpositionen in den zum Erstellen der PSSM eingesetzten Satz an Peptidsequenzen an. Sie sind HLA-spezifisch und für jedes HLA ist ein ausreichend großer Satz an Peptiden erforderlich, für die gesichert ist, dass sie an das jeweilige HLA binden. Zur Bewertung der Wahrscheinlichkeit, dass ein Peptid an ein bestimmtes HLA bindet, wurde ein Wert (Score) als Summe der normierten sequenzpositionsspezifischen Häufigkeiten der AS der Peptidsequenz berechnet. Ab einem Wert von 0,5 wurde eine stabile Bindung an das jeweilige HLA angenommen.

2.8. Charakterisierung der Epitope anhand der physikochemischen Eigenschaften

Statistisch gesehen scheinen die konstanten Bereiche der variablen Regionen der Immunrezeptoren bessere Epitopenquelle im Vergleich zu den hypervariablen Regionen zu sein. Dies korreliert damit, dass die konstanten Bereiche der variablen Regionen der Immunrezeptoren mehr hydrophobe AS enthalten. Bislang bekannte Epitope weisen meist einen hohen Anteil an hydrophoben AS auf (Lucchiari-Hartz et al., 2003). Im Gegensatz dazu enthalten die hypervariablen Regionen weniger hydrophobe AS (Abb. 1.). Die Epitope für HLA-A*02 und B*07 wurden auf die Sequenzen ihrer Quellproteine projiziert (von R. Demine, Klinische Forschergruppe „Tumorimmunologie", P. Walden) und mit ihren Scores für HLA-spezifische Bindung bezüglich Hydrophobizität und Variabilität im Hinblick auf die konstanten Bereiche der variablen bzw. hypervariablen Regionen der BCR und TCR analysiert.

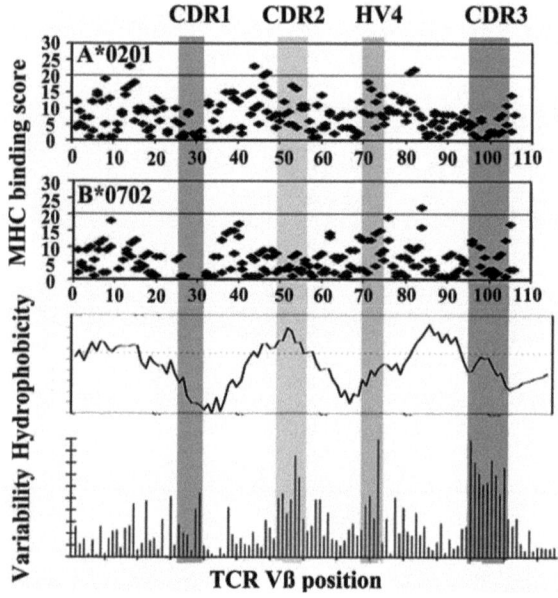

Abb. 1. Vergleich der Bindungsscores der vorhergesagten T-Zellepitope für HLA-A*02 und B*07 mit der Hydrophobizität, Variabilität und Segmentzuordnung der TCR-ß (zur Verfügung erstellt von R. Demine, Klinische Forschergruppe „Tumorimmunologie", P. Walden).

2.9. Erfassung der kompletten AS-Sequenzen der variablen Domainen der Immunrezeptoren.

Für die Identifizierung der Epitope aus den Immunrezeptoren ist die Kenntnis der kompletten AS-Sequenzen der TCR und BCR Voraussetzung. Die Kabat Datenbank (http://immuno.bme.nwu.edu) umfasst Nukleotidsequenzen und Proteinsequenzen der TCR, BCR, die MHC-Klasse-I- und II-Gene und Moleküle sowie anderer Proteine des Immunsystems. Die Identifizierung der Epitope, welche als Idiotypvakzine verwendet werden können, erfordert patientenspezifische Sequenzen. Für die

Identifizierung der für eine bestimmte Rezeptorfamilie spezifischen Epitope sind die in der Kabat Datenbank erhaltene Informationen optimal.

2.10. Zielstellung

Ziel dieser Arbeit war die Identifizierung von T-Zellepitopen aus den konstanten Bereichen der variablen Regionen von TCR und BCR, die als Vakzine für die Therapie der CL bzw. Lymphome allgemein eingesetzt werden können.

Hierbei sollten die Fragen beantwortet werden, ob
- konstante Bereiche der variablen Regionen immunogene Epitope enthalten, welche durch natürliche Prozessierung entstehen und nach Präsentation auf den Zelloberflächen T-Zell-vermittelte Immunantworten induzieren können, und
- solche Epitope für mehrere Individuen eingesetzt und unabhängig vom individuellen Patienten auf Vorrat bereit gehalten werden können.

Um mögliche Eingriffe in das Immunrezeptorrepertoire eines Patienten zu minimieren, sollten solche Epitope allerdings nicht von allen T- oder B-Zellen präsentiert werden. Daher war im Weiteren zu prüfen, ob
- TCR/BCR-V-Familien-spezifische Sequenzen Epitope kodieren, die T-Zellen induzieren können.

Im Gegensatz zu den idiotypspezifischen Vakzinen, deren Wirkung ausschließlich klonspezifisch und damit patientenspezifisch ist, stellt sich eine familienspezifische Tumorvakzine als bessere Alternative dar, da damit ein allgemeiner Einsatz der Vakzine möglich wäre. Es sind dabei nur geringe Nebenwirkungen auf das Immunrezeptorrepertoire zu erwarten, da eine V-Familie 5% aller Lymphozyten der jeweiligen Klasse ausmacht. Epitope aus den konstanten Bereichen der variablen Regionen würden als Tumorvakzine dagegen das Risiko, eine weitgehende Lymphozytendepletion und dadurch viele therapiebezogene Komplikationen zu verursachen, beinhalten.

Das Ziel sollte durch Screenen von Nonapeptiden, die als HLA-Binder aus den Sequenzen der TCR und BCR vorhergesagt wurden, erreicht werden. Dazu sollten als Vorhersagealgorithmen PSSM (beschrieben im Abschnitt 2.7.) für die fünf häufigen HLA HLA-A*01, A*02, A*03, B*07 und B*08 eingesetzt werden. Die synthetischen Peptide sollten mit CTL gesunder Spender und gesamten PBMC von Patienten mit CL im ELISpot auf ihre Antigenität getestet werden.

3. Materialien und Methoden

3.1. Bioinformatische Verfahren

3.1.1. Bearbeitung der Proteinsequenzen der Immunrezeptoren

Für die Vorhersagen der in dieser Arbeit genutzten Epitope wurden aus der Kabat-Datenbank (http://immuno.bme.nwu.edu) die kompletten AS-Sequenzen der humanen alpha und beta Ketten der TCR, der kappa und lambda leichten und der schweren Ketten der BCR heruntergeladen und auf die variablen Domainen reduziert (Johnson et al., 2001). Die Sequenzen wurden für die Bearbeitung mit der MultiAlin-Software von Florence Corpet (http://multalin.toulouse.inra.fr/multalin/) und anhand der Kabat-Klassifizierung sowie Analysen der Variabilität der AS über alle Sequenzposition aligniert (genauer im Abschnitt 4.1. beschrieben). Aus den Sequenzen der variablen Domainen wurden alle möglichen Nonapeptide abgeleitet, die alle Sequenzen mit Überlappungen von acht AS abdecken. Diese Arbeiten wurden mit einem in der Arbeitsgruppe von Florian Losch entwickelten bioinformatischen Algorithmus durchgeführt. Die Nonapeptidsequenzen wurden dann auf die nichtredundanten Sequenzen reduziert.

3.1.2. Bewertung der Peptidsequenzen mittels PSSM
Die Beschreibungen erfolgten in der Einleitung, Abschnitt 2.7.

3.1.3. Bestimmung des Anteils an stark hydrophoben, hydrophoben, neutralen und hydrophilen AS innerhalb der vorhergesagten und identifizierten Peptide
Die Bestimmung des Anteils an stark hydrophoben, hydrophoben, neutralen und hydrophilen AS innerhalb der vorhergesagten und identifizierten Peptide wurde anhand der Hydrophobizität-Skala von Monera et al. (Tabelle 4.) durchgeführt (Monera et al., 1995).

Tabelle 4. Hydrophobizität-Skala von Monera et al. (pH 7)

Stark hydrophobe AS	F	I	W	L	V	M
Hydrophobe AS	Y	C	A			
Neutrale AS	T	H	G	S	Q	
Hydrophile AS	R	K	N	E	P	D

3.1.4. Lokalisation der identifizierten Epitope innerhalb der Immunrezeptorsequenzen.
Die Zuordnung der in dieser Arbeit identifizierten Epitope zu den Gerüst- bzw. variablen Regionen innerhalb der Immunrezeptoren erfolgte anhand des *Kabat numbering scheme (http://www.bioc.uzh.ch/antibody/Numbering/NumFrame.html)* wie in Tabelle 5. zusammengefasst.

Tabelle 5. Lokalisation der konstanten Bereiche der variablen Regionen
Innerhalb der Immunrezeptorensequenzen

FR/CDR	V_λ	$V\kappa$	V_H	$V\alpha$	$V\beta$
FR1	1-23	1-23	1-23	1-24	1-24
CDR1	24-34	24-34	24-35B	25-31	25-31
FR2	35-49	35-49	36-49	32-48	32-48
CDR2	50-56	50-56	50-65	49-61	49-64
FR3a (CDR4)	57-75	57-75	66-82	62-77	65-79
FR3b	76-88	76-88	82a-94	78-92	80-94
CDR3	89-97	89-97	95-102	93-104	95-106
FR4	98-107	98-108	103-113	104-116a	107-116a

FR1-4: Gerüstregionen der Immunrezeptoren.
CDR1-3: hypervariablen Regionen der Immunrezeptoren
Die Zahlen geben die Positionen der AS an.

3.1.5. Zuordnung der identifizierten Epitope den entsprechenden Immunrezeptorfamilien

Die Zuordnung der identifizierten Epitope zu den Sequenzen erfolgte mit dem Standart Protein Basic Local Alignment Search Tool (BLAST): http://blast.ncbi.nlm.nih.gov/Blast.cgi?PROGRAM=blastp&BLAST_PROGRAMS=blastp&PAGE_TYPE=BlastSearch&SHOW_DEFAULTS=on&LINK_LOC=blasthome.

3.1.6. Vorhersage der Prozessierung von Epitopen

Für die Abschätzung einer möglichen Prozessierung der mit dieser Arbeit identifizierten Epitope wurde der NetChop-Algorithmus (http://www.cbs.dtu.dk/services/NetChop/) eingesetzt. Dieser Algorithmus ist ein *machine learning*-Algorithmus und basiert auf künstlichen neuronalen Netzwerken für die Erkennung der Schnittstellen der Proteinspaltung durch humane Proteasomen.

3.2. Zellbiologische Methoden

3.2.1. Materialien

1. 0,1% Bovines Serumalbumin (BSA, Fluka, Buchs, Schweiz), Lösung in Dulbeccos Phosphat-gepufferter physiologischer Kochsalzlösung ohne Magnesium und Kalzium (*engl. phosphate-buffered saline*, PBS w/o Ca^{2+}, Mg^+, Gibco-Invitrogen, Darmstadt)
2. 10% Dimethyhlsulfoxid (DMSO, Roth, Karlsruhe), Lösung in destilliertem Wasser
3. 96 Well Mikroplatten für ELISpot (MultiScreen-IP 96®well plate, Millipore, Schwalbach)
4. Alkaline Phosphatase Substrate (Bromochlorcindolylphosphat/Nitroblautetrazolium Substrate, Bromochloroindolylphosphat/Nitroblautetrazolium (BCIP/NBT) Substrate, Moss, Inc., MA, USA)

5. Anti-CD3 PerCP (BD Biosience, Heidelberg)
6. Anti-CD4 FITC (BD Biosience, Heidelberg)
7. Anti-CD8 APC (BD Biosience, Heidelberg)
8. Anti-CD8 FITC (BD Biosience, Heidelberg)
9. Anti-FITC MicroBeads® (Miltenyi Biotec, Bergisch Gladbach)
10. Anti-human IFN-γ Antikörper (Pierce Endogen, Bonn)
11. Benzonase Nuclease (Merck, Darmstadt)
12. PBS w/o Ca^{2+}, Mg^+ (Gibco-Invitrogen, Darmstadt)
13. Dulbeccos modifiziertes Eagles Medium (*engl. Dulbecco's modified Eagle Medium*, DMEM, Gibco-BRL)
14. Einfriermedium: 90% FCS und 10% DMSO (Roth, Karlsruhe)
15. Ficoll-Paque PLUS® (Amersham Biosciences, Braunschweig)
16. Fötales Kälberserum (*engl. fetal calf serum*, FCS, Sigma-Aldrich Chemie GmbH, Taufkirchen)
17. Heparin (Biochrom AG, Berlin)
18. Heparinisierte Monovetten® (Sarstedt, Nümbrecht)
19. Kaninchen-Komplement (MorphoSys AbD GmbH, Düsseldorf)
20. Magnetische Aufreinigungsäule (*engl. high gradient magnetic separation columns* MACS®, Miltenyi Biotec, Bergisch Gladbach).
21. Peptide (EMC-Microcollections GmbH, Tübingen als Auftragssynthese hergestellt) Stammlösung 20mg/ml N_2-destilliertes DMSO (Roth, Karlsruhe)
22. Phytohemaglutinin (PHA Sigma-Aldrich, Steinheim).
23. rhIL-2 (Chiron, München)
24. Separationspuffer für magnetische Zellseparation (MACS®-Puffer): PBS 0,1% BSA (PBS, Gibco-Invitrogen, Darmstadt/BSA Fluka, Buchs, Schweiz) mit 2mM Äthylendiamintetraessigsäure (*ethylene diaminotetraacidic acid*, EDTA, Merck, Darmstadt)
25. Streptavidin-AP-Konjugat (Roche, Mannheim)
26. X-Vivo 15® (BioWhittaker, Veviers, Belgien), serumfreies Zellkulturmedium

3.2.2. Peptide und Peptidpools

Die in der Arbeit getesteten 487 Peptide wurden von EMC-Microcollections GmbH als Auftragssynthese hergestellt (Anhang 1.). Alle Peptide wurden unter Stickstoff in ultrareinem DMSO gelöst und auf eine Konzentration von 20 mg/ml eingestellt. Aus diesen 487 Peptiden wurden randomisiert 49 Peptidpools (1-49, Anhang 2.), 48 bestehend aus jeweils zehn

Einzelpeptiden und einer aus sieben Peptiden zusammengestellt. Aus diesen 49 Pools wurden zusätzlich zehn übergeordnete Pools (I-X, Anhang 2.) angefertigt, neun übergeordnete Pools mit fünf und ein übergeordneter Pool mit vier Pools.

3.2.3. Blutspender

Patienten der dermatologischen Klinik der Charité Universitätsmedizin Berlin mit einem diagnostizierten primär CL wurde 60 ml Bluts in heparinisierte Monovetten abgenommen. Die Blutentnahme erfolgte in Einverständnis von Patienten gemäß Ethikkommissionsantrag und Protokoll 'Identifizierung von Tumor-assoziierten T-Zellepitopen mittels bioinformatischen Vorhersagen und zellulären Untersuchungen' vom 08.05.2001 und der Zustimmung der Ethikkommission mit Schreiben vom 23.05.2001, EK-Vorg.: Verschiedenes. Zum Vergleich wurde heparinisiertes Blut von gesunden, freiwilligen Probanden abgenommen. Insgesamt wurden elf gesunde Spender und 64 Lymphompatienten (Anhang 3.) auf ihre Immunantwort gegen die 487 Peptide getestet.

3.2.4. Gewinnung peripherer mononukleärer Zellen

Die Gewinnung der PBMC aus Blut gesunder Spender und Patienten erfolgte durch Dichtegradientenzentrifugation über Ficoll-Trennlösung. Da die Dichte des verwendeten Ficolls mit 1,077 g/ml höher ist als die von Lymphozyten und Monozyten, werden diese durch Zentrifugation an der Grenzfläche angereichert und bilden dort eine als weißer Ring sichtbare Interphase. 15 ml Ficoll wurden in einem 50 ml Zentrifugenröhrchen vorgelegt, vorsichtig mit 30 ml Spenderblut überschichtet und anschließend bei Raumtemperatur für 20 Min bei einer Geschwindigkeit von 350 x g ohne Bremse zentrifugiert. Die Interphase wurde mit einer sterilen Transfer-Pipette entnommen und in ein neues 50 ml Röhrchen überführt. Nach Auffüllen des Röhrchens mit PBS wurde für 10 Min bei 300 x g zentrifugiert. Danach wurde der Überstand verworfen und das Pellet in PBS resuspendiert und erneut 10 Min bei 300 x g zentrifugiert. Nach dem Waschen wurde die Lebendzellzahl bestimmt und die entsprechende Zelldichte für die Stimulation mit Antigen eingestellt. Die überschüssigen Zellen wurden eingefroren. Die Ausbeute pro 60 ml Blut lag im Durchschnitt bei 6-8 x 10^7 PBMC.

3.2.5. Bestimmung der Lebendzellzahl

Die Lebendzellzahl der verwendeten Zellen wurde durch Farbausschluss mit Tryphanblau bestimmt. Hierzu wurden die Zellen entsprechend der erwarteten Zelldichte mit Tryphanblaulösung verdünnt, die nicht gefärbten Zellen in einer Neubauer-Zählkammer ausgezählt und die Zelldichte in der Zellsuspension unter Berücksichtigung des ausgezählten Volumens und des Verdünnungsfaktors berechnet.

3.2.6. Durchflusszytometrie zur Bestimmung der Zusammensetzung der Lymphozyten

Die Charakterisierung und Quantifizierung der Lymphozytenpopulationen wurde am Durchflusszytometer FACS-Calibur™ (BD Biosciences) durchgeführt und die Daten mit der CellQuestPro® Software (BD Biosciences) ausgewertet. Um die prozentuale Zusammensetzung der verschiedenen Lymphozyten in den PBMC von Patienten und gesunden Probanden und die Reinheit der einzelnen Fraktionen nach der MACS©-Separation zu bestimmen, wurden Immunfluoreszenzfärbungen der Zellsuspensionen auf $CD3^+$-, $CD4^+$- und $CD8^+$-Zellen durchgeführt. Die Antikörperfärbungen erfolgten in FACS-Röhrchen. Hierzu wurde ein Teil der Zellen entweder nach dem Auftauen der Separation oder aus Zellkulturen entnommen und in FACS-Röhrchen überführt, mit PBS gewaschen und anschließend mit 1:25 verdünnten anti-CD3 PerCP, anti-CD4 FITC und anti-CD8 APC Antikörpern für 20 Min im Dunkeln auf Eis gefärbt. Die überschüssigen Antikörper wurden abgewaschen, die Zellen in PBS resuspendiert und am FACS-Calibur™ analysiert.

3.2.7. Zellkulturbedingungen

Alle Zellkulturarbeiten wurden unter sterilen Bedingungen durchgeführt. Die Zellen wurden im Inkubator bei 37°C und 8% CO_2 unter Wasserdampf-gesättigter Luft kultiviert. Das Kulturmedium wurde nach Bedarf alle 2 – 4 Tage gewechselt.

3.2.8. Kryokonservierung von Zellen

<u>Einfrieren:</u>

Zum Einfrieren wurden die Zellen pelletiert, die Überstände abgenommen und die Zellen in Einfriermedium resuspendiert. Die Zelldichte wurde zum Einfrieren in der Regel auf $5-10 \times 10^6$ Zellen/ml eingestellt. Kryoröhrchen wurden mit 1:1 Zellsuspension zu Einfriermedium beschickt und in einem Gefrierbehälter langsam auf -80 °C abgekühlt. Der Gefrierbehälter war mit Isopropanol gefüllt und gewährleistete über den Temperaturkoeffizienten des Isopropanols eine kontrollierte Abkühlrate der Proben von 1 °C pro Min. Zur längerfristigen Aufbewahrung wurden die Zellen nach Stabilisierung bei -80 °C über Nacht bei -140 °C gelagert.

Auftauchen

Zum Auftauen wurden die jeweiligen Kryoröhrchen auf Eis transportiert. Die eingefrorenen Zellen wurden möglichst rasch vollständig aufgetaut, der Inhalt des Kryoröhrchens zügig in ein 10 ml PBS oder Medium enthaltendes 15 ml Falcon-Röhrchen überführt und vermischt. Danach folgte eine 10-minütige Zentrifugation bei 300 x g. Der Überstand wurde verworfen und das Pellet in PBS resuspendiert. Die Zellen wurden insgesamt zweimal gewaschen, um das DMSO vollständig zu entfernen. Anschließend wurden sie in dem Medium für die nachfolgenden Kulturen oder Präparationen suspendiert. Hierzu wurden die Lebenszellzahlen bestimmt und die Zelldichten entsprechend den Erfordernissen eingestellt.

3.2.9. Antigenpräsentierende Zellen

Als APC wurden autologe, mononukleäre Zellen aus dem peripheren Blut eingesetzt. Diese Zellen sind bei Stimulationsansätzen mit unfraktionierten PBMC in den PBMC enthalten. Bei langfristigen Zellkultivierungen wurden sie regelmäßig zur Restimulation zusammen mit dem entsprechenden Antigen im Verhältnis 1:1 zu den vorstimulierten $CD8^+$-T-Zellen gegeben. Hierzu wurden sie vor der Zugabe mit 33 Gray γ-bestrahlt.

3.2.10. Anreicherung von $CD8^+$-T-Zellen aus PBMC

Für die $CD8^+$-T-Zellseparation aus PBMC wurde die magnetische Zellsortierungstechnologie mit dem MACS®-System verwendet. Hierzu wurden die PBMC nach der Dichtegradientenzentrifugation in 10 ml MACS®-Puffer (PBS/0,1% BSA mit 2mM EDTA) resupendiert und für 10 Min bei 300 x g zentrifugiert. Im ersten Schritt wurden die Zellen mit anti-CD8 FITC 1:25 verdünnt 15 Min. auf Eis gefärbt. Danach wurden die PBMC in 10 ml MACS®-Puffer resuspendiert und abzentrifugiert. Nach der Entfernung des Überstands wurden anti-FITC MACS®-MicroBeads in einer 1:10 Verdünnung hinzugegeben. Die Zellen wurden 15 Min lang bei 4°C inkubiert. Währenddessen wurden MACS®-Seperationssäulen (MS), die in das Magnetfeld eines Mini MACS®-Separators platziert worden waren, mit 500 µl MACS®-Puffer äquilibriert. Anschließend wurden die Zellen in 500 µl MACS®-Puffer resuspendiert und auf die Säule gegeben. Die Säule wurde dreimal mit 500 µl MACS®-Puffer gespült. Während die nicht-markierten negativen Zellen die Säule passierten, wurden die magnetisch markierten $CD8^+$-Zellen in der Säule im Bereich des Magnetfeldes zurückgehalten. Dadurch wurden die unmarkierten, CD8-negative Zellen von den CD8-positiven-Zellen getrennt. Nach Entfernen der Säule aus dem Magnetfeld, konnten die CD8-positiven-Zellen als positiv selektierte Zellfraktion separat aufgefangen und für eine Stimulation eingesetzt werden. Die beiden so erhaltenen Fraktionen wurden mit je 10 ml PBS gewaschen und in X-Vivo 15-Medium resuspendiert. Anschließend wurden die jeweiligen Zellzahlen bestimmt, die einzelnen Fraktionen durch Durchflusszytometrie auf ihre Reinheit untersucht und die CD8-negative Fraktion bestrahlt. Zellen, die nicht sofort verwendet wurden, wurden wie beschrieben kryokonserviert.

3.2.11. Stimulation isolierter $CD8^+$-Zellen

Zur Untersuchung der spezifischen $CD8^+$-Zellreaktivität von Patienten und gesunden Probanden auf bestimmte Peptide wurden Stimulationstestungen durchgeführt. Hierzu wurden die isolierten CD8-positiven Zellen mit den verwendeten Peptiden wie folgt stimuliert. Im Fall der Stimulation mit Einzelpeptiden wurden diese in einer Konzentration von 10 µg/ml eingesetzt, bei Peptidpools (siehe oben) wurde eine Gesamtpeptidkonzentration von 100 µg/ml verwendet. Als APC wurde die bestrahlte CD8-negative Fraktion der magnetischen Zellseperation verwendet. Hierzu wurde die CD8-negative Fraktion (APC) in 10 Röhrchen aufgeteilt und jewoils mit den übergeordneten Pools in einer Konzentration von 100 µg/ml 1 h bei RT in X-Vivo 15® beladen und überschüssige Peptide anschließend durch Zugabe von Medium und Zentrifugation mit dem verworfenem Überstand entfernt. Die APC wurden dann in X-Vivo 15® resuspendiert und im Verhältnis 1:1 mit den $CD8^+$-Zellen gemischt. Die Zellen wurden nun mindestens eine Woche unter Zugabe von 50-100 U rhIL-2/ml kultiviert bevor sie auf ihre Peptidspezifität getestet wurden. Für diesen Test wurde ELISpot durchgeführt. Die T-Zellen, welche keine Peptidspezifität aufwiesen, wurden nochmals wie beschrieben mit Peptid stimuliert. Die Restimulation wurde nach Bedarf bis zu dreimal durchgeführt, um peptidspezifische T-Zellen zu expandieren. Nach der Bestimmung der Antigenspezifität wurden die gleichen oder erneut isolierte $CD8^+$-T-Zellen initial mit untergeorgneten Pools und danach mit den entsprechenden Einzelpeptiden stimuliert, um die Zellen für Zytotoxizitätsassays zu gewinnen.

3.2.12. ELISpot

Die Antigenspezifität der stimulierten $CD8^+$-T-Zellen wurde anhand der peptidinduzierten IFN-γ-Produktion im ELISpot bestimmt. Die Frequenz der Antigen-reaktiven T-Zellen wurde als *spot forming units* (sfu) pro $1x10^6$ $CD8^+$-T-Zellen angegeben. Für die Assays wurden entweder die CD8-positiven Zellen aus der Stimulation verwendet oder komplette PBMC, um die bereits ohne Stimulation vorhandenen Frequenzen an antigenspezifischen Zellen zu bestimmen. Wurden komplette PBMC verwendet, wurde zunächst eine Durchflusszytometrie durchgeführt, um den Anteil an CD8-positiven Zellen und somit die Anzahl an potentiell reaktiven Zellen zu bestimmen. Zur Durchführung des ELISpots wurde zunächst eine MultiScreen-IP 96© well Platte mit 50 µl/well

Anti-humanem-IFN-γ-Antikörper beschichtet, der 1:500 in sterilem kalzium- und magnesiumfreien PBS verdünnt wurde. Die Platte wurde über Nacht bei 4°C inkubiert. Am nächsten Tag wurde die beschichtete Platte zweimal mit sterilem PBS gewaschen. Im Anschluss wurden zum Blockieren von unspezifischen Bindungen 50 µl/well X-Vivo 15 zugegeben. In der Zwischenzeit wurden in einer separaten 96-well Rundbodenplatte die APC mit Peptid gepulst. Als APC wurden entweder autologe oder allogene, partiell HLA-kompatibile PBMC verwendet. Diese Zellen wurden in einer Zellzahl zwischen 5 x10^4 und 1 x 10^5/100 µl Medium vorgelegt und mit 10 µg/ml Peptid für mindestens eine halbe Stunde bei RT gepulst und anschließend auf die ELISpot-Platte überführt. Währenddessen wurden die CD8-positiven T-Zellen vorbereitet. Diese wurden, wenn nicht bereits besonders hohe Frequenzen zu erwarten waren, in einer Dichte von 2,5-3,5 x 10^4 Zellen/Well eingesetzt und in einem Volumen von 50 µl auf die ELISpot-Platte gegeben. Wurde der ELISpot direkt mit kompletten PBMC durchgeführt, entfiel das Pulsen, die Zellen wurden direkt auf die ELISpot-Platte gegeben und die in Medium verdünnten Peptide hinzu pipettiert. Außerdem wurden verschiedene Kontrollen, bestehend aus CD8-positiven Zellen mit ungepulsten APC, CD8-positiven Zellen ohne APC und APC alleine (nur im Fall von Zellen aus Kulturen), sowie eine positive Kontrolle mit PHA-Stimulation angesetzt. Als Negativkontrolle im Fall der kompletten PBMC wurde kein Peptid zugefügt. Nachdem die Zellen auf die Platten transferiert wurden, wurden diese für 16 bis 20 h bei 37°C und 8% CO_2 im Brutschrank inkubiert. Nach dieser Inkubation wurde die Platte dreimal mit PBS gewaschen und anschließend eine 1:200 verdünnte Lösung des biotinylierten anti-human IFN-γ Antikörpers in einem Volumen von 50 µl/Well zugegeben. Die Verdünnung erfolgte in PBS/4% BSA. Die Platten wurden dann für mindestens 1,5 h in einer feuchten Kammer bei RT inkubiert. Anschließend wurde die Platte erneut dreimal mit PBS gewaschen, 50 µl/Well 1:2000 in PBS verdünntes Streptavidin-AP-Konjugat zugegeben und für 1 h in der feuchten Kammer inkubiert. Danach wurde nochmals dreimal gewaschen, dann 50 µl/Well BCIP/NBT Substrat auf die Platte gegeben und im Brutschrank inkubiert, bis sich blaue Spots entwickelten. Die Farbreaktion wurde unter fließendem Wasser gestoppt, die Platten getrocknet und die Spots mit einem ELISpot-Reader BIOREADER® 3000 ausgelesen.

3.2.13. Zytotoxizitätsassays

Um Zytolyse einer Immunrezeptor-V-Familie der Lymphozyten durch peptidspezifische $CD8^+$-T-Zellen nachzuweisen, wurden Zytotoxizitätsassays durchgeführt, mit denen das Vorhandensein oder Fehlen bzw. die Reduktion von T- oder B-Zellen, die einen Immunrezeptor einer spezifischen V-Familie exprimierten, mittels Reverser Transkription-Polymerase-Kettenreaktion (*reversed transcription - polymerase chain reaction,* RT-PCR) nachgewiesen wurde. Für die Assays wurden die CTL ausgewählt, die in den Stimulationstestungen positive Reaktionen gegen bestimmte Immunrezeptorfamilien-spezifische Peptide gezeigt hatten. Gesamt-PBMC von einem Probanden wurden mit den Immunrezeptorfamilen-spezifischen autologen CTL im Verhältnis PBMC:CTL = 5:1 über Nacht im Brutschrank bei 37°C und 8% CO_2 inkubiert. Gleichzeitig wurden „native" PBMC vom selben Probanden, die nicht mit Immunrezeptorfamilien-spezifischen CTL inkubiert worden waren, aufgetaucht. Die Kulturen der „nativen" als auch die der über eine Nacht mit CTL inkubierten PBMC wurden dann mit Benzonase inkubiert, um freigesetzte DNA zu verdauen. Die Zellen wurden dann in getrennten Falcon-Röhrchen mit EDTA und MACS–Puffer gewaschen. Dann wurden die $CD8^+$-Zellen mit Hilfe eines Mini MACS Separators (siehe Abschnitt 3.2.10.) abgetrennt. Auf diese Weise entstanden vier verschiedene Zellen-Populationen:

1. „native" CTL
2. „native" PBMC
3. Immunrezeptorfamilien-spezifische CTL
4. PBMC ohne CTL nach Inkubation mit Immunrezeptorfamilien-spezifischen CTL

Aus den 4 Zellpopulationen wurde cDNA hergestellt und diese mittels RT-PCR auf die jeweiligen Immunrezeptor-V-Familie getestet. Als Kontrolle wurde die Expression einer Rezeptorfamilie getestet, gegen die keine peptidspezifische $CD8^+$-T-Zellen eingesetzt wurden.

3.3. Molekulargenetische Methoden

3.3.1. Materialien

1. 10 mM dNTPs (Pharmacia, Uppsala, Schweden)
2. 100 Basenpaare-DNA-Marker (Invitrogen)
3. 2,5 µM dNTP (Pharmacia)
4. 5xFirst-Strand Puffer (Invitrogen)
5. 5xGoTaq® Puffer (Promegea)
6. Agarose (peqGold Universal, Peqlab, Erlangen, D)
7. DNase I-Lsg (im RNeasy Mini Kit enthalten)
8. DTT (0,1M, Invitrogen, Karlsruhe)
9. Ethanol (DEPC)
10. GoTaq® DNA Polymerase (Promegea)
11. Guanidinisothiocyanat und ß-Mercaptoethanol- (ß-ME) haltiger Lysepuffer (*eng. Buffer-RLT,* im RNeasy Mini Kit enthalten)
12. Medium DMEM (Gibco-BRL)
13. Primers (BioTeZ, Berlin, Deutschland)

14. RDD Puffer (im RNeasy Mini Kit enthalten)
15. RNase freies Wasser (im RNeasy Mini Kit)
16. RNAse-freie DNase (eng. *RNase-Free DNase Sets*, Qiagen, Hilden)
17. RNeasy Mini-Kit (Qiagen, Hilden)
18. RPE-Puffer (im RNeasy Mini Kit enthalten)
19. RW1-Puffer (im RNeasy Mini Kit enthalten)
20. Sea Kem LE Agarose (Biozym Scientific)
21. SuperScript II RT (Invitrogen)
22. TBE-Puffer (Invitrogen)

3.3.2. RNA-Isolierung mit RNeasy® Mini Kit

Zur Isolierung der Gesamt-RNA aus den mononukleären Zellen wurde der RNeasy® Mini Kit der Firma Qiagen verwendet. Das in dieser Arbeit verwendete Säulensystem beruht auf dem Grundprinzip, dass nach Zugabe von Ethanol zum Zelllysat RNA > 200 Basen selektiv an die Silica-Gel-Membran in der Säule bindet, während kontaminierende DNA und Proteine ausgewaschen werden können. Die an die Membran gebundene RNA wird anschließend mit RNase-freiem Wasser eluiert. Im ersten Schritt wurden die Zellen für RNA-Isolierung (3-5x10^6) mit PBS gewaschen und bei 300 x g 5 Min zentrifugiert. Der Überstand wurde vorsichtig abgesaugt und das Pellet zur RNA-Isolierung verwendet. Durch vorsichtiges Schütteln wurde das Zellen-Pellet gelockert. Zu den Zellen wurde 350 µl Lysepuffer mit Guanidinisothiocyanat und ß-ME hinzugefügt und durch Auf- und Abpipettieren vermischt und auf Eis für 5 Min. inkubiert. Der Lysepuffer inaktiviert RNasen um die Isolierung intakter RNA zu sichern. Des Gleichzeitig erfolgt die Homogenisierung des Lysates, das dann direkt auf eine QIAshredder-Säule aufgetragen wird. Durch 2-minutige Zentrifugation bei 300 x g wird das Homogenat (Durchlauf) gesammelt und mit 350 µl 70%-igem Ethanol gemischt. Die Proben wurden dann auf eine RNeasy-Säule (RNeasy Mini Column®) aufgetragen und mit 700 µl RW1-Waschpuffer überschichtet. Danach wurde 15 s bei 8000 g zentrifugiert und der Durchlauf verworfen. Die Säule wurde nochmals mit 500 µl RPE-Waschpuffer gewaschen. Um eventuellen Verunreinigungen der RNA-Probe durch unspezifische genomische DNA zu entfernen, wurde während der RNA-Aufreinigung ein DNA-Verdau mit Hilfe des RNase-freie DNase Set durchgeführt. Hierbei wurde zuerst die in Pulverform vorliegende DNase I (1500 Kunitz units) mit 550 µl RNase-freien Wassers aufgenommen, um die für die weiteren Schritte notwendige DNase-I-Stammlösung zu erhalten. Für jede Probe wurde 10 µl der DNase-I-Stammlösung mit 70 µl RDD Puffer verdünnt und eingesetzt. Nach Auftrag der Lösung auf die Silica-Gel-Membran wurde die Säule für 15 Minuten bei RT inkubiert und dann mit je 500 µl RW1 Waschpuffer 3 Mal gewaschen und die Silica-Gel-Membran getrocknet. Um sicher zu gehen, das keinerlei Reste des RPE-Puffers auf der Membran zurückblieben, wurde das Sammelgefäß gewechselt und die Säule mit offenem Deckel für eine weitere Minute bei maximaler Drehzahl zentrifugiert. Zum Eluieren der RNA wurde die Säule in ein neues 1,5 ml Sammelgefäß gesteckt und 50 µl RNase-freies Wasser direkt auf die Silica-Gel-Membran pipettiert. Durch Zentrifugieren für eine Minute bei 8000 x g wurde die an die Membran gebundene RNA in das Sammelgefäß ausgewaschen. Jeweils 60 µl des Eluats wurden blasenfrei in eine Photometer-Kuvette pipettiert und vermessen. Nach Bestimmung des Elutionsvolumens mittels Pipette konnte die Gesamtmenge an erhaltener RNA errechnet werden. Die RNA wurde bis zur cDNA-Synthese bei –80°C gelagert.

3.3.3. Reverse Transkription von RNA in cDNA

Alle Arbeiten mit RNA wurden auf Eis durchgeführt. Vor der reversen Transkription der RNA in cDNA wurde ein DNAse-Verdau durchgeführt. Pro 1µg RNA wurde 1 IU RNAse-freie DNase für 30 Min bei 37°C verdaut. 500 ng RNA wurde zur cDNA-Synthese mit 1 µl Oligonukleotide als Primer, 2 µl 10mM dNTPs und x µl DEPC H_2O auf 13 µl Gesamtvolumen angesetzt. Die Ansätze wurden 5 Min bei 65°C inkubiert und anschließend direkt auf Eis abgekühlt. Nach Zugabe von 4 µl 5x First-Strand Puffer und 2 µl DTT wurde 2 Min bei 42°C inkubiert und dann 1 µl SuperScript II RT zugegeben. Als Kontrolle wurde ein Parallelansatz ohne SuperScript mitgeführt. Nach 1h bei 42°C wurden 30 µl DEPC-H_2O zugegeben und für 15 Min bei 70°C inkubiert. Die Qualität der cDNA-Synthese wurde in einer β-Actin-PCR überprüft.

3.3.4. Polymerase-Ketten-Reaktion zur Expressionsanalyse

Die Reaktion wurde jeweils in einem Volumen von 25 µl mit 1µl cDNA, 13,875 µl Wasser, 5 µl 5xGoTaq® Puffer, 2 µl 2,5 µM dNTP, je 1,5 µl sense und antisense Primer und 0,125 µl GoTaq® DNA Polymerase (Promegea) angesetzt. Für die Amplifikation wurden die Proben zunächst für 2 Min bei 92°C denaturiert. Anschließend folgten 35 Zyklen von jeweils 30 s bei 92°C, 55°C für TCR-α Primer oder 60°C für TCR-β Oligonukleotide sowie eine abschließende Extension für 10 Min bei 72°C. Anschließend wurden 15-20 µl der Proben auf ein Agarosegel aufgetragen. Als Primer wurden die in Tabelle 6. gelisteten Oligonukleotide, die von der Firma BioTez, Berlin im Auftrag synthetisiert worden waren, verwendet:

Tabelle 6. Oligonukleotidprimer

Bezeichnung/Protein Sequenz	Sezquenz der Oligonukleotidprimer sense / antisense
Vα-Familie 28	5'TGGTTGTGCACGAGCGAGACACTG 5'CGTATCTGTTTCAAAGCTTTTCTCGACCAG
Vα-Familie 23	5'TGCCTCGCTGGATAAATCATCAGG 5'CGTATCTGTTTCAAAGCTTTTCTCGACCAG
Vα-Familie-14	5'CCCAGCAGGCAGATGATTCTCGTT 5'CGTATCTGTTTCAAAGCTTTTCTCGACCAG
V_β-Familie-15	5'AGTGTCTCTCGACAGGCACAG 5'TGCTGACCCCACTGTCGACCTCCTTCCCATT
V_β-Familie-17	5'CAGATAGTAAATGACTTTCAG 5'TGCTGACCCCACTGTCGACCTCCTTCCCATT

Die Primersequenzen wurden der Literatur entnommen (Burastero et al., 1996).

3.3.5. Agarose-Gelelektrophorese

Für ein 1,5%-iges Agarosegel wurden 1,5 g Agarose in 100 ml TBE-Puffer im Mikrowellenofen aufgekocht, mit 3µl Ethidiumbromid versetzt und in eine Gelkammer gegossen. Die PCR-Produkte wurden auf das Gel aufgetragen und bei 80 Volt ihrer Größe nach aufgetrennt. Als Größenstandard wurde ein 100 Basenpaare-DNA-Marker verwendet. Durch in doppelsträngige DNA interkalierendes Ethidiumbromid konnten die PCR-Produkte unter UV-Licht visualisiert werden. Jede RT-PCR wurde 2x mit der gleichen cDNA-Präparation durchgeführt.

4. Ergebnisse

4.1. Bioinformatische Epitopvorhersage von T-Zellepitopen aus den konstanten Bereichen der variablen Regionen der TCR und BCR

Die aus der Kabat-Datenbank selektionierten Sequenzen wurden für die Bearbeitung auf die variablen Domainen reduziert. Die AS-Sequenzen wurden mit der MultiAlin-Software von Florence Corpet (http://multalin.toulouse.inra.fr/multalin/) aligniert (Abb. 2.) und anhand der Kabat-Klassifizierung und der Analysen der Variabilität der AS und Position der einzelnen AS innerhalb der Immunrezeptoren die hypervariablen, variablen und konstanten Bereiche identifiziert.

```
                    1       10        20        30        40        50        60        70        80        90       100 103
                    +--------+---------+---------+---------+---------+---------+---------+---------+---------+---------+---+
H99641IGHV1-18      QVQLVQSGAEVKKPGASVKVSCKASGYTFTS--YGISWVRQAPGQGLEWMGWISA--YNGNTNYAQKLQGRVTMTTDTSTSTAYMELRSLRSDDTAVYYCAR
X60503IGHV1-18      QVQLVQSGAEVKKPGASVKVSCKASGYTFTS--YGISWVRQAPGQGLEWMGWISA--YNGNTNYAQKLQGRVTMTTDTSTSTAYMELRSLRSDDTA
X07448IGHV1-2       QVQLVQSGAEVKKPGASVKVSCKASGYTFTG--YYMHWVRQAPGQGLEWMGRINP--NSGGTNYAQKFQGRVTISTRDTSISTAYMELSRLRSDDTVVYYCAR
X62106IGHV1-2       QVQLVQSGAEVKKPGASVKVSCKASGYTFTG--YYMHWVRQAPGQGLEWMGWINP--NSGGTNYAQKFQGRVTMTRDTSISTAYMELSRLRSDDTAVYYCAR
Z12310IGHV1-2       QVQLVQSGAEVKKPGASVKVSCKASGYTFTG--YYMHWVRQAPGQGLEWMGWINP--NSGGTNYAQKFQGWVTMTRDTSISTAYMELSRLRSDDTAVYYCAR
X92208IGHV1-2       QVQLVQSGAEVKKKLGASVKVSCKASGYTFTG--YYMHWV-QRPGQGLEWMGWINP--NSGGTNYAQKFQGRVTMTRDTSISTAYMELSRLRSDDTAVYYCAR
X92343IGHV1-46      QVQLVQSGAEVKKPGASVKVSCKASGYTFTS--YYMHWVRQAPGQGLEWMGIINP--SGGSTSYAQKFQGRVTMTRDTSTSTVYMELSSLRSEDTAVYYCAR
L06612IGHV1-46      QVQLVQSGAEVKKPGASVKVSCKASGYTFTS--YYMHWVRQAPGQGLEWMGIINP--SGGSTSYAQKFQGRVTMTRDTSTSTVYMELSSLRSEDTAVYYCAR
J00240IGHV1-46      QVQLVQSGAEVKKPGASVKVSCKASGYTFNS--YYMHWVRQAPGQGLEWMGIINP--SGGSTSYAQKFQGRVTMTRDTSTSTVYMELSSLRSEDTAVYYCAR
H99637IGHV1         QVQLVQSGAEVKKPGASVKVSCKASGYTFTS--YDINWVRQATGQGLEWMGWMNP--NSGNTGYAQKFQGRVTMTRNTSISTAYMELSRLRSDDTAVYYCAR
```
Consensus: .///..//....//........//..../../...***.//./***./.*..........*.....*.*...*//....//....//.///...///////

Abb. 2. Elf alignierte Beispielsequenzen der analysierten V_H der BCR mit Konsensussequenz
* weist einen AS-Konsensus von 90% hin
/ weist einen AS-Konsensus von 10% hin
. wird den neutralen AS zugeschrieben

Das Alignieren mit MultiAlin-Software wurde für alle V_α und V_β der TCR, sowie V_λ und V_κ sowie V_H der BCR durchgeführt.

Aus den Sequenzen der variablen Domainen wurden alle möglichen Nonapeptidsequenzen abgeleitet, welche die Sequenzen mit Überlappungen von acht AS abdecken (Abb. 3.). Dazu wurde ein in der Arbeitsgruppe von Florian Losch entwickelter bioinformatischer Algorithmus eingesetzt. Aus den resultierenden Nonapeptidsequenzen wurden die nichtredundanten ausgewählt.

```
QVQLVQSGAEVKKPGASVKVSCKASGYTFTSYAMHWVRQAPGQRLEWM...
```

QVQLVQSGA	Nonapeptid 1
VQLVQSGAE	Nonapeptid 2
QLVQSGAEV	Nonapeptid 3

Abb. 3. Generierung überlappender Nonapeptide aus der AS-Sequenz der V_H der humanen BCR.

Die laboreigenen von Florian Losch für HLA-A*01, -A*02, -A*03, –B*07 und -B*08 entwickelten PSSM (siehe Abschnitt 2.7.) wurden auf die nichtredundanten Nonapeptide aus den FR und flankierenden Sequenzen der variablen Domainen der humanen BCR und TCR angewendet und für jedes Peptid ein Score für die Bindung an jedes der fünf HLA berechnet. Die Scores wurden dann in Bezug auf maximale und minimale Scores normiert, um Ergebnisse mit den verschiedenen PSSM und HLA vergleichen zu können. Die Testpeptide wurden dann entsprechend der Scores vergleichend bewertet, d.h. gerankt. Die Verteilung der Vorhersagewerte ist in der Tabelle 7. für die einzelnen HLA dargestellt. Die höchsten Scores über 0,7, d.h. 70% des maximal erreichbaren Wertes, welcher sich auf den maximalen durch die PSSM auf der Basis der bekannten Epitope berechneten Wert bezieht, erreichten 106 Peptide (22% der 487 analysierten Peptiden) für HLA-A*02, 43 (9%) Peptide für HLA-A*01, je fünf (1%) Peptide für HLA-A*03 und HLA-B*08 sowie nur ein Peptid (0,2%) für HLA-B*07. Die größten prozentualen Anteile der vorhergesagten Peptiden machten die Peptide aus, für welche niedrige Scores zwischen 0,3 und 0,4 für die untersuchten Allomorphe HLA-A*01, A*02, A*03, B*07 und B*08 berechnet wurden. Dies sind 395 (81%) Peptide für HLA-A*01, 347 (71%) Peptide für HLA-A*02, 365 (75%) für HLA-A*03, 277 (57%) für HLA-B*08 und 145 (30%) für HLA-B*07. Die mittleren Scores mit Werten zwischen 0,4 und 0,5 wurden für 258 (53%) Peptide für HLA-A*02, 254 (52%) für HLA-A*01, 232 (48%) für HLA-A3, 205 (42%) für HLA-B*08 und 120 (25%) für HLA-B*07 berechnet. Am stärksten ausgeglichene prozentuale Anteile (zwischen 23% und 38% der vorhergesagten Peptide) für entsprechende HLA-Allomorphe machten Peptide aus, deren Scores zwischen den Werten 0,5 und 0,6 lagen. Die Anzahl der Peptide mit höheren Scores (zwischen 0,6 und 0,7) nahm für die HLA-Allomorphe in der Reihenfolge HLA-A*02, A*01, A*03, B*08 und B*07 ab, so dass nur bei 20 (4%) Peptiden die Scores für HLA-B*07 zwischen 0,6 und 0,7 lagen. Im Vergleich dazu lagen bei 114 (23%) der Peptide für HLA-B*07 die Scores zwischen 0,5 und 0,6.

Tabelle 7. Anzahl der Peptide mit den angegebenen Vorhersagewerten (Scores) für die Bindung an die untersuchten HLA.

Score	HLA-A*01	HLA-A*02	HLA-A*03	HLA-B*07	HLA-B*08
> 0,3	395	347	365	145	277
> 0,4	254	258	232	120	205
> 0,5	186	168	123	114	115
> 0,6	115	124	90	20	45
> 0,7	43	106	5	1	5

Für jede der Immunrezeptorkette V_H, V_λ, V_κ der BCR sowie V_α und V_β der TCR wurden für jedes der fünf bearbeiteten HLA die 20 vorhergesagten Peptide (500 Peptide) mit den höchsten Scores für die experimentelle Testung als potentielle Epitope ausgewählt (Anhang 1. und 5.).

Von den 500 ausgewählten Peptiden wurden 13 Peptide (ALLAIFWLL, ALLLGDSAL, ALYLCASSL, ATISYRASK, ATYFCAASK, DPISGHTAL, FPKEGPSIL, GPGTRLLVL, IIDESGMPK, LLLGDSALY, RPKGSLSTL, SLLGGKAAL, SPRRLIYQL) jeweils für zwei verschiedene HLA vorhersagt (Anhang 5. und Tabelle 8.): ALLAIFWLL, ALLLGDSAL, ALYLCASSL für HLA-A*02 und HLA-B*08, ATISYRASK, ATYFCAASK, IIDESGMPK für HLA-A*01 und HLA-A*03, DPISGHTAL, FPKEGPSIL, GPGTRLLVL, RPKGSLSTL, SPRRLIYQL für HLA-B*07 und HLA-B*08, LLLGDSALY für HLA-A1 und HLA-A2, und SLLGGKAAL für HLA-A*02 und HLA-B*08. Schließlich wurden 487 verschiedene Peptide für die Testungen bestellt (Anhang 1., Tabelle 8.).

Tabelle 8. Verteilung der für die experimentelle Testung ausgewählten Peptide

	HLA-A1	HLA-A2	HLA-A3	HLA-B7	HLA-B8	getestet
Vα	20	20	20	20	20	98
Vβ	20	20	20	20	20	92
Vλ	20	20	20	20	20	99
Vκ	20	20	20	20	20	98
V$_H$	20	20	20	20	20	100
Getestet	100	99	97	100	91	487

4.2. Immunogenität der vorhergesagten Peptide

4.2.1. Verwendung eines Testverfahrens für große Zahlen vorhergesagter Epitope

Die in dieser Arbeit vorhergesagten Peptide wurden experimentell in T-Zellassays auf ihre Validität und immunologische Relevanz überprüft. Hierzu wurden die Reaktivitäten der T-Zellen im ELISpot anhand des von ihnen nach Stimulation mit den Peptiden produzierten IFN-γ bestimmt. Als APC wurden CD8-negative Fraktionen autologer PBMC verwendet. Die Untersuchungen wurden zunächst mit PBMC gesunder Spender durchgeführt. Hierzu mussten die T-Zellen zunächst *in vitro* geprimt werden. Da die Prüfung der Antigenität aller 487 Peptide nicht einzeln möglich war, wurden die Peptide in Pools getestet, die dann zur Identifizierung definierter Epitope deconvolutiert wurden. Bei der großen Zahl an Peptiden ist zu befürchten, dass es aufgrund der Konkurrenz der Peptide um begrenzte Bindungsstellen an den HLA zu ungleichmäßigen Präsentation der Peptide kommen kann. Daher wurden Aliquots der APC mit kleineren Pools an Peptiden inkubiert und hernach kombiniert. Die 487 Peptide wurden dazu randomisiert in die Pools eingeteilt (beschrieben im Abschnitt 3.2.2.). Für die Beladung der PBMC (APC) mit Peptiden wurden die PBMC auf zehn Röhrchen aufgeteilt. Zu jeden der Röhrchen wurde ein übergeordneter Pool gegeben und inkubiert. Anschließend wurden alle APC vereinigt, bestrahlt und zu den T-Zellen gegeben. Damit fand die Beladung der APC mit getrennten Peptidpools statt; die T-Zellen wurden aber mit allen Peptiden in einem Ansatz stimuliert, sodass auch niederfrequente T-Zellen eine Chance hatten, ihr kognates Peptid im Inkubationsansatz zu finden.

Nach Stimulation der T-Zellen mit den Peptiden und mindestens einwöchigem Kultivieren mit IL-2 wurde in einem ersten ELISpot die spezifische IFN-γ-Sekretion gegenüber den übergeordneten

Pools getestet. Bei einem positiven Ergebnis folgte ein Test mit den einzelnen Pools und schließlich wurden die spezifischen Einzelpeptide auf ihre Antigenität geprüft. Abb. 4. -6. zeigen ELISpot-Ergebnisse mit spezifischen T-Zellen eines Probandes nach Stimulation mit den übergeordneten Pools (Abb. 4.), den einzelnen Pools des aktiven übergeordneten Pools (Abb. 5.) und schließlich den einzelnen Peptiden des aktiven Pools (Abb. 6.).

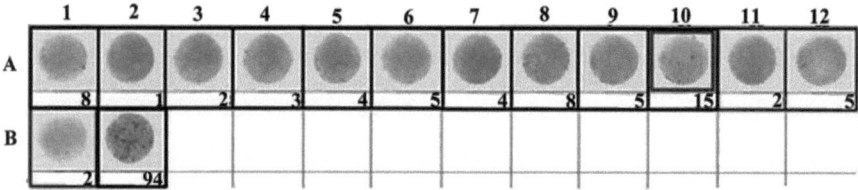

- A1-A10 CTL geprimt mit den übergeordneten Peptidpools I-X
- A10 aktives Peptidpool x (15 Spots)
- A11-A12, B1 negative Kontrollen: entsprechend PBMC ohne CTL (A11), PBMC mit CTL (A12) CTL ohne PBMC (B1)
- **B1 positive Kontrolle (CTL mit PBMC und PHA)**

Abb. 4. ELISpot mit übergeordneten Peptidpools. Nach Stimulation mit den kombinierten übergeordneten Peptidpools I-X wurden die geprimten T-Zellen mit den einzelnen übergeordneten Pools im ELISpot getestet. Die Aktivierung der T-Zellen wurde als IFN-γ-Sekretion (Anzahl der Spots, jeweils unter dem Bild des Testwells angegeben) ausgelesen. Hier ist als positive Reaktion das Ergebnis für Pool X in A10 zu sehen:15 Spots. A11, A12 und B1 sind die negativen Kontrollen. B2 ist die positive Kontrolle mit PHA.

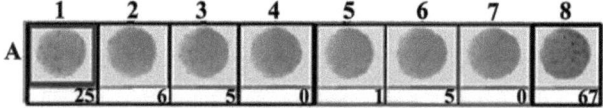

- A1-A4 CTL geprimt mit einzelnen Pools (Peptidpools 46-49)
- A1 aktives Peptidpool 46 (25 Spots)
- A5-A7 negative Kontrollen: entsprechend PBMC ohne CTL (A5), PBMC mit CTL (A6) CTL ohne PBMC (A7)
- **A8 positive Kontrolle (CTL mit PBMC und PHA)**

Abb. 5. ELISpot mit einzelnen Peptidpools. T-Zellen, die auf den übergeordneten Pool X reagiert hatten, wurden mit den entsprechenden einzelnen Pools (46-49) stimuliert und expandiert. Die Reaktionen wurden dann im ELISpot geprüft. Die hier gezeigte positive Reaktion gegen Pool 46 ist in A1 zu sehen: 25 Spots. A5-A7 sind die negativen Kontrollen. A8 ist die positive Kontrolle mit PHA.

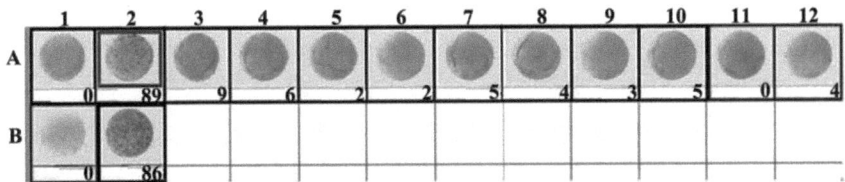

- A1-A10 CTL geprimt mit einzelnen Peptiden, entsprechend 132 (A1), 475 (A2), 257 (A3), 325 (A4), 263 (A5), 303 (A6), 218 (A7), 238 (A8), 442 (A9), 201 (A10),
- A2 aktives Peptidpool 475 (89 Spots). Nach dem Anhang 1. entspricht das Peptdid 475 der Sequenz ARRRPIKQL
- A11-A12, B1 negative Kontrollen: entsprechend PBMC ohne CTL (A11), PBMC mit CTL (A12) CTL ohne PBMC (B1)
- B1 positive Kontrolle (CTL mit PBMC und PHA)

Abb. 6. ELISpot mit einzelnen Peptiden aus Pool 46 in Positionen A1 bis A10 mit den Peptiden 132, 475, 257, 325, 263, 303, 218, 238, 442 und 201. Eine starke Reaktion ist gegen Peptid 475 in Position A2 zu sehen. A11 – A12 und B1 sind die negativen Kontrollen. B2 ist die positive Kontrolle mit PHA.

Für weitere Tests wurden die spezifischen T-Zellen mit den einzelnen Peptiden stimuliert und expandiert. Anschließend wurden positive Reaktionen gegen einzelne Peptide im ELISpot getestet. Aus der Serie an Tests, deren Ergebnisse in den Abb. 4.-6. gezeigt sind, resultierte Peptid 475 mit der Sequenz ARRRPIKQL (Anhang 1.) als identifiziertes T-Zellepitop. Die Farbreaktion (Spots) wurde ausgelesen und die Ergebnisse als sfu pro 1×10^6 $CD8^+$-T-Zellen angegeben (Tabelle 9.). Als Background wurde der höchste Wert von allen eingesetzten negativen Kontrollen genommen. Die positiven Reaktionen wurden nach ihrer Stärke wie folgt bewertet: Als positiv wurden Ergebnisse (sfu), die mindestens doppelt so hoch wie der Backgroundwert waren, gewertet. Werte, die mindestens 5-mal so hoch wie Background waren, wurden als stark positiv beurteilt. Entsprechend wurden die Spender für die Testzellen als Ansprecher und starke Ansprecher gewertet. Das aktive Peptid 475 (ARRRPIKQL) war aus der variablen Domäne der schweren Kette der BCR mit einem Score von 0,64 für die Bindung an HLA-B*08 vorhergesagt worden (Anhang 5.).

Tabelle 9. Auswertung der ELISpot aus Abb. 4-6. Die Ergebnisse wurden als sfu pro 1×10^6 $CD8^+$-T-Zellen angegeben. Der Wert 2543 gibt die Frequenz der peptidspezifischen T-Zellen in der Testpopulation an. Als Background wurde der höchste Wert von allen negativen Kontrollen angenommen. Positive Ansprecher sind mindestens doppelt so hoch wie Background. Bei starken Ansprechern sind es mindestens 5-mal so viele Spots wie Background.

Sequenz starker Stimulator	Stimulator	Proband	positive Peptide Spots	positive Peptide sfu/ 1×10^6 CTL	Background Spots	Background sfu/ 1×10^6 CTL
ARRRPIKQL		X	89	2543	4	114

4.2.2. Bestimmung der peptidspezifischen CTL-Frequenzen bei gesunden Spendern

Wegen des besseren Zugangs zu Blutmaterial gesunder Spender wurden zuerst die 487 als Epitope vorhergesagten Peptide bei gesunden Probanden getestet. Zudem konnte nach weiterer Stimulation und Isolierung spezifisch reaktiver Klone größere Menge Zellmaterials gewonnen werden. In diesen Testserien induzierten 19 verschiedene Peptide CD8$^+$-T-Zellen zur Produktion der IFN-γ bei 8 (72%) von 11 untersuchten gesunden Spendern. Tabelle 10. stellt die gesunden Spender mit ihren HLA-Allotypen sowie Epitope dar. Die Frequenzen reaktiver T-Zellen für die positiven Peptide lagen zwischen den Werten 286 und 6467 sfu je 1x10^6 CD8$^+$-T-Zellen.

Das durchschnittliche Alter der getesteten gesunden Spendergruppe lag bei 34 und der reaktiven gesunden Probanden bei 32, davon waren drei Probanden (37,5 %) im Alter 20-29, vier Probanden (50%) im Alter 30-39 und ein Proband (12,5 %) im Alter 51.

Tabelle 10. PBMC von 11 gesunden Probanden wurden auf Reaktionen gegen die 487 vorhergesagten Peptide getestet. Bei acht gesunden Spendern konnten spezifische CD8$^+$-T-Zellen induziert werden. Die Daten sind als sfu je 1x10^6 CD8$^+$-T-Zellen angegeben.

Sequenz		Spender	Alter	Geschlecht	HLA					positive Spots	sfu/1x10^6 CD8$^+$-T-Zellen	Background Spots	Background: sfu/1x10^6 CD8$^+$-T-Zellen
starker Stimulator	Stimulator				A	B	Cw	DR	DQ				
LLAIFWLLL	-	G1	51	M	2,3	62, 70	2	3	4	3	90	2571	3	86
-	FPWYQQFPG	G1	51	M	2,3	62, 70	2	3	4	3	10	286	3	86
-	HLGFGGGTK	G1	51	M	2,3	62, 70	2	3	4	3	11	314	3	86
GLLILWLQL	-	G2	36	M	1,2	57, 60	3,6	8, 52, 53, 13	1,8	28	1400	3	150
LLAIFWLLL	-	G2	36	M	1,2	57, 60	3,6	8, 52, 53, 13	1,8	96	4800	6	300
KLVQAGGGV	-	G2	36	M	1,2	57, 60	3,6	8, 52, 53, 13	1,8	67	3350	6	300
ATIFRASVK	-	G3	34	M	11	51	-	7, 53	3	30	1500	3	150
-	KLVQAGGGV	G3	34	M	11	51	-	7, 53	3	13	650	3	150
-	AYLQWSGLK	G3	34	M	11	51	-	7, 53	3	10	500	3	150
ARRRPIKQL	-	G4	32	M	25, 31	27, 44	2,5	1, 11	1,7	89	2543	4	114
AYLQWSGLK	-	G5	30	M	2, 24	35, 62	3,4	1, 4, 53	1,3	88	5867	13	867
GPNTMATAL	-	G5	30	M	2, 24	35, 62	3,4	1, 4, 53	1,3	97	6467	13	867
RLVFGGGTK	-	G5	30	M	2, 24	35, 62	3,4	1, 4, 53	1,3	89	5933	13	867

Sequenz		Spender	Alter	Geschlecht	HLA					positive Spots	sfu/1x10⁶ CD8⁺-T-Zellen	Background Spots	Background: sfu/1x10⁶ CD8⁺-T-Zellen
starker Stimulator	Stimulator				A	B	Cw	DR	DQ				
IRRPPGKAL	-	G5	30	M	2, 24	35, 62	3,4	1, 4, 53	1,3	71	5400	13	867
	FPYMNNLRV	G5	30	M	2, 24	35, 62	3,4	1, 4, 53	1,3	65	4333	13	867
-	ATAADTAVY	G5	30	M	2, 24	35, 62	3,4	1, 4, 53	1,3	56	3733	13	867
-	QPPRLLIYL	G5	30	M	2, 24	35, 62	3,4	1, 4, 53	1,3	29	1933	13	867
AIPNQTALY	-	G6	28	W	3, 11	7,3 5	4,7	2, 4, 53	1,3	40	2667	4	267
AVYFCAETY	-	G6	28	W	3, 11	7, 35	4,7	2, 4, 53	1,3	25	1667	4	267
NPRALRGAL	-	G6	28	W	3, 11	7, 35	4,7	2, 4, 53	1,3	22	1467	4	267
-	NPRALVGAL	G6	28	W	3, 11	7, 35	4,7	2, 4, 53	1,3	17	1133	4	267
LLAIFWLLL	-	G7	28	M	2,3	7, 27	2,7	2, 4, 52	1,3	89	4450	5	250
-	TPLRSRVTM	G7	28	M	2,3	7, 27	2,7	2, 4, 52	1,3	71	3550	18	900
LLAIFWLLL	-	G8	24	W	2, 30	13, 44	5,6	7, 53	2	20	2000	4	400
-	-	G9	55	M	29	44, 45	6,7	6, 52	1	-	-	-	-
-	-	G10	25	M	2, 30	13, 60	3,6	7, 15	1,2	-	-	-	-
-	-	G11	34	M	1,2	27, 35	2	1, 12, 52	5,7	-	-	-	-

Insgesamt wurden in den Tests mit Zellen von gesunden Spendern 19 Peptide als Epitope identifiziert. Davon lösten 12 Peptide starke T-Zell-Antworten aus. Die Peptide AYLQWSGLK und KLVQAGGGV induzierten relevante Freisetzung von IFN-γ bei jeweils zwei gesunden Spendern. Das Peptid KLVQAGGGV löste starke Reaktionen beim Spender G2 und moderate Reaktionen beim Spender G3 aus. Das Peptid AYLQWSGLK induzierte ebenfalls moderate Reaktionen bei Spendern G3 und starke Reaktionen beim Spender G5. Zwischen den Spendern G2 und G3, sowie zwischen den Spendern G3 und G5 divergierten die HLA-Allomorphe weitgehend. Das Peptid

LLAIFWLLL aktiviert T-Zellen bei den vier Spendern G1, G2, G7 und G8. Das gemeinsame HLA für alle vier Spender war HLA-A*02. Lediglich bei dem reaktiven Spender G5, der auch HLA-A*02-positiv war, hat das Peptid LLAIFWLLL keine relevanten Immunantworten ausgelöst. Alle anderen HLA-A2 reaktiven Spender hatten T-Zellen gegen dieses Epitop. Der Proband G5 wies im Vergleich zu anderen Probanden die stärksten Immunreaktionen gegen die Peptide GPNTMATAL, RLVFGGGTK, AYLQWSGLK und IRRPPGKAL auf. Die sfu/1x10^6 CD8$^+$-T-Zellen betrugen bei diesen Peptiden 6467 für GPNTMATAL, 5933 für RLVFGGGTK, 5867 für AYLQWSGLK und 5400 für IRRPPGKAL. Alle diese Peptide sind also starke Stimulatoren: die positive Werte waren 6-mal höher als Background im Fall der Peptide IRRPPGKAL und 7-mal höher bei Peptiden GPNTMATAL, RLVFGGGTK und AYLQWSGLK. Bei dem gleichen Probanden G5 waren zusätzlich relevante IFN-γ-Produktion nach Stimulation mit den Peptiden FPYMNNLRV, ATAADTAVY und QPPRLLIYL zu verzeichnen. Die sfu/1x10^6 CTL waren bei FPYMNNLRV 4333, bei ATAADTAVY 3733 und bei QPPRLLIYL 1933. Damit stellen die Peptide FPYMNNLRV, ATAADTAVY (4-mal höher als Background) und QPPRLLIYL (2-mal höher als Background) moderate Stimulatoren dar. Alle sieben Peptide induzierten adäquate IFN-γ-Produktion nur bei Probanden G5.

Bei den Probanden G10 und G11, bei denen die HLA-Typisierung ein HLA-A*02-Allomorph ergab, war es nach mehrfacher Stimulation mit den übergeordneten Pools nicht gelungen, relevante Reaktionen zu induzieren. Bei dem gesunden Spender G9 wurden ebenfalls keine adäquaten Immunreaktionen nachgewiesen. HLA des Probanden G9 unterscheiden sich weitgehend von anderen Probanden. HLA-A*29 und HLA-B*45 ist nur bei dem G9 Probanden vorhanden. HLA-B44 tritt nur bei den Probanden G4 und G8 auf. CTL des Probanden G4 reagieren relevant nur gegen ein Peptid ARRPIKQL und Zellen des Probanden G8 dafür gegen das Peptid LLAIFWLLL, welches Immunantworten bei den Probanden G1, G2, G7 und G8, alle HLA-A*02 positiv, induziert.

Vier Peptide, NPRALVGAL, NPRALRGAL, AVYFCAETY und AIPNQTALY, induzierten adäquate IFN-γ-Freisetzung bei dem gesunden Spender G6: AIPNQTALY: 2667 sfu/1x10^6 CD8$^+$-T-Zellen, AVYFCAETY: 1667 sfu/1x10^6 CD8$^+$-T-Zellen, NPRALRGAL: 1467 sfu/1x10^6 CD8$^+$-T-Zellen, NPRALVGAL: 1133 sfu/1x10^6 CD8$^+$-T-Zellen. Für NPRALVGAL war die Reaktion 4-mal, für NPRALRGAL 5-mal, AVYFCAETY 6-mal und für AIPNQTALY 10-mal höher als Background. Positive Reaktionen auf diese vier Peptide konnten *ex vivo* nur bei dem G6 Probanden nachgewiesen werden. Spender G6 wies keine HLA-Allomorphe auf, die ihn von anderen Spendern differenzieren würde. Die Stimulation mit dem Peptid GLLILWLQL löste IFN-γ-Produktion bei dem G2 Probanden aus. GLLILWLQL ist nach der T-Zellreaktion auch ein starkes Epitop (1400 sfu/1x10^6 CD8$^+$-T-Zellen, d.h. 9-mal höher als Background).

Die Peptide ATIFRASVK, ARRRPIKQL, TPLRSRVTM, HLGFGGGTK, FPWYQQFPG, induzierten Immunantworten bei jeweils einzelnen Probanden: ATIFRASVK bei Probanden G3 mit 1500 sfu/1x10^6 CD8$^+$-T-Zellen, ARRRPIKQL bei G4 mit 2543 sfu/1x10^6 CD8$^+$-T-Zellen, TPLRSRVTM bei G7 mit 3550 sfu/1x10^6 CD8$^+$-T-Zellen, HLGFGGGTK und FPWYQQFPG bei G1 mit 314 sfu/1x10^6 CD8$^+$-T-Zellen für HLGFGGGTK und 286 sfu/1x10^6 CD8$^+$-T-Zellen für FPWYQQFPG. Die Peptide ATIFRASVK und ARRRPIKQL wurden als starke Stimulatoren (10-mal höher als Background mit ATIFRASVK und 22-mal höher als Background mit ARRRPIKQL). Die Peptide TPLRSRVTM, HLGFGGGTK und FPWYQQFPG wurden als moderate Stimulatoren bewertet (TPLRSRVTM und HLGFGGGTK 4-mal höher als Background und FPWYQQFPG 3-mal höher als Background). Hinsichtlich der Peptide ATIFRASVK (positive Reaktionen bei G3), ARRRPIKQL (bei G4), TPLRSRVTM (bei G7), HLGFGGGTK (bei G1) und FPWYQQFPG (bei G1) lagen bei den untersuchten Probanden folgende HLA-Differenzen vor: HLA-A*32 nur bei Probanden G1 vor, HLA-A*25 nur bei G4 und HLA-B*51 bei G3. Die Die möglichen HLA-Restriktionen der aktiven Peptide werden im Abschnitt 4.4. weiter analysiert.

4.2.3. Peptidspezifische Reaktivitäten bei Patienten mit diagnostiziertem primär kutanem Lymphom

Nachdem 19 der 487 getesteten Peptiden als Epitope bei gesunden Probanden identifiziert worden waren, wurde versucht peptidspezifische CD8$^+$-T-Zellen im Blut von Patienten mit primär CL nachzuweisen. Diese Versuche wurden durchgeführt, um die Relevanz der identifizierten Peptide in Lymphompatienten zu testen. Der Nachweis der tumorspezifischen T-Zell-vermittelten Immunreaktionen ohne vorheriges *Priming*, weist nicht nur die Antigenität sondern auch die Immunogenität der bei den gesunden Probanden identifizierten Peptide nach. Die Immunogenität der Peptide gibt uns Information zur Fähigkeit der Tumorzellen, durch natürliche Präsentation eine entsprechende Immunantwort zu induzieren und damit die Epitope durch natürliche Prozessierung zu generieren und zu präsentieren. Der Nachweis einer T-Zellreaktion bei Lymphompatienten gegen potentielle Epitope setzt voraus, dass diese Zellen in den Patienten expandiert worden waren, und beweist damit, dass die Exposition der T-Zellen gegen diese Epitope bereits *in vivo* erfolgte und dass daher die entsprechenden Epitope *in vivo* präsentiert werden.

Zunächst wurde bei 16 der insgesamt 64 in dieser Arbeit untersuchten Patienten der Anteil CD8$^+$-T-Zellen an den PBMC mittels Durchflusszytometrie bestimmt (Abb. 7., Anhang 3.). Die Auswahl der Patienten richtete sich nach den Lymphomentitäten. Die 16 Patienten stellten eine Gruppe dar, die insgesamt fünf Lymphomentitäten umfasste: vier Patienten mit CBCL (Keimzentrumslymphom: P1, P6, P8, P11) und 12 Patienten mit CTCL (drei Patienten mit LyP: P20 und P21, P26; fünf mit MF: P31, P34, P36, P45 und P48; drei mit primär kutanem klein- bis mittelgroßzelligen pleomorphen T-Zell-Lymphom: P57 und P58, P63 und ein Patient mit SS: P64). Die Auswahl der 16 Patienten war ebenso durch die Menge des verfügbaren Materials für weitere Untersuchungen und gleichzeitig erfolgter HLA-Typisierung bedingt.

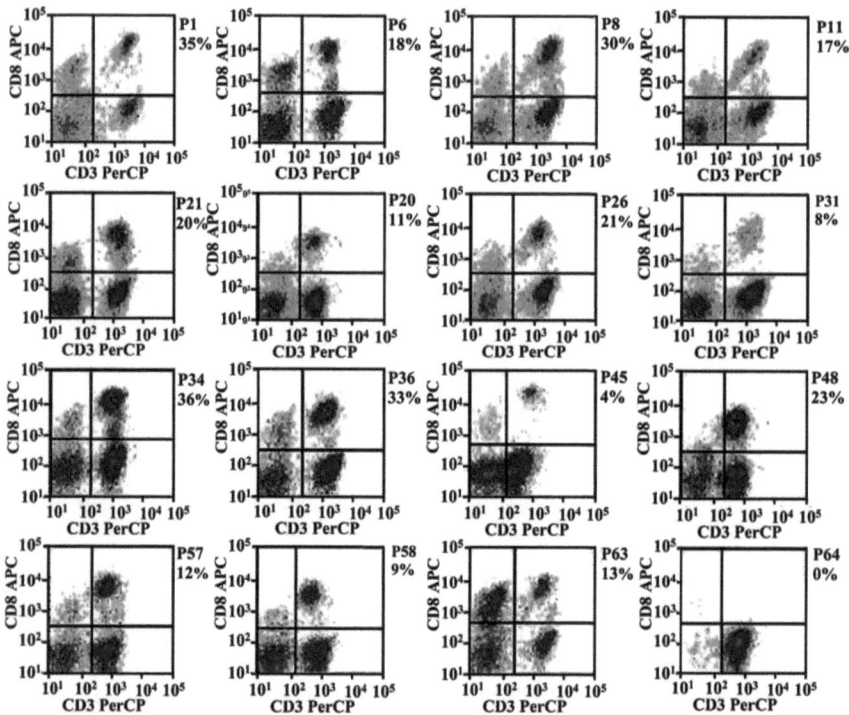

Abb. 7. Durchflusszytometrie zur Bestimmung der Frequenzen von CD8$^+$-T-Zellen bei 16 Lymphompatienten. Die Immunfärbung wurde auf CD3$^+$-, CD4$^+$- und CD8$^+$-Zellen durchgeführt. Der prozentuale Anteil der CD8$^+$-T-Zellen an den PBMC ist unter der Patientennummer bei jedem Dotblot angegeben.

Die Ergebnisse der Analysen in Abb. 7. zeigen, dass der prozentuale Anteil der CD8$^+$-T-Zellen bei sieben Patienten im Vergleich zu Referenzbereichen eines gesunden Menschen (Normbereich 16 – 30% (Hannet et al., 1992)) deutlich vermindert war und betrug 0% beim Patienten P64, 4% bei P45, 8% bei P31, sowie 9% bei P58. Aufgrund des geringen Anteils der CD8$^+$-T-Zellen wurde bei den Patienten P45 und P64 keine Bestimmung der peptidspezifischen CD8$^+$-T-Zellen-vermittelten Immunreaktionen durchgeführt. Die PBMC der restlichen 14 Patienten wurden direkt *ex vivo* auf die Frequenzen peptidspezifischer T-Zellen untersucht. Hierzu wurden die PBMC der Patienten mit den 19 bei gesunden Probanden als potentielle Epitope identifizierten Peptiden stimuliert. Das Ausmaß der CD8$^+$-T-Zell-Reaktionen wurde im ELISpot anhand der IFN-γ-Produktion bestimmt.

Jedes Peptid wurde hier zweifach getestet. Jeweils wurden auch zwei negative sowie zwei positive Kontrollen durchgeführt.

Von den 14 getesteten Patienten konnte bei einem Patienten (P48) eine IFN-γ Produktion nach der Stimulation mit dem Peptid LLAIFWLLL nachgewiesen werden. Die Ergebnisse sind in der Tabelle 11. zusammengefasst.

Tabelle 11. Frequenzen von LLAIFWLLL-spezifischen T-Zellen beim Patienten P48

Sequenz					HLA					Positive Peptide					Background
starker Stimulator	Patienten	FACS CTL in%	Geschlecht	Alter	A	B	Cw	DR	DQ	Spots Analyse 1	Spots Analyse 2	sfu/1x10^6 CD8$^+$-T-Zellen Analyse 1	sfu/1x10^6 CD8$^+$-T-Zellen Analyse 2	Spots	sfu/1x10^6 CD8$^+$-T-Zellen
LLAIFWLLL	P48	23	W	71	2, 26	27, 62	1,3	1, 4, 53	1,3	34	31	453	413	3	40

4.2.4. Isolierung peptidspezifischer CD8$^+$-T-Zelllinien von Patienten mit diagnostiziertem primär kutanem Lymphom

Da sich der prozentuale Anteil der CD8$^+$-T-Zellen im Blut eines Teils der Patienten laut FACS-Analyse auf einem niedrigen Niveau im Vergleich zu den Referenzbereichen eines gesunden Menschen darstellte, war auch mit einer geringen peptidspezifischen CD8$^+$-T-Zellen-Reaktion zu rechnen. Es ließen sich keine Initialfrequenzen bei den meisten Patienten nachweisen, sogar bei den Patienten, deren prozentualer Anteil der CD8$^+$-T-Zellen sich im oberen Bereich der normalen Werte (über 31%) befand. Um ein messbares IFN-γ-Signals zu erhalten, wurden die PBMC von 64 Patienten mit den gesamten 487 vorhergesagten Peptiden in Kultur stimuliert. Durch dieses Vorgehen wurde die Wahrscheinlichkeit der Identifizierung neuer Epitope wesentlich erhöht.

In der Gruppe der 64 getesteten Patienten befand sich auch die Gruppe der 16 Patienten, bei denen *ex vivo* Analysen der peptidspezifischen CD8$^+$-T-Zellen durchgeführt worden waren. Bei allen 64 Patienten war ein primär CL diagnostiziert worden. Dabei war bei 17 Patienten ein CBCL (elf mit Keimzentrumslymphom, drei mit Marginalzonenlymphom und drei mit diffus-großzelligem

Lymphom) und bei 47 Patienten ein CTCL (sieben mit LyP, 26 mit MF, zwei mit LyP und MF, ein Patient mit Sézary Syndrom, zwei mit aggressivem epidermotrophem $CD8^+$-T-Zell-Lymphom, zwei mit anaplastischem großzelligem T-Zell-Lymphom und sieben mit klein- bis mittelgroßzelligem pleomorphem T-Zell-Lymphom) diagnostiziert worden. In der Gruppe befanden sich 34 Männer und 30 Frauen, im Alter von 14 bis 86 Jahren. Die Diagnose, Alter, Geschlecht und HLA-Haplotypen der Patienten sind im Anhang 3. dargestellt. Das durchschnittliche Alter der Patientengruppe lag bei 60 und der reaktiven Patienten bei 52, davon war ein Patient (17%) im Alter 14, ein Patient (17%) im Alter 36, ein Patient (17%) im Alter 50, ein Patient (17%) im Alter 64 sowie zwei Patienten (32%) im Alter 70-79.

Bei den Tests nach Expansion induzierten elf Peptide IFN-γ-Produktion bei sechs Patienten (P21, P22, P47, P48, P57 und P58). Unter den elf Peptiden befanden sich sieben neue Peptide (RPGQPPRLL, LSYNGLDGL, EVKKPRESL, LLSDSGFYL, SLKASDTAL, ASQSVINTY, RLEPADFAV), die keine Reaktionen bei gesunden Probanden erbracht hatten. Vier dieser sieben Peptide induzierten starke, drei moderate Reaktionen. Tabelle 12. gibt die sfu für die Peptidstimulationen und Backgroundwerte an. Die sfu liegt für die elf Peptide zwischen 464 und 4500 sfu.

Tabelle 12. Patientendaten mit vorhergesagten Peptide, die bei 6 Patienten CD8⁺-T-Zellen induzieren können. Die Daten wurden hier in sfu angegeben. Unterstreichung kennzeichnet die Peptide, die bereits als potentielle Epitope bei gesunden Probanden identifiziert wurden. Die Diagnosen sind für die einzelnen Patienten im Anhang 3 angegeben.

Sequenz						FACS: CD8⁺-T-Zellen in %		HLA				Positive Peptide Spots	Positive Peptide sfu/1x10⁶ CD8⁺-T-Zellen	Background Spots	Background sfu/1x10⁶ CD8⁺-T-Zellen
Starker Stimulator	Stimulator	Patienten	Geschlecht	Alter			A	B	Cw	DR	DQ				
LSYNGLDGL	-	P21	M	76	20		1,2	8, 60	3,7	2, 6, 52	1	69	2300	13	433
-	LLSDSGFYL	P21	M	76	20		1,2	8, 60	3,7	2, 6, 52	1	29	967	13	433
-	EVKKPRESL	P22	M	14			Keine HLA-Angaben					45	2250	20	1000
FPYMNNLRV	-	P47	M	50			Keine HLA-Angaben					51	2550	7	350
SLKASDTAL	-	P47	M	50			Keine HLA-Angaben					38	1900	7	350
LLAIFWLLL	-	P48	W	71	23		2,26	27, 62	1,3	1, 4, 53	1,3	31	2067	2	133
LLAIFWLLL	-	P57	M	36	12		2,24	27, 35	12	5, 7, 52	2,7	126	4500	5	179
-	HLGFGGGTK	P57	M	36	12		2,24	27, 35	12	5, 7, 52	2,7	19	679	5	179
-	ASQSVINTY	P57	M	36	12		2,24	27, 35	14	5, 7, 52	2,7	13	464	5	179
FPYMNNLRV	-	P58	W	64	9		2,24	7, 62	3	6,15, 52	1	71	2367	4	133
RLEPADFAV	-	P58	W	64	9		2,24	7, 62	3	6,15, 52	1	26	867	4	133
RPGQPPRLL	-	P58	W	64	9		2,24	7, 62	3	6,15, 52	1	65	2467	4	133
-	QPPRLLIYL	P58	W	64	9		2,24	7, 62	3	6,15, 52	1	19	633	4	133

Die CD8$^+$-T-Zellen der Patienten P22 und P48 wiesen Reaktionen auf jeweils ein Peptid (P22: EVKKPRESL; P48: LLAIFWLLL) auf, bei den Patienten P21 und P47 auf jeweils zwei Peptide (P21: LSYNGLDGL und LLSDSGFYL; P47: FPYMNNLRV und SLKASDTAL), bei Patienten P57 auf drei (LLAIFWLLL, HLGFGGGTK und ASQSVINTY) und bei Patienten P58 auf vier Peptide (FPYMNNLRV, RLEPADFAV, RPGQPPRLL und QPPRLLIYL). Vier von 19 bereits bei gesunden Probanden als potentielle Epitope identifizierte Peptide (FPYMNNLRV, LLAIFWLLL, QPPRLLIYL und HLGFGGGTK) lösten auch Antworten bei den vier Patienten P47, P48, P57 und P58 aus. Nach *ex vivo* Stimulation konnte die Frequenz der reaktiven CD8$^+$-T-Zellen bei Patient P48, dessen CD8$^+$-T-Zellen gegen das Peptid LLAIFWLLL eine Frequenz von 413 und 453 sfu bei einem Background von 40 sfu direkt *ex vivo* aufwies, auf 2067 sfu bei einem Background von 400 sfu gesteigert werden.

4.2.5. T-Zell-Reaktionen bei den Lymphompatienten in Bezug auf die Therapie

Bei Beurteilung der Immunreaktionen der Lymphompatienten wurden in dieser Arbeit die bei den Patienten eingesetzten Therapien berücksichtigt, da bestimmte, z.B. immunmodulierende Therapien wie mit Methotrexat (MTX) mit der immunologischen Kompetenz der Patienten interferieren können. Einige Patienten (P5, P29), deren CTL in dieser Arbeit getestet wurden, wurden mit IFN-α behandelt (siehe Anhang 3.). Die Patienten P44, P45, P46, P47 und P48 wurden mit Phototherapie (PUVA) behandelt und Patienten P24, P25, P26 und P43 hatten eine Therapie mit MTX bekommen. Patient P64 mit SS war mit ECP behandelt worden. Bei ihm konnten per Durchflusszytometrie keine CD8$^+$-T-Zellen nachgewiesen werden. Die anderen Patienten hatten zum Zeitpunkt der Blutentnahme keine Therapie erhalten. Bei den leukämischen Verlaufsformen der CL (P64) muss zusätzlich Verdünnungseffekt der CD8$^+$-T-Zellen durch die Vermehrung der CD4$^+$ malignen T-Zellen berücksichtigt werden. Zehn Epitope wurden bei 4 Lymphompatienten (P21, P22, P57, P58), die zum Zeitpunkt der Blutentnahme keine Therapie erhalten hatten, identifiziert: LSYNGLDGL (P21), LLSDSGFYL (P21), EVKKPRESL (P22), LLAIFWLLL (P57), HLGFGGGTK (P57), ASQSVINTY (P57), FPYMNNLRV (P58), RLEPADFAV (P58), RPGQPPRLL (P58) und QPPRLLIYL (P58). Die vier Patienten entsprachen 8% der 52 Lymphompatienten, die keine Therapie erhalten hatten. Weitere T-Zell-Reaktionen wurden bei zwei Patienten (P47 und P48) nachgewiesen, die 40%, der fünf Lymphompatienten, die PUVA erhalten hatten, und 17% aller Patienten, die mit verschiedenen Therapieregimen (IFN-α, PUVA, MTX, ECP) behandelt worden waren, entsprachen. Sie reagierten gegen die drei Nonapeptide FPYMNNLRV (P47), SLKASDTAL (P47) und LLAIFWLLL (P48). Diese Zahlen sind allerdings statistisch zu gering, um Korrelationen zwischen Therapie und Immunkompetenz zu untersuchen.

4.3. Hydrophobizität der vorhergesagten und identifizierten Peptide

Innerhalb der 26 in dieser Arbeit identifizierten Peptide, welche positive Immunreaktionen induzierten, fanden sich Peptide mit divergierenden prozentualen Anteilen an hydrophoben AS. Die Abb. 8. stellt die Anzahl der stark hydrophoben, hydrophoben, neutralen und hydrophilen AS der 26 in der Arbeit identifizierten Peptide dar.

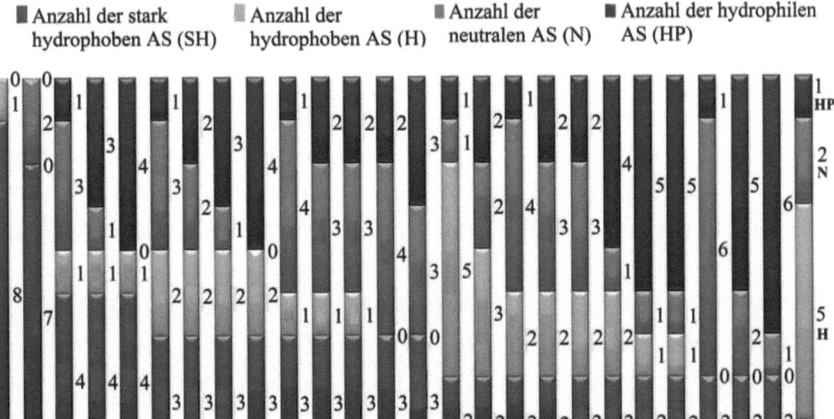

Abb. 8. Hydrophobizität der identifizierten Peptide
* kennzeichnet starke Stimulatoren
\# kennzeichnet moderate Stimulatoren
§ kennzeichnet Peptide, welche sich sowohl als starke als auch moderate Stimulatoren ergaben

Die identifizierten Peptide mit dem höchsten Anteil an hydrophoben AS LLAIFWLLL und GLLILWLQL ergaben sich als starke Stimulatoren. Das Peptid LLAIFWLLL löste positive Immunantworten am häufigsten (bei insgesamt vier gesunden Probanden G1, G2, G7 und G8 sowie zwei Patienten P48 und P57) aus. Dieses Peptid beinhaltet ausschließlich hydrophobe AS davon acht (89%) stark hydrophobe und eine (11%) hydrophobe AS. Das Peptid LLAIFWLLL ist eins von drei (33%) der mit dem höchsten Anteil an stark hydrophoben AS vorhergesagten Peptiden (Anhang 6.). Im Vergleich zu den anderen zwei Peptiden LLGLLILWL, MLLLLVPVL (Anhang 6.) ebenfalls mit acht stark hydrophoben AS (89%) beinhaltet das Peptid LLAIFWLLL noch eine hydrophobe AS: Alanin in der 3. Position. Das Peptid LLGLLILWL beinhaltet eine neutrale AS: Glycin in der 3. Position und das Peptid MLLLLVPVL eine hydrophile AS: Prolin in der 7. Position. Das weitere identifizierte Peptid GLLILWLQL mit dem zweiten größten Anteil an stark hydrophoben AS (sieben stark hydrophobe AS-78%) induzierte starke Immunantworten bei einem gesunden Probanden G2. Dieses Peptid macht 17% aller mit der gleichen Anzahl der stark hydrophoben AS vorhergesagten Peptiden aus. Das Peptid beinhaltet zusätzlich zwei neutrale AS Glycin (in der 1. Position) und Glutamin (in der 8. Position). Zu den weiteren Peptiden mit gleicher Zusammensetzung der stark hydrophoben und neutralen AS (sieben stark hydrophobe - 78% und zwei neutrale AS - 22%) wie das Peptid GLLILWLQL gehören Peptide GLVSLILLL und LLGVSLVIL (Anhang 6.). Diese zwei Peptide GLVSLILLL und LLGVSLVIL lösten keine CTL-vermittelte Immunantworten aus. Die Peptide GLLILWLQL, GLVSLILLL, LLGVSLVIL unterscheiden sich durch Position der neutralen AS: 2. und 8. Position bei GLLILWLQL, 1. und 4. Position bei GLVSLILLL sowie 3. und 5. Position bei LLGVSLVIL. Das Peptid ALLAIFWLL beinhaltet neben den sieben stark hydrophoben AS (78%) noch zwei weitere hydrophobe AS (22%). Trotz des großen Anteils an hydrophoben AS induzierte dieses Peptid keine Immunantworten. Das Peptid ALLAIFWLL mit sieben stark hydrophoben AS unterscheidet sich von dem Peptid LLAIFWLLL zusätzlich anhand der Position der hydrophoben AS: Alanin in der 3. Position des Peptids LLAIFWLLL; Alanin in der 1. und 4. Position des Peptids ALLAIFWLL. Es gibt ein weiteres vorhergesagtes Peptid mit dem gleichen gesamten Anteil an hydrophoben AS, welches keine relevante CTL-Induktion verursachte: AVYYCIALY. Das Peptid AVYYCIALY beinhaltet drei stark hydrophobe und sechs hydrophobe AS im Vergleich zum Peptid LLAIFWLLL mit acht stark hydrophoben und einer hydrophoben AS.

Die weiteren Peptide mit 78% der stark hydrophoben AS und ohne Nachweis von positiven Immunreaktionen beinhalten entweder zwei hydrophile (LLLVPVLEV) oder eine neutrale und eine hydrophobe AS (APVFLMILL) (Anhang 6.). Die Peptide LLSDSGFYL, QPPRLLIYL und FPYMNNLRV mit insgesamt vier (44%) stark hydrophoben und einer (11%) hydrophoben AS lösten moderate Immunantworten aus. Das Peptid FPYMNNLRV induzierte neben den moderaten Antworten bei einem gesunden Probanden G5 zusätzlich starke Reaktionen bei Patienten P47 und P58. Die drei Peptide LLSDSGFYL, QPPRLLIYL und FPYMNNLRV machen ca. 5% aller mit 44% der stark hydrophoben AS vorhergesagten Peptiden aus (Anhang 6.) Die Peptide FPWYQQFPG, LSYNGLDGL, RLVFGGGTK, RLEPADFAV, KLVQAGGGV, ATIFRASVK, AYLQWSGLK, TPLRSRVTM, NPRALVGAL beinhalten drei (33%) stark hydrophobe und zwischen null bis zwei (0%-22%) hydrophobe AS. Dabei ergaben sich LSYNGLDGL, RLVFGGGTK, RLEPADFAV und ATIFRASVK als starke Stimulatoren, FPWYQQFPG, TPLRSRVTM und NPRALVGAL als moderate Stimulatoren. Die Peptide KLVQAGGGV,

AYLQWSGLK lösten sowohl starke als auch bei anderen Probanden moderate Reaktionen aus. Diese neun Peptide (FPWYQQFPG, LSYNGLDGL, RLVFGGGTK, RLEPADFAV, KLVQAGGGV, ATIFRASVK, AYLQWSGLK, TPLRSRVTM, NPRALVGAL) machen 5% aller mit 33% der stark hydrophoben AS vorhergesagten Sequenzen aus (Anhang 6.). Die Peptide mit zwei (22%) stark hydrophoben und null bis fünf (0-56%) hydrophoben AS erwiesen sich zum Teil als starke Stimulatoren (AIPNQTALY, AVYFCAETY, RPGQPPRLL, SLKASDTAL, NPRALRGAL, ARRRPIKQL, GPNTMATAL, IRRPPGKAL) aber auch als moderate Stimulatoren (HLGFGGGTK, ASQSVINTY, EVKKPRESL). Diese elf Peptide machen 8% aller mit zwei stark hydrophoben AS vorhergesagten Peptide aus. Ein Peptid ATAADTAVY beinhaltet eine stark hydrophobe AS (Valin in der 8. Position) und insgesamt fünf hydrophobe AS (Alanin in der 1., 3., 4. und 7. Position und Tyrosin in der 9. Position) sowie zwei neutrale (Threonin in der 2. und 6. Position) und eine hydrophile AS (Asparaginsäure in der 5. Position). Dieses Peptid induzierte moderate Immunreaktionen und macht 2% aller mit 11% der stark hydrophoben AS vorhergesagten Peptide aus.

4.4. HLA-Restriktionen der identifizierten Peptide

Um die in dieser Arbeit identifizierten Nonapeptide als potentielle Antigene für Vakzine zu verwenden, muss einerseits deren HLA-Restriktionen und andererseits ihre natürliche Prozessierung durch die Proteasomen aus den kompletten Sequenzen der TCR und BCR nachgewiesen werden. Die theoretische Bestimmung der HLA-Restriktion wurde im ersten Teil diskutiert. Es gibt viele unterschiedliche bioinformatische Algorithmen, die mit einer bestimmten Wahrscheinlichkeit den Bindungswert eines einzelnen Peptids an ein bestimmtes HLA berechnen. Die in dieser Arbeit getesteten 487 Peptide wurden mit Hilfe einer PSSM vorhergesagt, die Bindungswahrscheinlichkeiten der Peptide für bestimmte HLA in der Abhängigkeit von der Position der AS im Peptid angeben (Abschnitt 2.7.). Bei diesen Vorhersagen wird ab einem Wert von 0,5 von einer stabilen Bindung ausgegangen. Da diese Berechnungen theoretisch sind, wurde versucht die PSSM mit einem Algorithmus von Rammensee und Mitarbeitern (SYFPEITHI - http://www.syfpeithi.de) und HLA-Haplotypen der reaktiven Probanden zu vergleichen, um die mögliche HLA-Restriktion der identifizierten Epitope zu bestätigen. Bei SYFPEITHI wird ab einem Wert von 15 eine stabile HLA-Bindung angenommen. Für die in dieser Arbeit identifizierten 26 potentiellen Epitope wurden weiterhin die vorhergesagten HLA-Restriktionen mit den HLA-Allelen der reaktiven Probanden verglichen (Tabelle 13.).

Tabelle 13. Die Tabelle zeigt die höchsten Bindungsscores bei Rammensee und der PSSM für die Peptide und die verschiedenen HLA für alle 26 identifizierten Epitope. Der Schwellenwert für vorhergesagte Bindung wurde hier bei 15 für SYFPEITHI und 0,5 für die PSSM gelegt. Unterstreichung kennzeichnet Übereinstimmung der bioinformatischen Vorhersagen mit den HLA-Allotypen der Probanden.

	Sequenz	Die höchsten Scores bei SYFPEITHI (über 15)	Die höchsten Scores bei PSSM (über 0,5)	Spender	HLA-Allotyp der Probanden A	HLA-Allotyp der Probanden B	Wahrscheinliches Restriktionselement für das Peptid
1	TPLRSRVTM	B*3501-20 B*0702-1; 9B*5101-17	B*07-0,6	G7	2,3	<u>7</u>, 27	<u>HLA-B*07</u>
2	SLKASDTAL	B*08-29; <u>A*0201-22</u>; A*03-16	<u>A*02-0,7</u>; <u>B*08-0,7</u>	P47	keine HLA Angaben		<u>HLA-A*02</u> und HLA-B*08 möglich
3	RLVFGGGTK	A*03-34; B*2705-18	A*01-0,5; <u>A*02-0,6</u>; <u>A*03-0,7</u>	G5	<u>2</u>, 24	35, 62,	<u>HLA-A*02</u>
4	NPRALVGAL	B*0702-25; B*08-24; B*5101-20; A*0201-16	A*02-0,5; <u>B*07-0,5</u>; <u>B*08-0,6</u>	G6	3,11	<u>7</u>, 35	<u>HLA-B*07</u>, HLA-B*35 möglich
5	NPRALRGAL	B*0702-25; <u>B*08-23</u>; B*5101-18	<u>B*07-0,5</u>; <u>B*08-0,7</u>	G6	3,11	<u>7</u>, 35	<u>HLA-B*07</u>, HLA-B*35 möglich
6	LLAIFWLLL	<u>A*0201-26</u>; B*08-16	<u>A*02-0,8</u>;	G1	<u>2</u>,32	62,70	
				G2	1,<u>2</u>	57,60	
				G7	<u>2</u>,3	7, 27	<u>HLA-A*02</u>
				G8	<u>2</u>,30	13,44	
				P48	<u>2</u>,26	27,62	
				P57	<u>2</u>,24	27,35	

	Sequenz	Die höchsten Scores bei SYFPEITHI (über 15)	Die höchsten Scores bei PSSM (über 0,5)	Spender	HLA-Allotyp der Probanden A	HLA-Allotyp der Probanden B	Wahrscheinliches Restriktionselement für das Peptid
7	KLVQAGGGV	A*0201-22; A*03-17	A*02-0,8; A*03-0,4	G2	1,2	57, 60	HLA-A*02, HLA-A*11 möglich
8	GPNTMATAL	B*0702-22; B*5101-20; B*08-18; B*2705-16	B*07-0,5;	G3	11	51	HLA-B*35 möglich
9	GLLILWLQL	A*0201-25; A*03-19; B*2705-18; B*08-17; B*2709-17	A*02-0,8;	G2	1,2	57,60	HLA-A*02
10	FPYMNLRV	B*5101-26; B*0702-18	B*07-0,5	G5	2, 24,	35, 62,	HLA-B*07, HLA-B*35 möglich
				P47	keine HLA Angaben		
11	AVYFCAETY	A*03-30; A*26-21; A*01-16	A*01-0,7; A*03-0,5 B*08-0,4	P58	2,24	7, 62	HLA-A*03, HLA-A*11 möglich
12	ATIFRASVK	A*03-28; A*6801-17; B*2705-16	A*01-0,6; A*03-0,6	G6	3,11	7, 35	HLA-A*11 möglich
13	ARRPIKQL	B*2705-26; B*2709-22; B*4402-20; B*08-18; B*0702-17; A*0201-16	B*08-0,6	G3	11	51	HLA-B*27, HLA-B*08 möglich
				G4	25,31	27, 44	
14	AIPNQTALY	A*03-21; A*01-18; B*4402-17	A*01-0,7; A*03-0,5	G6	3,11	7, 35	HLA-A*03, HLA-A*11 möglich
15	RPGQPPRLL	B*0702-25; B*5101-18	B*07-0,6; B*08-0,5	P58	2,24	7, 62	HLA-B*07

	Sequenz	Die höchsten Scores bei SYFPEITHI (über 15)	Die höchsten Scores bei PSSM (über 0,5)	Spender	HLA-Allotyp der Probanden		Wahrscheinliches Restriktionselement für das Peptid
					A	B	
16	LSYNGLDGL	B*2705-17; B*08-16					
		A*0201-20	A*02-0,5; B*08-0,6	P21	1,2	8, 60	HLA-A*02,
17	EVKKPRESL	A*26-29; B*08-22; B*0702-16	B*08-0,6	P22	keine HLA Angaben		HLA-B*08 möglich
18	FPWYQQFPG	kein Score über 15	B*07-0,6	G1	2,32	62,70	Jedes HLA des Probanden möglich
19	HLGFGGGTK	A*03-30; A*1101-16	A*03-0,6; A*02-0,6; A*01-0,5	G1 P57	2,32 2,24	62,70 27,35	HLA-A*02 möglich
20	AYLQWSGLK	A*03-16; A*1101-16	A*01-0,6; A*03-0,6	G3 G5	11 2,24	51 35, 62	HLA-A*11 möglich, bzw. jedes HLA des Probanden möglich
21	IRRPPGKAL	B*2705-23; B*2709-22; B*3901-21; B*1402-21; B*08-19; B*0702-19; B*1510-16;	B*08-0,6	G5	2, 24	35, 62,	Jedes HLA des Probanden möglich
22	ATAADTAVY	A*03-19; A*1101-16; A*26-18	A*01-0,7; B*08-0,6	G5	2, 24	35, 62,	Jedes HLA des Probanden möglich
23	QPPRLLIYL	B*0702-22; B*08-22; B*5101-18; B*3901-16	B*07-0,6;	P58	2,24	7, 62	HLA-B*07 und HLA-B*35 möglich

	Sequenz	Die höchsten Scores bei SYFPEITHI (über 15)	Die höchsten Scores bei PSSM (über 0,5)	Spender	HLA-Allotyp der Probanden		Wahrscheinliches Restriktionselement für das Peptid
					A	B	
24	LLSDSGFYL	A*0201-23; B*08-16; B*1402-16;	A*02-0,7;	P21	1, <u>2</u>	8, 60	<u>HLA-A*02</u>
25	ASQSVINTY	A*01-20; B*4402-18; A*26-16	A*01-0,7	P57	2, 24	27, 35	Jedes HLA des Probanden möglich
26	RLEPADFAV	A*0201-22; A*03-18	A*02-0,7	P58	<u>2</u>, 24	7, 62	<u>HLA-A*02</u>

Wegen des eingeschränkten Zugangs zu Untersuchungsmaterial von den Patienten und fehlenden HLA-Angaben ist es für einige Peptide nicht gelungen, eindeutig eine vorhersagbare HLA-Restriktion zu bestimmen. Im Falle der folgenden 14 der 26 als potentielle Epitope bewerteten Peptide TPLRSRVTM, NPRALVGAL, NPRALRGAL, LLAIFWLLL, KLVQAGGGV, GLLILWLQL, FPYMNNLRV, AVYFCAETY, AIPNQTALY, RPGQPPRLL, LSYNGLDGL, QPPRLLIYL, LLSDSGFYL, und RLEPADFAV stimmten die Vorhersagen bei SYFPEITHI und dem laboreigenen PSSM mit den HLA der jeweiligen Spender überein (Tabelle 13.). Aufgrund der partiell ähnlichen Motive kann dabei nicht zwischen HLA-A*03 und HLA-A*11 bzw. HLA-B*07 (Prolin in der 2. Position) und HLA-B*35 unterschieden werden (Abb. 9).

HLA-A*03 AS-Position	1	2	3	4	5	6	7	8	9
Anker oder Hilfsanker		L V M	F Y		I M F V L	I L M F			K Y F
bevorzugte Reste		I			I P V K	T S T K			Q

HLA-A*11 AS-Position	1	2	3	4	5	6	7	8	9
Anker oder Hilfsanker		V I F Y	M L F Y I A				L I Y V F		K R
bevorzugte Reste	A D E Q	T	N G E K	P I D E M	P V F V	I		Q K N E	

HLA-B*07 AS-Position	1	2	3	4	5	6	7	8	9
Anker oder Hilfsanker		P	R						L F
bevorzugte Reste				D G	D P	F T	L		

HLA-B*35 AS-Position	1	2	3	4	5	6	7	8	9
Anker oder Hilfsanker		P							Y F M L I
bevorzugte Reste	M V Y R D E T Y	A L F V M	I D E G P L G Y M	K I K T E L M	D Q K V L G M K	I N E Q T K	V Q V T T	E V T	

Abb. 9. Peptidbindungsmotive (Anker, Hilfsanker sowie bevorzugte Reste) der HLA-A*N (DiBrino et al., 1993; Kubo et al., 1994; Maier et al., 1994), HLA-A*11 (Falk, Rotzschke, Takiguchi, et al., 1994; Kubo et al., 1994; Q. J. Zhang et al., 1993), HLA-B*07 (Huczko et al., 1993; Maier et al., 1994), HLA-B*35 (Falk et al., 1993; Hill et al., 1992). Daten von SYFPEITHI entnommen
Unterstreichung kennzeichnet die Hauptanker.

In einigen Fällen konnte eine Zuordnung auf Basis ähnlicher Peptidbindungsmotive verschiedener HLA entsprechend dem HLA-Klasse-I-Supertypkonzept gemacht bzw. erweitert werden (Sidney et al., 2008). Für TPLRSRVTM, NPRALVGAL, NPRALRGAL, FPYMNNLRV, RPGQPPRLL und QPPRLLIYL wurden mit SYFPEITHI starke Bindungen für HLA-B*07 (Scores von 19 für TPLRSRVTM, 25 für NPRALVGAL, NPRALRGAL und RPGQPPRLL, 18 für FPYMNNLRV, 22 für QPPRLLIYL) und ebenso mit dem laboreigenen PSSM (Scores von 0,6 von TPLRSRVTM, QPPRLLIYL und RPGQPPRLL, 0,5 NPRALVGAL, NPRALRGAL und FPYMNNLRV) berechnet. Die Peptide NPRALVGAL und NPRALRGAL lösten T-Zell-Reaktionen beim Probanden G6 aus, welcher sowohl HLA-B*07 als auch HLA-B*35 exprimiert. Aufgrund ähnlichen Motive (Prolin in der 2. Position) sind beide HLA-Restriktionen möglich. CTL der Probanden G5 und P58 zeigten Reaktivität gegen QPPRLLIYL. Bei P58 ist HLA-B*07 das wahrscheinliche Restriktionselement. G5 exprimiert HLA-B*35, was hier das wahrscheinliche Restriktionselement ist. Für FPYMNNLRV konnte bei SYFPETHI ein Score von 18 und mit dem eigenen PSSM ein Score von 0,5 für HLA-B*07 bestimmt werden, was auch diese Restriktionsspezifität wahrscheinlich macht. Das gleiche Peptid wird auch von T-Zellen des gesunden Probanden G5 erkannt. Dieser Spender exprimiert HLA-B*35, das mit Prolin in 2. Position des Bindungsmotivs als Restriktionselement in Frage kommt. Das Peptid FPYMNNLRV induzierte ebenfalls gute CTL-Reaktivität des Probanden P58. Hier ist anhand der HLA-Typisierung des Patienten P58 und bioinformatischen Vorhersagen (SYFPETHI und laboreigene PSSM) eine HLA-B*07-Restriktion möglich. des Für das Peptid GPNTMATAL stimmen die Vorhersagen beider Algorithmen mit den HLA-Probanden nicht überein, das vorhergesagte HLA ist beim reagierenden Spender nicht vorhanden. Das für GPNTMATAL vorhergesagte HLA-B*07 gehört allerdings zum selben Supertyp wie HLA-B*35, das bei dem Probanden vorhanden ist. Das Peptid KLVQAGGGV induzierte T-Zell-Reaktionen bei zwei gesunden Spendern (G2 und G3), die unterschiedliche HLA-Typen haben. Aus diesem Grund wäre theoretisch eine Antigenpräsentation über zwei verschiedene HLA möglich. HLA-*A0201 ist nach beiden Vorhersagen bei Probanden G2 möglich. Bei Proband G3 wäre HLA-A*11 mögliches Restriktionselement. Zudem wird bei beiden Vorhersagen eine schwache Bindungsstärke für HLA-A*03 vorhergesagt. Bei AVYFCAETY und AIPNQTALY ist eine HLA-A*03-Restriktion möglich; dieses HLA-Allomorph ist bei dem Probanden G6 vorhanden. Es wurden auch in beiden Vorhersagen die höchsten Scores für HLA-A*03 ermittelt, allerdings wäre aufgrund der überstimmenden Bindungsmotive (Abb. 9.) auch HLA-A*11 möglich. Ähnlich verhält es sich für die Peptide ATIFRASVK und AYLQWSGLK, die beide von beiden Algorithmen für HLA-A*03-Bindung vorhergesagt wurden, was bei dem reagierenden Probanden G3 nicht vorhanden ist. G3 hat aber HLA-A*11, das aufgrund der Zugehörigkeit zum selben Supertyp wie HLA-A*11 als Präsentationsmolekül in Frage kommt.

Peptid AYLQWSGLK induzierte gute CTL-Reaktivität beim Probanden G5. Hier konnte allerdings keine HLA-Zuordnung anhand der HLA-Typisierung des Probanden und SYFPETHI und PSSM Vorhersagen gemacht werden. Theoretisch ist jedes HLA-Allomorph (HLA-A*02, A*24, B*35 und B*62) möglich. Für ARRRPIKQL wurde mit laboreigenen PSSM Bindung an HLA-B*08 und mit SYFPEITHI Bindung an HLA-B*27, B*44 sowie B*08, B*07 und A*02 vorhergesagt. Entsprechend der SYFPEITHI-Vorhersagen konnte ein passendes HLA (HLA-B*27) bei dem Probanden G4 identifiziert werden. Die Bindungsmotiven der HLA-B*08- und HLA-B*27- Allomorphe haben Arginin als Anker in der 2. Position im Fall des HLA-B*27 und in der 5. Position im Fall der HLA-B*08 (Abb. 10.).

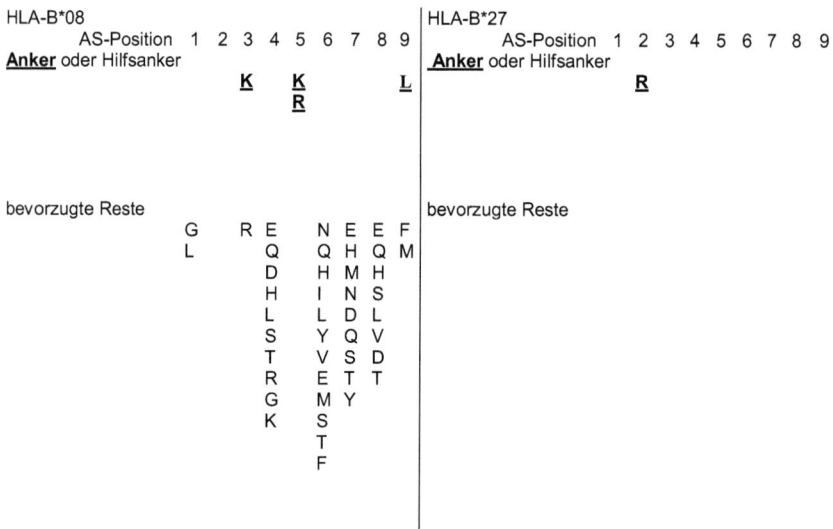

Abb. 10. Peptidbindungsmotive (Anker, Hilfsanker sowie bevorzuge Reste) der HLA-b*08 (DiBrino et al., 1994; Malcherek et al., 1993; Sutton et al., 1993), HLA-B*27 (Rotzschke et al., 1994). Daten von SYFPEITHI entnommen Unterstreichung kennzeichnet die Hauptanker.

Das Peptid ARRRPIKQL enthält Arginin in der 2. Position als Hauptanker für HLA-B*27 und Leucin in der 9. Position als Hauptanker des HLA-B*08 sowie Arginin in der 3. Position und Glutamin in der 8. Position als bevorzugte Reste des HLA-B*08. Somit sind hier beide HLA-Restriktionen möglich.

Für die Peptide RLVFGGGTK und HLGFGGGTK wurde eine Übereinstimmung der Vorhersagen mit der laboreigenen PSSM mit HLA-A*02 der Probanden (G5 und G1) gefunden. Für Peptide SLKASDTAL und EVKKPRESL wurden mit beiden Algorithmen übereinstimmende HLA-Restriktionen vorhergesagt, allerdings konnten diese aufgrund der fehlenden HLA-Typisierung der

Patienten nicht überprüft werden. Hier könnten aufgrund der Vorhersagen HLA-A*02 und HLA-B*08 für SLKASDTAL und HLA-B*08 für EVKKPRESL in Betracht kommen. Peptid LLAIFWLLL löste starke T-zelluläre Immunantworten bei insgesamt vier gesunden Spendern (G1, G2, G7, G8) und zwei Patienten (P48, P57) aus. Alle sechs Spender (G1, G2, G7, G8, P48, P57) haben als gemeinsames HLA HLA-A*02. Bei G7, P48 und P57 sind mit HLA-B*27 und bei P48 und G1 mit HLA-B*62 noch weitere gemeinsame HLA vorhanden. Weitere HLA treten nur einzeln bei den Spendern auf. Zusätzlich wurde der höchste Score für dieses Peptid sowohl mit SYFPEITHI (26) als auch mit dem laboreigenen PSSM (0,8) für HLA-A*0201 ausgegeben. Aus diesem Muster ergibt sich eine große Wahrscheinlichkeit, dass das Peptid LLAIFWLLL über HLA-A*0201 präsentiert wird. Über das gleiche HLA-A*0201 werden mit großer Wahrscheinlichkeit auch die sieben Peptide RLEPADFAV, LLSDSGFYL, LSYNGLDGL, RLVFGGGTK, KLVQAGGGV, GLLILWLQL und HLGFGGGTK präsentiert. Die Spender G2, G5, P58 und P21, bei denen die Peptide Immunantworten auslösten, weisen als gemeinsames HLA HLA-A*0201 auf. Für fünf der sechs Peptide, GLLILWLQL, LSYNGLDGL, LLSDSGFYL, KLVQAGGGV und RLEPADFAV, wurden die höchsten Scores sowohl bei SYFPEITHI als auch bei dem eigenen PSSM für HLA-A*0201 ausgegeben. Für das Peptid RLVFGGGTK ist der höchste Score bei PSSM für HLA-A*0201 aber nicht bei SYFPEITHI. Das Peptid HLGFGGGTK induzierte T-Zellen bei den zwei Probanden G1 und P57 und wird mit dem eigenen PSSM und mit SYFPEITHI mit hohen Scores für HLA-A*03 und mit laboreigenen PSSM zusätzlich für HLA-A*0201 bewertet. Da beide Probanden HLA-A*0201 haben ist damit HLA-A*02-Restriktionsspezifität möglich. Für vier Peptide (ATAADTAVY, ASQSVINTY, FPWYQQFPG, IRRPPGKAL) gab es divergierende Ergebnisse bei den Vorhersagen durch SYFPEITHI und dem eigenen PSSM; eine Zuordnung zu den HLA der Probanden war nicht möglich. Außerdem lösten diese Peptide gute Immunantworten auch bei Probanden mit anderen HLA-Molekülen als den vorhergesagten aus. Theoretisch könnten hier diverse Allomorphe der untersuchten Probanden in Frage kommen: HLA-A*02, A*32, B*62 und B*70 von G1 für FPWYQQFPG, HLA-A*02, A*24, B*35 und B*62 von G5 für ATAADTAVY und IRRPPGKAL und HLA-A*02, A*24, B*27 und B*35 von P57 für ASQSVINTY.

4.5. HLA-Restriktionen im Bezug auf die Anzahl der vorhergesagten Epitope und die Anzahl der Probanden mit entsprechenden HLA

Für die Peptide RLVFGGGTK, HLGFGGGTK, LLAIFWLLL, KLVQAGGGV und GLLILWLQL wurde bei fünf der sieben gesunden Probanden mit HLA-A*02 (71%) und für die Peptide LLSDSGFYL, RLEPADFAV, HLGFGGGTK, LLAIFWLLL, LSYNGLDGL bei vier der 18 Lymphompatienten mit HLA-A*02 (22%) eine mögliche HLA-A*02-Restriktion vorhergesagt. Diese HLA-Restriktion ist damit am häufigsten (neun von 26 Epitopen-35%) bei den identifizierten

Epitopen. Bei SLKASDTAL, LLSDSGFYL und RLEPADFAV wurde mit dem laboreigenen PSSM ein Score >0,7 für HLA-A*02 berechnet (Anhang. 5). Ein Score zwischen 0,6 bis 0,7 wurde für die Peptide RLVFGGGTK, HLGFGGGTK gegeben. Diese neun Peptide RLVFGGGTK, HLGFGGGTK, LLAIFWLLL, KLVQAGGGV, GLLILWLQL, LLSDSGFYL, RLEPADFAV, LSYNGLDGL, SLKASDTAL machen 4% der für HLA-A*02 mit einem Score über 0,6 vorhergesagten Epitope aus (Abschnitt 4.1., Tabelle 7., Anhang 5.). Für die Peptide AVYFCAETY und AIPNQTALY wurden bei einem gesunden (G6) von zwei getesteten Spendern (50%) mit HLA-A*03 positive Reaktionen nachgewiesen. Proband G6 hat HLA-A*11, welches anhand der ähnlichen Bindungsmotiven (Abschnitt 4.4., Abb. 9.) ebenfalls passt. Diesen Peptiden wurde nach laboreigenen PSSM ein Bindungsscore >0,5 gegeben. Dieses macht 2% aller für HLA-A*03 mit einem Score zwischen 0,5 bis 0,6 vorhergesagten Epitopen aus (Abschnitt 4.1., Tabelle 7., Anhang 5.). Die Peptide NPRALVGAL, NPRALRGAL, GPNTMATAL, FPYMNNLRV, TPLRSRVTM, RPGQPPRLL, FPWYQQFPG, QPPRLLIYL wurden mit einem Score über 0,5 nach laboreigenen PSSM für HLA-B*07 vorhergesagt. Es resultiert in einem Anteil von 6% aller mit einem Score über 0,5 für dieses HLA vorhergesagten Epitope. Anhand der ähnlichen Bindungsmotive von HLA-B*07 und HLA-B*35 (Abschnitt 4.4., Abb. 9.) sind hier beide Restriktionen möglich. Peptide NPRALVGAL, NPRALRGAL lösten Reaktionen bei dem gesundem Probanden G6, der beide HLA-Merkmalen (B*07 und B*35) hat, aus. GPNTMATAL, FPYMNNLRV wurden identifiziert bei dem gesunden Probanden G5 mit HLA-B*35, was 33% aller getesteten gesunden Probanden mit HLA-B35 ausmacht. Die Peptide FPYMNNLRV, QPPRLLIYL, und RPGQPPRLL lösten positive Reaktionen bei dem Patienten P58 mit HLA-B*07 von insgesamt sieben HLA-B*07 Patienten (14%) aus. Es konnten keine positive Reaktionen bei sieben mit HLA-B*35-Allomorph getesteten Patienten nachgewiesen werden. Zwei Peptide SLKASDTAL und EVKKPRESL lösten Immunantworten jeweils bei einem Patienten: P47 im Fall des Peptids SLKASDTAL und P22 im Fall des Peptids EVKKPRESL. Wegen fehlender HLA-Angaben konnte nur mögliche HLA-Restriktion anhand der Vorhersagen bestimmt werden. Hier wurden die höchsten Scores für HLA-B*08 (>0,7 für SLKASDTAL und >0,6 für EVKKPRESL) und für HLA-A*02 im Fall von SLKASDTAL (>0,7) gegeben. Die HLA-B*08-Restriktion für diese zwei Peptide macht 4% aller für HLA-B*08 mit dem Score über 0,6 vorhergesagten Epitope aus. Im Fall des Peptids ARRRPIKQL mit der möglichen HLA-B*27-Restriktion (nach SYFPEITHI und HLA des Probanden) löste dieses Peptid positive Antworten bei einem gesunden Probanden (G4) von drei mit dem HLA-B*27 getesteten gesunden Spendern (33%) aus. Anhand der Bindungsmotiven ist hier eine HLA-Restriktion-B*08 ebenfalls möglich (Abschnitt 4.4., Abb. 10.). Innerhalb der getesteten PBMC von gesunden Probanden befand sich kein Spender mit einem HLA-B*08-Merkmal. Das Peptid ARRRPIKQL wurde mit dem laboreigenen PSSM mit einem Score über 0,6 vorhergesagt. Dieses macht 2% aller für HLA-B*08 mit dem Score zwischen 0,6 und 0,7 vorhergesagten Epitope aus.

4.6. Lokalisation der identifizierten Epitope innerhalb der TCR und BCR Sequenzen

Bis dato waren nur wenige Epitope aus TCR und BCR bekannt. Mit dieser Arbeit ist es gelungen weitere Epitope zu identifizieren. Es wurden insgesamt 26 neue T-Zellepitope identifiziert. Von den 26 Peptiden wurden 15 Epitope bei gesunden Probanden, sieben bei Lymphompatienten und vier bei beiden identifiziert. Die 26 in dieser Arbeit identifizierten Epitope, stammen überwiegend (77%) aus invariablen und nicht aus hypervariablen Regionen der Immunrezeptoren (Tabelle 14.). Von 26 in den Analysen identifizierten Peptiden liegen nur sechs (AVYFCAETY, RLVFGGGTK, ARRRPIKQL, GPNTMATAL, ATAADTAVY, HLGFGGGTK) teilweise in der CDR3 der Immunrezeptoren. Die Unterstreichung in den Sequenzen in der Tabelle 14. kennzeichnet die AS, die sich in der CDR3 befinden. Von diesen sechs Peptiden wurden zwei Peptide (ATAADTAVY und HLGFGGGTK) als moderate Stimulatoren gewertet.

Tabelle 14. Die Lokalisation der Epitope innerhalb der Immunrezeptoren mit Angaben, welche Epitope aus den Vα, Vβ, V_H, V_λ, Vκ der Immunrezeptoren stammen und welche Epitope sich innerhalb der FR1-4 oder der CDR1-3 befinden. Die Daten sind mit der Anzahl der aus diesen Regionen vorhergesagten Peptide verglichen worden. Unterstreichung kennzeichnet die AS, die sich in CDR3 befinden.

Region	Anzahl der aus dieser Region vorhergesagten Peptide.	STARKER Stimulator	Stimulator	TCR/BCR Kette
FR1	94	LLAIFWLLL	-	Vα
		GLLILWLQL	-	Vα
		KLVQAGGGV*)	KLVQAGGGV	V_H
		-	EVKKPRESL	V_H
		-	ASQSVINTY	Vκ
FR1/CDR1	23	-	-	-
CDR1	11	-	-	-
CDR1/FR2	22	FPYMNNLRV**)	FPYMNNLRV	V_H
		-	FPWYQQFPG	Vα
FR2	58	-	-	-
FR2/CDR2	37	LSYNGLDGL	-	Vα
		IRRPPGKAL	-	V_H
		-	QPPRLLIYL	Vκ
CDR2	16	RPGQPPRLL	-	Vκ
CDR2/FR3a	23	ATIFRASVK	-	V_H
		-	TPLRSRVTM	V_H
FR3a	22	-	-	-
FR3a/3b	42	AYLQWSGLK***)	AYLQWSGLK	V_H
FR3b	31	AIPNQTALY	-	Vβ
		-	LLSDSGFYL	Vβ
		RLEPADFAV	-	Vκ
		SLKASDTAL	-	V_H
FR3b/CDR3	40	AVYFCAET<u>Y</u>	-	Vα
		-	ATAADTAVY	V_H
CDR3	11	-	-	-
CDR3/FR4	29		HLGFGGGTK	V_λ
		<u>RLVFGGGTK</u>		V_λ
		<u>ARRRPIKQL</u>		V_H
		<u>GPNTMATAL</u>		V_H
FR4	28	NPRALRGAL	-	V_H
		-	NPRALVGAL	V_H

*) KLVQAGGGV löste starke Reaktionen beim Probanden G2 und moderate Reaktionen bei G3 aus.
**) FPYMNNLRV löste starke Reaktionen bei den Patienten P47 und P58 und moderate Reaktionen beim Probanden G5 aus.
***) AYLQWSGLK löste starke Reaktionen beim Probanden G5 und moderate Reaktionen bei G3 aus.

Von den 20 aus den konstanten Regionen stammenden Peptiden befanden sich fünf (LLAIFWLLL, GLLILWLQL, KLVQAGGGV, EVKKPRESL und ASQSVINTY) in der FR1. Es zeigte sich, dass diese aus der FR1 stammenden Peptide im Kontext von HLA-A*02 erkannt werden (Abschnitt 4.4.). In dieser Arbeit konnten keine Peptide identifiziert werden, deren kompletten Sequenzen in CDR1, FR2, FR3a oder CDR3 liegen. 13 der 26 Epitope (KLVQAGGGV, EVKKPRESL, FPYMNNLRV, IRRPPGKAL, ATIFRASVK, TPLRSRVTM, AYLQWSGLK, SLKASDTAL,

ATAADTAVY ARRRPIKQL, GPNTMATAL, NPRALRGAL und NPRALVGAL) entstammen V_H der BCR. Die restlichen Peptide stammen aus folgenden Polypeptidketten: fünf (LLAIFWLLL, GLLILWLQL, FPWYQQFPG, LSYNGLDGL und AVYFCAETY) aus $V\alpha$, zwei (AIPNQTALY und LLSDSGFYL) aus V_β der TCR, zwei (RLVFGGGTK und HLGFGGGTK) aus V_λ und vier (ASQSVINTY, QPPRLLIYL, RPGQPPRLL und RLEPADFAV) aus V_κ der BCR.

Das Peptid LLAIFWLLL aus FR1 der $V\alpha$ der TCR induzierte starke Immunreaktionen bei Patienten P48 und P57 mit diagnostizierten CTCL (MF bei P48 und primär kutanes klein- bis mittelgroßzelliges pleomorphes T-Zell-Lymphom bei P57). Ein weiteres Epitop EVKKPRESL aus FR1 der V_H der BCR löste moderate Reaktionen bei einem Patienten P22 mit LyP (CTCL) aus. Das Peptid FPYMNNLRV aus CDR1/FR2 der V_H der BCR induzierte starke Immunantworten bei zwei Patienten P47 und P58 mit diagnostiziertem CTCL (MF bei P47 und primär kutanes klein- bis mittelgroßzelliges pleomorphes T-Zell-Lymphom bei P58). Für das Peptid SLKASDTAL aus FR3b der V_H der BCR konnten starke Reaktionen bei einem CTCL-Patienten (P47 mit diagnostiziertem MF) nachgewiesen werden. Ein aus FR3b der V_β der TCR stammendes Peptid LLSDSGFYL induzierte moderate Reaktionen bei einem CTCL-Patienten (P21 mit diagnostiziertem LyP). Das Epitop HLGFGGGTK aus CD3/FR4 der V_λ der BCR löste starke Immunreaktionen bei einem CTCL-Patienten (P57 mit primär kutanem klein- bis mittelgroßzelligem pleomorphem T-Zell-Lymphom) aus. Weitere Peptide aus der V_κ der BCR aus den Regionen FR1 im Fall ASQSVINTY, FR2/CDR2 im Fall QPPRLLIYL, CDR2 im Fall RPGQPPRLL und FR3b im Fall RLEPADFAV lösten adäquate Reaktionen bei CTCL Patienten: ASQSVINTY bei P57, QPPRLLIYL, RPGQPPRLL und RLEPADFAV bei P58 mit diagnostiziertem primär kutanem klein- bis mittelgroßzelligem pleomorphem T-Zell-Lymphom.

4.7. Identifizierung der Immunrezeptorfamilien-spezifischer Epitope

In dieser Arbeit gelang es spezifische Epitope für sechs verschiedene TCR-V-Familien (davon vier für V_α- sowie zwei für V_β-TCR-Familien) und für fünf verschiedene BCR-V-Familien (davon zwei für V_H-, zwei für V_κ- und eins für V_λ-BCR-Familie) zu identifizieren (Tabelle 15.).

Tabelle 15. Epitope und ihre Zuordnung zu bestimmten Rezeptorfamilien mit Angaben der wahrscheinlichen HLA-Restriktionen und Diagnosen der einzelnen Patienten. Unterstreichung kennzeichnen die AS, die sich in CDR3 befinden.

Starker Stimulator	Stimulator	Immunrezeptorfamilie	Gesunde Spender	Patienten	Wahrscheinliches Restriktionselement für das Peptid	Diagnose
LLAIFWLLL		V_α-28	G1, G2, G7, G8	P48, P57	HLA-A*02	-P48 - MF -P57 - Primär kutanes klein- bis mittelgroßzelliges pleomorphes T-Zell-Lymphom (CTCL)
GLLILWLQL		V_α-23	G2		HLA-A*02	-
LSYNGLDGL		V_α-7		P21	HLA A*02	-P21 - LyP (CTCL)
	FPWYQQFPG	V_α-17	G1		Jedes HLA-A*02, A*32, B*62, B *70 möglich	-
AIPNQTALY		V_β-15	G6		HLA-A*03, A*11	-
	LLSDSGFYL	V_β-20		P21	HLA-A*02	-P21 - LyP (CTCL)
KLVQAGGGV *)	KLVQAGGGV	V_H-III	G2, G3		HLA-A*02, A*11	-
TPLRSRVTM		V_H-II	G7		HLA-B*07	-
	HLGFGGGTK	V_λ-1	G1	P57	HLA-A*02	-P57 - Primär kutanes klein-bis mittelgroßzelliges pleomorphes T-Zell-Lymphom (CTCL)
RPGQPPRLL		V_κ-III		P58	HLA-B*07	-P58 - Primär kutanes klein-bis mittelgroßzelliges pleomorphes T-Zell-Lymphom (CTCL)
	ASQSVINTY	V_κ-3		P57	Jedes HLA-A*02, A*24, B*27, B*35 möglich	-P57 - Primär kutanes klein-bis mittelgroßzelliges pleomorphes T-Zell-Lymphom (CTCL)

*) KLVQAGGGV löste starke Reaktionen beim Probanden G2 und moderate Reaktionen bei G3 aus.

Drei Epitope LLAIFWLLL, GLLILWLQL, LSYNGLDGL der V_α-Familie der TCR (LLAIFWLLL- V_α- 28; GLLILWLQL -V_α-23, LSYNGLDGL-V_α-7) werden als starke Stimulatoren im Kontext von HLA-A*02 erkannt. Die Peptide LLAIFWLLL, LSYNGLDGL induzierten adäquat CTL der CTCL-Patienten (LLAIFWLLL bei P48 mit MF und P57 mit primär kutanem klein- bis mittelgroßzelligem pleomorphem T-Zell-Lymphom, LSYNGLDGL bei P21 mit LyP). Die Stimulation der CTL mit GLLILWLQL erbrachte positive Immunreaktionen im Fall des gesunden Probanden G2. Das Peptid LLAIFWLLL induzierte adäquate CTL-vermittelte Immunreaktionen sowohl in den Stimulationstestungen mit CTL der Patienten P48 und P57 als auch mit CTL der vier gesunden Probanden (G1, G2, G7 und G8). Ein weiteres Epitop der V_α-Familie-17 der TCR FPWYQQFPG erwies sich als moderater Stimulator bei einem gesunden Probanden G1. Im Fall dieses Peptids war eine Bestimmung der wahrscheinlichen HLA-Restriktion anhand der bioinformatischen Vorhersagen und der HLA-Merkmale des gesunden Probanden G1 nicht möglich. Hier kann theoretisch jede Restriktion in Frage kommen: HLA-A*02, A*32, B*62, B*70. Die Epitope der V_β-Familie der BCR AIPNQTALY (V_β-15), LLSDSGFYL (V_β-20) divergieren sowohl im Kontext der wahrscheinlichen HLA-Restriktion (HLA-A*03 und A*11 bei AIPNQTALY und HLA-A*02 bei LLSDSGFYL) als auch der Stärke der induzierten Immunreaktionen (AIPNQTALY-starker Stimulator und LLSDSGFYL-moderater Stimulator). Das Peptid AIPNQTALY induzierte adäquat CTL eines gesunden Spenders G6. Das Epitop LLSDSGFYL induzierte adäquate CTL-vermittelte Immunreaktionen in den Stimulationstestungen mit PBMC des Patienten P21 mit diagnostiziertem LyP (CTCL). Die Peptide KLVQAGGGV und TPLRSRVTM ergaben sich als starke Stimulatoren bei gesunden Probanden (KLVQAGGGV bei G2 und TPLRSRVTM bei G7). Das Epitop KLVQAGGGV induzierte zusätzlich moderate Immunreaktionen der CTL eines gesunden Probanden G3. Für dieses Epitop ist eine HLA-A*02- sowie HLA-A*11-Restriktion möglich. Diese Peptide lösten keine positiven Antworten bei CL-Patienten aus. Ein Peptid HLGFGGGTK der V_λ-Familien der BCR (V_λ-1) ergab sich als moderater Stimulator der CTL eines gesunden Probanden G1 und eines Patienten P57 mit primär kutanem klein-bis mittelgroßzelligem pleomorphem T-Zell-Lymphom. Für dieses Peptid ist eine HLA-A*02-Restriktion möglich. Die weiteren Epitope der V_κ-Familie der BCR RPGQPPRLL (V_κ-III), ASQSVINTY (V_κ-3) induzierten relevante Immunreaktionen der CTL des CL-Patienten. Das RPGQPPRLL ergab sich als starker Stimulator der CTL eines Patienten P58 mit diagnostiziertem primär kutanem klein-bis mittelgroßzelligem pleomorphem T-Zell-Lymphom (CTCL) und ASQSVINTY als moderater Stimulator der CTL eines Patienten P57 mit ebenfalls diagnostiziertem primär kutanem klein- bis mittelgroßzelligem pleomorphem T-Zell-Lymphom (CTCL). Für das Peptid RPGQPPRLL ist eine HLA-B*07-Restriktion wahrscheinlich. Bei dem Peptid ASQSVINTY kommt jede HLA-Restriktion in Frage: HLA-A*02, A*24 sowie B*27 und B*35.

4.8. T- oder B-Zell-gerichtete Tumorvakzine mit den identifizierten Epitopen

Die in dieser Arbeit identifizierten Epitope, die aus den konstanten Bereichen der variablen Regionen der Immunrezeptoren stammen, sollten für die Entwicklung von allgemein einsetzbaren Anti-Tumorvakzinen besser geeignet sein als Idiotypepitope, weil sie T-Zell-Reaktionen gegen die Tumorzellen verschiedener Individuen induzieren können. Die Tabelle 16. ist eine Zusammenfassung der in dieser Arbeit identifizierten Epitope und ihrer theoretischen Einsatzmöglichkeit als HLA-restringierten Vakzine in der Therapie der CL.

Tabelle 16. Einsatzmöglichkeit der in der Arbeit isolierten Epitope als HLA restringierte Tumorvakzine bei CTCL/CBCL Patienten. Unterstreichung markiert AS, welche in den CDR-Regionen ragen.

Theoretischer Einsatz isolierter Epitope als Tumorvakzine bei CTCL/CBCL	Wahrscheinliche HLA-Restriktion	Starker Stimulator	Stimulator	TCR/BCR Kette	Immunrezeptorfamilie	Immunrezeptorregion
CTCL	HLA-A*02-Familie	GLLILWLQL		V_α	V_α-23	FR1
		LLAIFWLLL		V_α	V_α-28	FR1
			LLSDSGFYL	V_β	V_β-20	FR3b
		LSYNGLDGL		V_α	V_α-7	FR2/CDR2
	HLA-A*03, A11	AIPNQTALY		V_β	V_β-15	FR3b
		AVYFCAET<u>Y</u>		V_α	V_α-**)	FR3b/CDR3
	Jedes Allomorph der Probanden möglich: HLA-A*02,32, B*62,70		FPWYQQFPG	V_α	V_α-17	CDR1/FR2
CBCL	HLA-A*02-Familie	RLEPADFAV		V_K	V_K-*)	FR3b
		RLVFGGGTK		V_λ	V_λ-**)	CDR3/FR4
		SLKASDTAL		V_H	V_H-*)	FR3b
		KLVQAGGGV***)		V_H	V_H-III	FR1
			HLGFGGGTK	V_λ	V_λ-1	CDR3/FR4
	HLA-B*07	NPRALRGAL		V_H	V_H-*)	FR4
			NPRALVGAL	V_H	V_H-*)	FR4
			QPPRLLIYL	V_K	V_K-*)	FR2/CDR2
		RPGQPPRLL		V_K	V_K-	CDR2
		FPYMNNLRV****)		V_H	V_H-*)	CDR1/FR2
			TPLRSRVTM	V_H	V_H-II	CDR2/FR3a
	HLA-B*35	NPRALRGAL		V_H	V_H-*)	FR4
			NPRALVGAL	V_H	V_H-*)	FR4
			FPYMNNLRV***	V_H	V_H-*)	CDR1/FR2
			QPPRLLIYL	V_K	V_K -	FR2/CDR2
		GPNTMATAL		V_H	V_H-**)	CDR3/FR4
	HLA-B*08	SLKASDTAL		V_H	V_H-*)	FR3b
			EVKKPRESL	V_H	V_H-*)	FR1
		ARRRPIKQL		V_H	V_H-**)	CDR3/FR4
	HLA-B*27	ARRRPIKQL		V_H	V_H-**)	CDR3/FR4
	HLA-A*11	ATIFRASVK		V_H	V_H-*)	CDR2/FR3a
			AYLQWSGLK***	V_H	V_H-*)	FR3a/FR3b
			KLVQAGGGV***	V_H	V_H-III	FR1
	Jedes Allomorph der Probanden möglich: HLA-A*02, 24, B*35, 62	AYLQWSGLK*****)		V_H	V_H-*)	FR3a/FR3b
			ATAAD<u>T</u>AVY	V_H	V_H-**)	FR3b/CDR3
		IRRPPGKAL		V_H	V_H-*)	FR2/CDR2

Theoretischer Einsatz isolierter Epitope als Tumorvakzine bei CTCL/CBCL	Wahrscheinliche HLA-Restriktion	Starker Stimulator	Stimulator	TCR/BCR Kette	Immunrezeptorfamilie	Immunrezeptorregion
CBCL	Jedes Allomorph der Probanden möglich: HLA-A*02, 24, B*27, 35		ASQSVINTY	Vκ	Vκ-3	FR1

*) hier nach BLAST keine Zuordnung einer Immunrezeptorfamilie - domainspezifische Sequenzen.
**) Peptide mit Individuumspezifität
***) KLVQAGGGV löst moderate Reaktionen bei Probanden G3 und starke bei G2 aus.
****) FPYMNNLRV löste starke Reaktionen bei Patienten P47 und P58 und moderate Reaktionen beim Probanden G5 aus.
*****) AYLQWSGLK löst moderate Reaktionen bei Probanden G3 und starke bei G5 aus.

In dieser Arbeit konnten Peptide identifiziert werden, die relevante Immunantworten bei mehreren Individuen auslösten. Hierzu gehören folgende Peptide: QPPRLLIYL, KLVQAGGGV, FPYMNNLRV, AYLQWSGLK und LLAIFWLLL HLGFGGGTK. Diese sechs Peptide stammen aus den konstanten Bereichen der variablen Regionen der Immunrezeptoren. Zwei davon, KLVQAGGGV, AYLQWSGLK induzierten adäquat CTL jeweils zwei gesunder Spender: AYLQWSGLK bei G3 und G5 und KLVQAGGGV bei G2 und G3. Des Weiteren wurden die Reaktionen gegen das Peptid FPYMNNLRV in den Stimulationstestungen mit den CTL eines gesunden Spenders (G5) und zwei Patienten (P47 und P58) nachgewiesen. Das Peptid QPPRLLIYL induzierte adäquat CTL eines gesunden Spenders (G5) und eines Patienten (P58). Am häufigsten induzierte das Peptid LLAIFWLLL relevante Immunreaktionen der CTL: vier gesunder Spender (G1, G2, G7 und G8) und zwei Patienten (P48 und P57). Das Peptid HLGFGGGTK, welches partiell aus hypervariablen Regionen stammte (die mit Unterstreichung markierten AS ragen in den CDR3), hat *ex vivo* CTL der zwei Individuen G1 und P57 induziert.

Die weiteren Peptide aus den konstanten Bereichen der variablen Regionen als auch die fünf Peptide AVYFCAETY, ATAADTAVY, RLVFGGGTK, ARRRPIKQL und GPNTMATAL die partiell aus hypervariablen Regionen stammten (die mit Unterstreichung markierten AS ragen in den CDR3), lösten *ex vivo* CTL-vermittelte Immunantworten jeweils nur bei einem gesunden Spender aus.

Das Peptid LLAIFWLLL ist für eine Vakzinentwicklung besonders interessant, weil die HLA-Allele der positiv reagierenden Spendern, Patienten als auch gesunden Probanden, mit den

Vorhersagen mit SYFPEITHI und dem laboreigenen PSSM übereinstimmen. Hier konnte die HLA-Restriktion für HLA-A*0201 vorhergesagt werden. Zusätzlich wurden für dieses Peptid bei einem Patienten (P48) direkt *ex vivo* nachweisbare zirkulierende spezifische T-Zellen registriert, was auf eine frühere *in vivo* Induktion im Patienten hindeutet und die natürliche Prozessierung des Epitopes belegt. Da das Peptid LLAIFWLLL aus den alpha Ketten der TCR stammt, könnte es für die Behandlung von HLA-A*02-positiven Patienten mit diagnostiziertem CTCL in Betracht gezogen werden. Die Verabreichung des Peptids bei einem CTCL-Patienten sollte *in vivo* Aktivierung der CTL auslösen und zur Depletion einer Rezeptorfamilie (V_α-28) der T-Lymphozyten und damit Reduktion der Tumormasse bis zur Eliminierung des malignen Klons führen. Günstig wäre mehrere Epitope einzusetzen und damit die Zahl der rekrutierten T-Zellen und die Stärke der Immunantwort zu steigern. Weiteren HLA-A*02-restringierte Epitope welche für die Therapie der CTCL geeignet wären, sind GLLILWLQL (V_α-23-Rezeptorfamilie der TCR), LLSDSGFYL (V_β-20-Rezeptorfamilie der TCR) und LSYNGLDGL (V_β-7-V-Rezeptorfamilie). KLVQAGGGV und HLGFGGGTK sind BCR-Rezeptorfamilien-spezifisch (HLGFGGGTK für V_λ-1 sowie KLVQAGGGV für V_H-III) und könnten in der Immuntherapie von HLA-A*02-positiven Patienten mit diagnostiziertem CBCL eingesetzt werden. Bei dem Peptid KLVQAGGGV ist zusätzlich eine HLA-A*11-Restriktion möglich. Die weiteren Peptide, welche für die Behandlung der HLA-A*02 Patienten mit CBCL geeignet wären, sind RLEPADFAV (aus Vκ - FR3b), RLVFGGGTK (V_λ - CDR3/FR4) und SLKASDTAL (V_H - FR3b). Die Epitope TPLRSRVTM, NPRALVGAL, NPRALRGAL, FPYMNNLRV, RPGQPPRLL und QPPRLLIYL weisen eine HLA-B*07-Restriktion auf wobei NPRALVGAL und NPRALRGAL für V_H-FR4-Domäne, RPGQPPRLL für die Vκ-III-Rezeptorfamilie, TPLRSRVTM für die V_H-II-Rezeptorfamilie, QPPRLLIYL für Vκ-FR2/CDR2-Domäne und FPYMNNLRV für V_H-CDR1/FR2-Domäne der BCR spezifisch sind. Damit könnten die Epitope ihren Einsatz in der Behandlung der HLA-B*07 Patienten mit CBCL finden. Im Fall der Epitope FPYMNNLRV und QPPRLLIYL wäre ein Einsatz auch in der Behandlung HLA-B*35 Patienten mit CBCL möglich. Zusätzlich ist eine HLA-A*03-Restriktion für die Epitope AIPNQTALY und AVYFCAETY gezeigt worden. Das aus den V_β stammendes Peptid AIPNQTALY (V_β-15-Rezeptorfamilie) und das aus V_α stammendes Peptid AVYFCAETY könnten ihren Einsatz bei HLA-A*03 CTCL-Patienten finden. Die mit Unterstreichung markierten AS in den sechs Epitopen GPNTMATAL, ATAADTAVY, HLGFGGGTK, ARRRPIKQL, RLVFGGGTK und AVYFCAETY befinden sich in der CDR3. Peptid ARRRPIKQL, welches aus den V_H-CDR3/FR4 der BCR stammt, hätte Ihre Bedeutung in der Therapie von HLA-B*27-Patienten (anhand der ähnlichen Bindungsmotiven auch HLA-B*08) mit CBCL. Für das Peptid GPNTMATAL ist eine HLA-B*35-Restriktion möglich. Im Fall des Peptids HLGFGGGTK konnte eine Spezifität für eine V_λ-1-Immunrezeptorfamilie nachgewiesen werden.

Für weitere Peptide GPNTMATAL, ATAADTAVY, ARRRPIKQL, RLVFGGGTK und AVYFCAETY konnte nach BLAST keine Spezifität für Immrezeptorfamilien gezeigt werden. Diese Peptide lösten relevante Immunreaktionen *ex vivo* bei jeweils einem Individuum aus. Dieses weist auf eine Individuumspezifität hin. Das Peptid HLGFGGGTK induzierte positive Immunantworten bei zwei Individuen: einem gesunden Probanden und einem Patienten. Für das weitere partiell aus den CDR3 stammende Peptid ATAADTAVY war die Bestimmung einer wahrscheinlicher HLA-Restriktion nicht möglich, da die Vorhersagen nicht mit den HLA der Probanden übereinstimmten. Theoretisch ist jede HLA-Restriktion HLA-A*02, A*24, B*35 und B*62 wahrscheinlich.

Im Fall der Epitope FPWYQQFPG, IRRPPGKAL, AYLQWSGLK und ASQSVINTY war keine eindeutige HLA-Vorhersage möglich. Theoretisch könnten hier verschiedene Allomorphe der untersuchten Probanden für die Präsentation der Epitope in Frage kommen: HLA-A*02, 32, B*62 oder B*70 für FPWYQQFPG bei Probanden G1, HLA-A*02, A*24, B*35, B*62 für IRRPPGKAL bei Probanden G5 und HLA-A*02, A*24, B*27, B*35 für ASQSVINTY bei Patient P57. Das Peptid AYLQWSGLK induzierte *ex vivo* positive Immunreaktionen der CTL der gesunden Probanden G3 und G5, wobei sich das Peptid im Fall des Probanden G3 als moderater Stimulator und im Fall des Probanden G5 als starker Stimulator ergab. Nach bioinformatischen Vorhersagen und HLA des Probanden G3 sowie unter Berücksichtigung des HLA-Supertyps ist HLA-A*11 ein wahrscheinliches Restriktionselement für dieses Peptid. Im Fall des Probanden G5 wäre für das Peptid AYLQWSGLK theoretisch jede HLA-Restriktion möglich: HLA-A*02, A*24, B*35, B*62. Das Epitop IRRPPGKAL stammt aus den V_H-FR2/CDR2 der BCR, ASQSVINTY hingegen aus der Vκ-3 Rezeptorfamilie der BCR und AYLQWSGLK aus FR3a/FR3b der BCR. Diese Herkunft impliziert den Einsatz der Peptide in der Therapie der CBCL. Das Epitop FPWYQQFPG hingegen hätte als Peptid, welches für V_α-17 der TCR-Rezeptorfamilie spezifisch ist, eine Bedeutung in der Therapie der CTCL.

Für die Epitope SLKASDTAL und EVKKPRESL konnte aufgrund der fehlenden HLA-Typisierung der Patienten (P47 für SLKASDTAL und P22 für EVKKPRESL) die HLA-Restriktion nicht geprüft werden. Nach bioinformatischen Vorhersagen könnte hier HLA-A*02, bzw. B*08 für das Peptid SLKASDTAL und HLA-B*08 für EVKKPRESL in Frage kommen. Beide Peptide stammen aus V_H der BCR. EVKKPRESL ist FR1- und SLKASDTAL FR3b-spezifisch. Diese Peptide sollten klinische Relevanz für CBCL-Therapie haben.

4.9. Natürliche Prozessierung der identifizierten Epitope

In dieser Arbeit wurden vorhergesagte und synthetisch hergestellte Peptide getestet. Für die Peptide, die Immunantworten auslösen, muss experimentell verifiziert werden, dass sie tatsächlich durch natürliche Prozessierung aus den kompletten TCR- und BCR-Polypeptiden in den Zellen generiert und präsentiert werden. Hierzu wurde ein Zytotoxizitätsassay durchgeführt. Dieses Experiment soll die Eliminierung einer Rezeptorfamilie durch eine peptidspezifische, CTL-vermittelte Lyse zeigen. Mit Hilfe der RT-PCR wurde die Expression der entsprechenden Rezeptorfamilie vor und nach der Inkubation von PBMC mit peptidspezifischen $CD8^+$-T-Zellen bestimmt. Wenn es durch die Aktivität der peptidspezifischen T-Zellen tatsächlich zur spezifischen Eliminierung der Zellen mit der Rezeptorfamilie kommt, sollte man nach der Inkubation eine verminderte bzw. keine Expression der Immunrezeptorfamilie finden. Leider waren die Ergebnisse dieser Experimente nicht aussagekräftig, sodass die mögliche Generierung der Peptide durch Antigenprozessierung bioinformatisch mittels Vorhersagen mit dem speziell für solche Aufgaben entwickelten Netchop-Algorithmus (Kesmir et al., 2002; Nielsen et al., 2005) http://www.cbs.dtu.dk/services/NetChop/) geprüft wurde. Damit konnte für die neun Peptide ARRRPIKQL, RPGQPPRLL, LSYNGLDGL, AYLQWSGLK, IRRPPGKAL, ATAADTAVY, LLSDSGFYL, ASQSVINTY und RLEPADFAV die Prozessierung wahrscheinlich gemacht werden (Anhang 7.). Von diesen neun Peptiden wurden die fünf ARRRPIKQL, RPGQPPRLL, LSYNGLDGL, IRRPPGKAL und RLEPADFAV als starke Stimulatoren klassifiziert, die drei Peptide ASQSVINTY, ATAADTAVY und LLSDSGFYL als moderate Stimulatoren. AYLQWSGLK erwies sich als starker Stimulator beim Probanden G5 und als moderater Stimulator bei G3. Für das Peptid ARRRPIKQL, welches $CD8^+$-T-Zellen von Spender G4 induziert hatte, ist eine HLA-B*27-Restriktion aber auch anhand der ähnlichen Bindungsmotiven (Abschnitt 4.4., Abb. 10.) eine HLA-B*08-Restriktion möglich. Die Peptide RLEPADFAV und RPGQPPRLL lösten bei T-Zellen von Patienten P58 Reaktionen aus und sind wahrscheinlich entsprechend RLEPADFAV HLA-A*02 und RPGQPPRLL HLA-B*07 restringiert. Für LSYNGLDGL und LLSDSGFYL bei einem Patienten P21 ist eine HLA-A*02-Restriktion wahrscheinlich. Bei dem Peptid AYLQWSGLK ist die HLA-A*11- Restriktion möglich. AYLQWSGLK löste zusätzlich gute Immunantworten beim Probanden G5, bei dem allerdings eine eindeutige Zuordnung der HLA-Restriktion anhand der bioinformatischen Vorhersagen und HLA-Typisierung nicht möglich war. Dabei käme eine HLA-Restriktion durch HLA-A*2, A*24, B*35 und B*62 in Frage. Die für einen weiteren unsicheren Fall mit dem Algorithmus NetChop vorhergesagten HLA-Restriktion für die Peptide IRRPPGKAL, ASQSVINTY und ATAADTAVY wäre ebenfalls mit alternativen HLA des untersuchten Probanden möglich, konnten in dieser Arbeit aber ebenso wenig gesichert werden.

Über die bioinformatische Vorhersage der Prozessierung der vorhergesagten Epitope hinaus belegt auch der *ex vivo* Nachweis von peptidspezifischen T-Zell-Reaktionen ohne vorheriges *in vitro* Priming bei Peptid LLAIFWLLL die natürliche Prozessierung des Epitopes. Nach *in vitro* Priming induzierte das Epitop LLAIFWLLL dann auch adäquate T-Zell-Reaktionen bei weiteren sechs

HLA-A*02-positiven Probanden, den vier gesunden Probanden G1, G2, G7 und G8 sowie den beiden Patienten P48 und P57.

4.10. Einsatz der identifizierten Immunrezeptorfamilien-spezifischen T-Zellepitope für die Immuntherapie von CL

In dieser Arbeit ist es gelungen für insgesamt fünf Immunrezeptorfamilien-spezifische Peptide LLAIFWLLL, LSYNGLDGL, LLSDSGFYL, RPGQPPRLL, ASQSVINTY eine natürliche Prozessierung nachzuweisen. Davon konnte für ein Peptid LLAIFWLLL experimentell über *ex vivo* Nachweis von peptidspezifischen T-Zell-Reaktionen ohne vorheriges *in vitro* Priming die natürliche Prozessierung des Epitopes gezeigt werden. Für weitere Peptide LSYNGLDGL, LLSDSGFYL, RPGQPPRLL, ASQSVINTY konnte die mögliche Generierung der Peptide durch Antigenprozessierung bioinformatisch mittels Vorhersagen mit dem Netchop-Algorithmus (Kesmir et al., 2002; Nielsen et al., 2005) http://www.cbs.dtu.dk/services/NetChop/) wahrscheinlich gemacht werden (Tabelle 17., Anhang 7.,). Diese Peptide können als Immunrezeptorfamilien-spezifische T-Zellepitope für die Immuntherapie von CL in Betracht gezogen werden.

Tabelle 17. Einsatzmöglichkeit der in der Arbeit identifizierten Immunrezeptorfamilien-spezifischen T-Zellepitope (mit bewiesener natürlicher Prozessierung) als HLA-restringierte Tumorvakzine bei CTCL/CBCL Patienten.

Starker Stimulator	Stimulator	Nachweis der natürlichen Prozessierung	Gesunde Spender	Patienten/Diagnosen	Immunrezeptorfamilie	Wahrscheinliches HLA-Restriktionselement	Theoretischer Einsatz der Immunrezeptorfamilien-spezifischen T-Zellepitope für die Immuntherapie von CL
LLAIFWLLL		Experimentell	G1, G2, G7, G8	- P48 - MF (CTCL) - P57 - Primär kutanes klein- bis mittelgroßzelliges pleomorphes T-Zell-Lymphom (CTCL)	V_α-28	HLA A*02	CTCL
LSYNGLDGL		Netchop		- P21 - LyP (CTCL)	V_α-7	HLA-A*02	CTCL
	LLSDSGFYL	Netchop		- P21 - LyP (CTCL)	V_β-20	HLA-A*02	CTCL
RPGQPPRLL		Netchop		- P58 - Primär kutanes klein- bis mittelgroßzelliges pleomorphes T-Zell-Lymphom (CTCL)	V_κ-III	HLA-B*07	CBCL
	ASQSVINTY	Netchop		- P57 - Primär kutanes klein- bis mittelgroßzelliges pleomorphes T-Zell-Lymphom (CTCL)	V_κ-3	Jedes HLA-A*02, A*24, B*27, B*35 möglich	CBCL

Alle diese fünf Peptide induzierten *ex vivo* relevante Immunantworten bei CTCL-Patienten. Ein Peptid LLAIFWLLL löste zusätzlich Immunreaktionen bei insgesamt vier gesunden Probanden (G1, G2, G7, G8) aus. Drei Epitope erwiesen sich als starke (LLAIFWLLL, LSYNGLDGL, RPGQPPRLL) und zwei als moderate (LLSDSGFYL, ASQSVINTY) Stimulatoren. Drei Peptide LLAIFWLLL, LSYNGLDGL, LLSDSGFYL stammen aus TCR. Das Peptid LLAIFWLLL weist eine Spezifität für Vα-28-Immunrezeptorfamilie hin. Das Epitop LSYNGLDGL ist für Vα-7- und das Epitop LLSDSGFYL für Vβ-20-Immunrezeptorfamilie spezifisch. Diese drei Peptide (LLAIFWLLL, LSYNGLDGL, LLSDSGFYL) werden im Kontext von HLA-A*02 erkannt. Damit könnten ihren Einsatz als Immunrezeptorfamilien-spezifische Tumorvakzine bei HLA-A*02-CTCL-Patienten finden. Das Epitop RPGQPPRLL als starker Stimulator weist eine wahrscheinliche HLA-B*07-Restriktion hin und könnte als Vκ-III-Immunrezeptorfamilien-spezifische

Tumorvakzine bei HLA-B*07-CBCL-Patienten eingesetzt werden. Für das Epitop ASQSVINTY war keine eindeutige HLA-Vorhersage möglich. Theoretisch könnten hier verschiedene Allomorphe der Probanden für die Präsentation der Epitope in Frage kommen: HLA-A*02, A*24, B*27, B*35. Das Peptid ASQSVINTY erwies sich als moderater Stimulator und könnte als ein Vκ-3-Immunrezeptorfamilie-spezifisches Epitop für die Immuntherapie der CBCL-Patienten eingesetzt werden.

5. Diskussion

5.1. Einsatz bioinformatischer Verfahren für die Vorhersage der HLA-restringierten Epitope

Mit dieser Arbeit wurden mit Hilfe bioinformatischer Verfahren und experimenteller Überprüfung 26 neue T-Zellepitope aus den Immunrezeptoren von B- und T-Zellen für den möglichen therapeutischen Einsatz bei CBCL und CTCL entdeckt. Hier wurden ihre potentiellen HLA-Restriktionen bestimmt sowie Möglichkeiten der natürlichen Prozessierung geprüft. Die Zuordnung der Epitope zu bestimmten HLA (Abschnitt 4.4., Tabelle 13) wurde anhand von SYFPEITHI (http://www.syfpeithi.de/) bzw. der laboreigenen PSSM vorgenommen. SYFPEITHI fasst mehr als 7000 Peptidsequenzen mit MHC-Klasse-I- oder Klasse-II-Restriktionen zusammen und die laboreigene PSSM basiert auf der AntiJen Datenbank (http://www.darrenflower.info/AntiJen) mit großen Zahlen an Eintragungen für die untersuchten HLA. Beide Algorithmen beruhen auf der Statistik der AS an den einzelnen Sequenzpositionen der Epitope, die bei der Zahl der jeweiligen Eintragungen relativ verlässlich ist. Wenn von den 500 vorhergesagten Epitope nur 26 (5%) als aktiv bestätigt werden konnten, liegt diese Vorhersagesicherheit im Bereich des üblichen, ist aber unbefriedigend (Moutaftsi et al., 2006). Die beiden wesentlichen Gründe für diese niedrige Trefferrate liegen in den Prinzipien der Algorithmen und in den Testsystemen. Sowohl SYFPEITHI als auch die sehr viel feiner abgestimmte laboreigene PSSM berücksichtigen nicht die wechselseitigen Abhängigkeiten der AS in den Peptiden, was ein grundsätzliches Problem dieser Art von Algorithmen ist. Die Testsysteme sind vom Vorhandensein und der Frequenz von T-Zellen mit der richtigen Spezifität in den Spendern abhängig, was bei den großen Unterschieden in den Immungenetiken und den Immunerfahrungen der Spender sehr restriktiv ist. In dieser Arbeit konnten Übereinstimmungen der Vorhersagen von SYFPEITHI und laboreigener PSSM mit den HLA der Probanden, bei denen *ex vivo* T-Zell-Reaktionen nachgewiesen werden, für insgesamt 14 Peptide - 54% (TPLRSVTM, NPRALVGAL, NPRALRGAL, LLAIFWLLL, KLVQAGGGV, GLLILWLQL, FPYMNNLRV, AVYFCAETY, AIPNQTALY, RPGQPPRLL, LSYNGLDGL, QPPRLLIYL, LLSDSGFYL und RLEPADFAV) festgestellt werden. Die laboreigene PSSM ergaben im Fall der Peptide HLGFGGGTK und RLVFGGGTK bessere Epitopenvorhersagen im Vergleich zu SYFPEITHI. Die häufigste HLA-Restriktion (35%) der in dieser Arbeit identifizierten Epitope war eine HLA-A*02-Restriktion. Dieses Resultat kann im Zusammenhang entweder mit der größeren Anzahl HLA-A*02-positiver Probanden (9% gesunder Probanden mit HLA-A*01, 63% mit HLA-A*02, 18 % mit HLA-A*03, 18% mit HLA-A*11, 9% mit HLA-B*07, 0% mit HLA-B*08, 27% mit HLA-B*27 sowie 18% mit HLA-B*35) wie auch der größeren Anzahl der für das Trainieren der HLA-A*02-PSSM verwendeten HLA-Liganden (298 für HLA-A1, 938 für HLA-A2, 191 für HLA-A3, 125 für HLA-B7, 22 für HLA-B8, Details im Abschnitt 2.7. beschreiben) liegen. Innerhalb der Patientengruppe konnte die Häufigkeit der HLA-Restriktion wegen zum Teil fehlender HLA-Daten nur geschätzt werden. Da die laboreigenen PSSM für HLA-A*01, A*02, A*03, B*07 und B*08 entwickelt wurden, konnte keine HLA-Restriktion für andere HLA geprüft werden, es sei denn, sie gehören zum selben Supertyp wie die untersuchten HLA. Für das Peptid ARRRPIKQL z. B. wird bei SYFPEITHI der höchste Bindungscore für B*2705 (Score 26) und bei laboreigenen PSSM für HLA-B*08 angegeben. Dieses Epitop induzierte *ex vivo* adäquate IFN-γ-Produktion bei dem HLA-B*27-Probanden G4, was dazu passen würde. Anhand der ähnlichen Bindungsmotive ist HLA-B*08 ebenfalls ein wahrscheinliches Restriktionselement für das Peptid ARRRPIKQL (Abschnitt 4.4., Abb.10.). Die Nutzung des HLA-Supertypkonzepts (Sidney et al., 2008), das verschiedene HLA auf Basis übereinstimmender oder sehr ähnlicher Anforderungen an die Sequenzmotive (Abschnitt 4.4., Abb. 9. und 10.) ihrer Liganden zu Supertypen zusammenfasst, kann also eine erhebliche Erweiterung der HLA-Zuordnung von Epitopen ermöglichen. Damit konnten durchaus belastbare HLA-Vorhersagen für 22 der 26 (85%) mit dieser Arbeit identifizierten T-Zellepitope erreicht werden. Andersherum ist auch zu berücksichtigen, dass die Angaben zur wahrscheinlichen HLA-Restriktion der Epitope (Abschnitt 4.4., Tabelle 13.) sich auf die Scores von SYFPEITHI und der laboreigenen PSSM sowie der HLA der Probanden beziehen. Hierbei zeigte sich, dass die Vorhersagen und die HLA-Profile der Spender manchmal nicht zusammenpassten und die Differenzen sich auch nicht mit den HLA-Supertypmotiven erklären ließen. Viele Peptide stellen sich trotz geringer Vorhersagewerte als sehr gute T-Zellepitope heraus, was frühere Arbeiten bestätigen (Bredenbeck et al., 2005). Aus diesem Grund ist es wichtig die verschiedenen Algorithmen auf ihre Vorhersagegenauigkeit zu testen und ggf. weiterzuentwickeln. Es gibt einen weiteren Aspekt, der die Anzahl der identifizierten Epitope in dieser Arbeit beeinflussen könnte. Die bioinformatischen Vorhersagen unterscheiden nicht zwischen HLA-Liganden und T-Zellepitopen. HLA-Liganden sind Peptide, die spezifisch von einem kognaten HLA-Molekül gebunden werden und dadurch HLA-Peptid-Komplexe (HLA) bilden, die ihrerseits Liganden für T-Zellrezeptoren sein können (Janeway CA Jr, 2001b). T-Zellepitope sind HLA-Liganden, die spezifisch von T-Zellen im Komplex mit ihren kognaten HLA erkannt werden und T-Zell-Reaktionen auslösen (Janeway CA Jr, 2001a). Die Bildung der HLA-Komplexe ist eine Voraussetzung für die Bindung durch TCR und damit Erkennung der Peptide oder Epitope durch T-Zellen. Deshalb muss jedes T-Zellepitop auch HLA-Ligand sein. Es ist aber nicht bekannt, ob jeder HLA-Ligand auch T-Zellepitop ist.

5.2. Charakterisierung der Epitope anhand der physikochemischen Eigenschaften mit Berücksichtigung der Lokalisation dieser Epitope innerhalb der Immunrezeptoren

Die Analysen der bislang bekannten Epitopen weisen auf einen hohen Anteil an hydrophoben AS auf (Lucchiari-Hartz et al., 2003). Wie die Analyse (von R. Demine aus der klinischen Forschergruppe „Tumorimmunologie", P. Walden) der variablen, konstanten und hypervariablen Domainen der TCR-V_β zeigt (Abschnitt 2.8., Abb. 1.), enthalten die konstanten Domainen der Immunrezeptoren mehr hydrophobe AS und scheinen deshalb bessere Epitopenquelle im Vergleich zu den hypervariablen Domainen zu sein.

Sechs von den 26 in dieser Arbeit identifizierte Peptide (23%) stammen partiell aus den CDR3 der Immunrezeptoren und machen 8% aller aus diesen Regionen vorhergesagten Peptide aus. Die weiteren 20 Peptide (77%) stammen aus den FR 1, FR2, FR3a und FR3b sowie FR4 oder CDR1 und CDR2 (davon fünf aus FR1, zwei aus CDR1/FR2, drei aus FR2/CDR2, eins aus CDR2, zwei aus CDR2/FR3a, eins aus FR3a/FR3b, vier aus FR3b und zwei aus FR4) der Immunrezeptoren und machen 5% aller aus diesen Regionen vorhergesagten Peptide aus (Abschnitt. 4.6., Tabelle 14.). Die in dieser Arbeit 487 getesteten Peptide wurden mit Hilfe der laboreigenen PSSM für HLA-A*01, A*02, A*03 sowie HLA-B*07, B*08 vorhergesagt. Die meisten 407 vorhergesagten potentiellen Epitopen stammen aus den FR1, FR2, FR3a und FR3b sowie FR4 oder CDR1 und CDR2 der Immunrezeptoren (davon 94 aus FR1, 58 aus FR2, 22 aus FR3a, 31 aus FR3b und 28 aus FR4, 23 aus FR1/CDR1, 11 aus CDR1, 22 aus CDR1/FR2, 37 aus FR2/CDR2, 16 aus CDR2, 23 aus CDR2/FR3a, 42 aus FR3a/3b. Im Gegensatz dazu stammen 80 vorhegesagte potentielle Epitope aus den CDR3 der Immunrezeptoren (davon 40 aus FR3b/CDR3, 11 aus CDR3, 29 aus CDR3/FR4). Da die meisten vorhergesagten potentiellen Epitope aus den invariablen Regionen stammen, wurden erwartungsgemäß die meisten aus diesen Regionen stammenden Epitope identifiziert. Die Anzahl der mittels laboreigener PSSM vorhergesagten Epitope sowie daraus resultierte Anzahl identifizierter Epitope aus diesen Regionen der Immunrezeptoren bestätigt indirekt die Hypothese, dass die invariablen Regionen der Immunrezeptoren im Vergleich zu den CDR3 sich als bessere Epitopenquelle darstellen. Hinsichtlich der Hydrophobizität der vorhergesagten und identifizierten Peptide (Abschnitt 4.3., Abb. 8., Anhang 6.) fällt auf, dass die Verteilung der hydrophoben AS innerhalb dieser Sequenzen sehr divergierte und sicher nicht nur Anteil an hydrophoben AS sondern auch die Position der hydrophoben AS innerhalb der Nonapeptidsequenzen eine entscheidende Rolle in der Induktion adäquater Immunreaktionen spielt. Das beste Beispiel stellt hier das Peptid LLAIFWLLL dar, welches am häufigsten positive Immunantworten auslöste. Dieses Peptid beinhaltet ausschließlich hydrophobe AS davon acht (89%) stark hydrophobe und eine (11%) hydrophobe AS. Das Peptid ist eins von drei (33%) der mit dem höchsten Anteil an stark hydrophoben AS vorhergesagten Peptiden (Anhang 6.). Im Vergleich zu den anderen zwei Peptiden

LLGLLILWL, MLLLLVPVL (Anhang 6.) ebenfalls mit acht stark hydrophoben AS (89%) beinhaltet das Peptid LLAIFWLLL noch eine hydrophobe AS: Alanin in der 3. Position. Im Gegensatz dazu beinhaltet das Peptid LLGLLILWL eine neutrale AS: Glycin in der 3. Position und das Peptid MLLLLVPVL eine hydrophile AS: Prolin in der 7. Position. Diese Beobachtung würde auf die Bedeutung der Anzahl der hydrophoben AS für die Induktion positiver CTL-vermittelter Immunreaktionen hinweisen. Es gibt aber weitere vorhergesagte Peptide mit dem gleichen gesamten Anteil an stark hydrophoben und hydrophoben AS, welche keine relevante CTL-Induktion verursachten: ALLAIFWLL, AVYYCIALY. Diese Peptide enthalten wie LLAIFWLLL ausschließlich hydrophobe AS davon sieben stark hydrophobe im Fall des Peptids ALLAIFWLL und drei stark hydrophobe AS im Fall des Peptids AVYYCIALY. Das Peptid ALLAIFWLL mit sieben stark hydrophoben AS unterscheidet sich von dem Peptid LLAIFWLLL zusätzlich anhand der Position der hydrophoben AS: Alanin in der 3. Position des Peptids LLAIFWLLL; Alanin in der 1. und 4. Position des Peptids ALLAIFWLL. Dieser Aspekt würde auf die Rolle der Position der hydrophoben AS für die Induktion relevanter Immunreaktionen hindeuten. Es konnten ebenfalls andere Epitopen identifiziert werden, welche sich trotz geringerer Anzahl der hydrophoben AS sowohl als starke als auch moderate Stimulatoren ergaben (Abschnitt 4.3., Abb. 8). Diese Analysen weisen auf die Komplexität des Erkennungsprozesses der Epitope sowie die Notwendigkeit weiterer Analysen der bekannten Epitope hin, um eine zuverlässige Epitopvorhersage zu entwickeln.

5.3. Verfahren zur Quantifizierung der peptidspezifischen T-Zell-Reaktionen und Faktoren, welche das Ausmaß dieser Reaktionen beeinflussen

Da in der Abwehrreaktion gegen Tumorzellen eine zentrale Rolle die T-Zellen spielen, wurden Analysen zur Quantifizierung der antigenspezifischen T-Zellen insbesondere im Bereich der Tumorvakzine entwickelt. Die funktionellen Analysen der T-Zellen, wie ELISpot oder ICCS setzen die antigenspezifische Induktion der T-Zellen zur Produktion von Zytokinen voraus, um die spezifischen T-Zellen zu detektieren (Letsch et al., 2003). ELISpot fordert für die Bestimmung des Phänotyps der Zytokin-sezenierenden Zellen ihre vorherige Isolierung und lässt in einem Versuch die Messung eines Zytokins zu. Dagegen ermöglicht die ICCS die parallele Messung mehrerer Zytokine und die gleichzeitige Bestimmung des Phänotyps der Zellen (Slifka, 2005).

Die in dieser Arbeit verwendete Methode des ELISpots ist eine robuste, spezifische und reproduzierbare Methode, welche sich gut zur Quantifizierung der T-Zell-vermitteInden Immunreaktionen eignet. Der weitere Vorteil von dieser Methode ist, dass die Analysen *ex vivo* erfolgen können. Der ELISpot-Ansatz hat sich sowohl beim Epitopenscreening als auch Monitoring von Immunreaktionen nach Einsatz von Tumorvakzine (Anthony et al., 2003; Meiklejohn et al., 2004) bewährt.

In dieser Arbeit wurden mittels ELISpots die Frequenzen spezifisch auf Antigenstimulus mit IFN-γ-Produktion reagierender T-Zellen gemessen. Da Lymphompatienten besonders bei leukämischen Manifestationen häufig eine global verminderte Produktion von IFN-γ aufweisen (Vowels et al., 1992), könnten die Bestimmungen per ELISpot zu niedrig ausgefallen sein. Es könnte daher eine größere Anzahl tatsächlich aktiver Epitope geben, als mit dieser Arbeit nachgewiesen werden konnte. ELISpot ist zwar ein *ex vivo* Test mit einem niedrigeren Limit für die Detektion der IFN-γ-Produktion im Vergleich zu ICCS: ELISpot lässt eine Detektion fast zehn spezifischer T-Zellen pro 1×10^6 PBMC zu; ICCS fordert signifikant höhere Frequenzen der spezifischen T-Zellen: 40 spezifische T-Zellen pro 1×10^6 PBMC (Letsch et al., 2003). ICCS ergab sich aber sensitiver als ELISpot, um die T-Zellen zu screenen, welche weniger IFN-γ produzieren, was bei tumorreaktiven T-Zellen zu beobachten ist (Scheibenbogen et al., 2002). Dieser Aspekt konnte negativ die Anzahl der in dieser Arbeit identifizierten Epitope beeinflussen, da hier PBMC der insgesamt 64 CL-Patienten getestet wurden. Andersherum gibt es eine positive Korrelation zwischen den anhand der mittels ELISpot gemessenen T-Zell-Reaktionen und klinischem Endergebnis nach einem Ansatz der Tumorvakzine mit peptidbeladenen dendritischen Zellen bei Melanompatienten (Banchereau et al., 2001), was den Nutzwert dieser Analyse bei den Studien mit Tumorvakzinen sowie ihre klinische Relevanz belegt.

Auf das Ausmaß der peptidspezifischen T-Zell-Reaktionen könnte einen Einfluss ebenfalls Alter der Patienten haben. Mit dem Altern ist eine sukzessive Verringerung sowohl der IFN-α- als auch IFN-γ-Produktion bekannt (Kita et al., 1991). In den experimentellen Arbeiten wurden weniger positive Immunreaktionen in den Ansätzen mit den CTL der Patienten nachgewiesen. Insgesamt 19 Peptide induzierten adäquat CTL der acht von 11 gesunden Probanden (72%). Im Vergleich dazu wurden in den Stimulationstestungen mit CTL der sechs von 64 Patienten (9%) relevante Immunantworten gegen 11 Peptide registriert. Das durchschnittliche Alter lag in der Patientengruppe bei 60 und in der gesunden Spendergruppe bei 34 (Alter der gesunden Spender im Abschnitt 4.2.2., Tabelle 10. angegeben, sowie Alter der Patienten im Abschnitt 4.4.4. Tabelle 12, Anhang 3 dargestellt). Das durchschnittliche Alter der reaktiven Patienten (mit Nachweis von peptidspezifischen T-Zell-Reaktionen in den *ex vivo* durchgeführten Stimulationstestungen), lag bei 52, davon war ein Patient (17%) im Alter 14, ein Patient (17%) im Alter 36, ein Patient (17%) im Alter 50, ein Patient (17%) im Alter 64 sowie zwei Patienten (32%) waren im Alter 70-79. Im Gegensatz dazu lag das durchschnittliche Alter der reaktiven gesunden Probanden bei 32, davon waren drei Probanden (37,5 %) im Alter 20-29, vier Probanden (50%) im Alter 30-39 und ein Proband (12,5 %) im Alter 51. Ein weiterer Aspekt, welcher eine Rolle bei dem Ausmaß der in dieser Arbeit mittels ELISpots registrierten Immunantworten spielt, ist sicher Einfluss der bei den Patienten eingesetzten Therapien. Viele konventionelle Therapien, wie IFN-α, systemische Glukokortikosteroide und andere Chemotherapeutika werden mit erhöhter Infektionsrate verbunden, was eine signifikante Beeinträchtigung der Funktionen des Immunsystems anzeigt (Stanbury et al., 1998; Stubiger et al., 2011). Die Phototherapie ist ebenfalls mit immunsuppressiven Nebenwirkungen gebunden (Lam et al.). Bei den leukämischen Verlaufsformen der CL (in dieser Arbeit Patient P64) hat zusätzlich der Verdünnungseffekt der $CD8^+$-T-Zellen durch die Vermehrung der malignen $CD4^+$ T-Zellen einen Einfluss auf die immunologische Reaktionsfähigkeit der Patienten. Bei dem Patienten P64 konnten z.B. keine $CD8^+$-T-Zellen im peripheren Blut nachgewiesen werden.

Die Chemotherapie soll aktiv wachsende Tumorzellen in den Zelltod treiben, wirkt damit aber unspezifisch auf alle wachsenden Zellen und damit auch auf reagierende Immunzellen. Diese unspezifische Wirkung der Chemotherapie kann sogar zur Entstehung von sekundären Neoplasien führen (Jappe et al., 1996; Rasmussen et al., 1982). Für CL, wie für andere Tumorerkrankungen, ist zu Beginn einer Therapie die histologische Sicherung der Diagnose sowie Beurteilung der Krankheitsausbreitung (sogenanntes Staging) mittels Erfassung der Tumorgröße, Anzahl und Histologie der befallenen Lymphknoten und, im Fall der CL, des prozentuellen Anteils der im peripheren Blut zirkulierenden malignen Zellen erforderlich. Bei lokalisierten Formen der MF wird eine lokale Phototherapie mit Ultraviolettlicht A (PUVA) ggf. in Kombination mit Retinoide bzw. mit zusätzlichem Einsatz von IFN-α durchgeführt (Humme et al., 2014). ECP, welche nur in spezialisierten dermatologischen Zentren durchgeführt sein kann, sowie systemische Chemotherapie mit Cyclophosphamid, MTX oder systemischen Glukokortikosteroiden in verschiedenen Kombinationen sind als palliative Therapien für SS bzw. fortgeschrittene Stadien der MF vorgesehen (Al Hothali, 2013). Es ist bekannt, dass bei Psoriasis-Patienten, die mit PUVA behandelt werden, ein erhöhter Anteil der $CD8^+$-T-Zellen im peripheren Blut nachgewiesen werden kann (Borroni et al., 1992). In dieser Arbeit wurden bei zwei Patienten (P47, P48) von fünf (40%), die eine PUVA-Therapie erhielten, positive Reaktionen gegen insgesamt drei Nonapeptide (FPYMNNLRV - P47, SLKASDTAL - P47, LLAIFWLLL - P48) registriert, was auf eine intakte Immunkompetenz deuten könnte. Im Gegensatz dazu stehen vier von 52 CL-Patienten (8%), welche zum Zeitpunkt der Blutentnahme keine Therapie erhielten und bei welchen im ELISpot adäquate Immunrekationen nachgewiesen wurden. Es wurden keine positive Immunreaktionen bei Patienten mit IFN-α-, MTX- und ECP- Therapieregimen registriert. Diese Zahlen sind allerdings statistisch zu gering, um Korrelationen zwischen Therapie und Immunkompetenz zu untersuchen.

5.4. Natürliche Prozessierung der identifizierten Epitope

Es wurde versucht, das Prinzip der Immunrezeptorfamilie-spezifischen T-Zell-induzierenden Vakzine und damit verbunden die natürliche Prozessierung der Antigene zur Generierung der identifizierten Epitope im Zellkulturmodell experimentell zu testen. Leider waren die Ergebnisse der dazu durchgeführten Zytotoxizitätassays nicht aussagekräftig. Diese Ergebnisse deuten aber nicht notwendigerweise auf eine fehlende natürliche Prozessierung. Sie könnten zum Teil in Schwächen der Methode begründet sein. So könnten die CTL trotz Komplementlyse und MACS-Aufreinigung nur ungenügend angereichert worden sein. Zudem standen für einige Immunrezeptoren, aus denen in dieser Arbeit identifizierte Epitope stammten, keine Antikörper zur Verfügung, sodass alternative Nachweisverfahren nicht eingesetzt werden konnten. Aus diesen Gründen erfolgte die Prüfung der möglichen Prozessierung der identifizierten Peptide theoretisch mit bioinformatischen Algorithmen. Der hier verwendete Netchop-Algorithmus wurde nur mit humanen Daten trainiert und sollte bessere Vorhersage der Schnittstellen der menschlichen Proteasomen liefern als andere, allgemeiner angelegte Algorithmen (Nielsen et al., 2005). Netchop 3.0 verwendet für die Vorhersage zwei verschiedene Netzwerke (C-term 3.0 und 20S 3.0). C-term 3.0 Netzwerk wurde mit einer Datenbank, bestehend aus 1260 öffentlich zugänglichen MHC-Klasse-I Liganden, 20S 3.0 mit *in vitro* generierten Spaltdaten trainiert (Emmerich et al., 2000; Toes et al., 2001). Mit diesen Verfahren ist es gelungen, bei neun (ARRRPIKQL, RPGQPPRLL, LSYNGLDGL, AYLQWSGLK, IRRPPGKAL, ATAADTAVY, LLSDSGFYL, ASQSVINTY und RLEPADFAV) der 26 Epitope eine natürliche Prozessierung als wahrscheinlich vorherzusagen (Anhang 7.). Für das Peptid LLAIFWLLL wurde allerdings trotz der experimentell belegten natürlichen Prozessierung (*ex vivo* Nachweis von peptidspezifischen T-Zell-Reaktionen ohne vorheriges Priming *in vitro*) mit NetChop keine Prozessierung vorhergesagt, was auf die Grenzen dieser Algorithmen verweist. Neuere Berichte scheinen zudem nahezulegen, dass durch natürliche Prozessierung prinzipiell jedes Peptid (Epitop) generiert werden kann, was die Notwendigkeit des experimentellen Beweises der natürlichen Prozessierung der identifizierten Peptide obsolet werden ließe (Kisselev et al., 2003; Nussbaum et al., 1998). Dies bedeutet allerdings nicht, dass jedes Antigen gleich gut prozessiert und jedes Epitop mit gleicher Effizienz gebildet wird. Für die Peptide, die direkt *ex vivo* T-Zell-Reaktionen induzierten, kann allerdings sicher von einer natürlichen Prozessierung und Präsentation ausgegangen werden.

5.5. Peptidbasierte Tumorvakzine in der Therapie der CL mit Diskussion der Konditionen für effektiv induzierte Anti-Tumorantworten

Es gibt mehrere Hinweise auf die Immunität der Rezeptoren, die von malignen Zellen in B-Zellneoplasien exprimiert werden. Relevante immunogene Epitope konnten für die FR der

Immunoglobuline von B-Zell-Lymphomen identifiziert werden (Trojan, et al., 2000). Tatsächlich zeigen klinische Vakzinationsstudien mit idiotypischen BCR einen positiven Einfluss der Vakzine: Induktion einer kompletten Remission in B-Zell-Lymphompatienten (Bendandi et al., 1999; Timmerman et al., 2002). Es konnte auch nachgewiesen werden, dass der TCR ein immunogenes Antigen bei Lymphompatienten ist. In einem murinen Modell, wurde gezeigt, dass Peptide aus dem TCR CTL-vermittelte Immunantworten induzieren (Wong et al., 2000; Wong et al., 1999).

Eine weitere Studie von Winter et el. zeigt, dass TCR der malignen T-Zellklonen der sechs CTCL-Patienten mehrere Peptide mit den Ankerresten enthalten, welche für MHC-I passen. Hierzu wurde gezeigt, dass die TCR-peptidspezifischen T-Zellen aus dem Blut von gesunden Spendern und CTCL-Patienten nach wiederholter Stimulation mit sechs selektierten Peptiden (vorhergesagt mit SYFPEITHI) zu zytotoxischen Effektorzellen werden. Die vier von diesen sechs CTL-Linien konnten reproduzierbar autologe primäre CTCL-Zellen auf eine MHC-I/CD8$^+$-abhängige Weise erkennen und lysieren. Diese CTL-Linien waren gegen Epitope aus FR und CDR der TCR gerichtet. Damit konnte bewiesen werden, dass TCR der Tumorzellen vorhersagbare Epitope enthalten. Diese Daten deuten darauf hin, dass solche Peptide sich als wertvoller Angriffspunkt für die zukünftigen Anti-CTCL-Vakzine darstellen (Winter et al., 2003).

Diese Arbeit hat zur Identifizierung von 26 neuen Epitopen aus TCR und BCR geführt. Dies ist im Vergleich zu 17 schon bekannten Epitopen aus der TCR und BCR eine hohe Anzahl neuer Epitope (Berger et al., 2001; Trojan et al., 2000; Winter et al., 2003). Für 21 von diesen 26 Epitopen gelang es entweder eine Immunrezeptorfamilien-Spezifität oder eine Domainspezifität nachzuweisen. Diese Spezifität impliziert ihren möglichen Ansatz als peptidbasierte Tumorvakzine bei mehreren Individuen.

Die Experimente in dieser Arbeit wurden *in vitro* durchgeführt und erfassen nicht mögliche Immunevasionmechanismen bei der CL. Es könnte trotzdem mit adäquaten Reaktionen bei den CL-Patienten gerechnet werden, da bei sechs von 64 Patienten bereits nach Kurzzeitinkubation und bei einem Patienten auch ohne Kultivierung CD8$^+$-T-Zell-Reaktionen nachgewiesen werden konnten. Verschiedene Therapieregime wie z.B. IFN-α wirken nach einigen Berichten Immunevasionmechanismen entgegen (Kirkwood et al., 2012). Die in dieser Arbeit getesteten PBMC wurden nicht nur von gesunden Probanden sondern auch von 64 CL-Patienten, die unterschiedliche Therapien erhielten, gewonnen. Bei den Tests konnte bei Patienten, die IFN-α erhalten hatten, keine Reaktion nachgewiesen werden. Allerdings waren wie bereits oben diskutiert zwei von fünf Patienten, die PUVA-Therapie erhalten hatten, reaktiv. Diese noch eingeschränkten Beobachtungen deuten auf mögliche wechselseitige Beeinflussung verschiedener Therapien hin, die mit Vakzinationstherapien interferieren, aber auch andere, die sie verstärken könnten. Derartige

Wechselbeziehungen sind bei der weiteren Entwicklung therapeutischer Vakzine zu berücksichtigen.

Eine effektive Induktion des Immunsystems gegen Tumorzellen ist nicht nur mit Epitopen sondern auch mit sogenannten Mimotopen möglich (Sharav et al., 2007). Die Mimotope ahmen die T-Zellepitope nach und werden entweder durch Sequenzmodifikation von bekannten Epitopen abgeleitet oder *de novo* durch Verwendung von kombinatorischen Peptidbibliotheken (Kombination der aktiven AS in den entsprechenden Sequenzpositionen) entwickelt. In den klinischen Studien von Sharav et el. konnten nach intradermaler Veabreichung von zwei auf HLA-A*08-restringierte Weise präsentierten Mimotopen initial komplette immunohistopatologische Remissionen der CTCL-Läsionen erreicht werden. Beide Patienten erlitten nach initial vollständigen Antworten ein Rezidiv. Diese Rezidive konnten nicht durch die Erschöpfung der tumor/mimotopspezifischen T-Zellen oder den Antigenverlust durch die Tumorzellen verursacht werden, da die tumor/mimotopspezifischen CTL konnten im peripheren Blut der Patienten im Endstadium der Krankheit gefunden werden. Außerdem waren die Tumorzellen im Endstadium weiterhin anfällig für die CTL-vermittelte Lyse (Tumenjargal et al., 2003). Die Rezidive in diesen Fällen konnten mit krankheitsbezogener Immunsuppression assoziiert werden. Diese Immunsuppression beschränkt die Wirksamkeit aller Immuntherapien und stellt eine Herausforderung für die Entwicklung von Strategien, welche die immunsuppressiven Effekte beheben könnten (Sharav et al., 2007).

Für eine effektive Immuntherapie mit peptidbasierten Tumorvakzinen müssen bestimmte Voraussetzungen erfüllt sein. Dazu gehören ein intaktes Immunsystem sowie die Exposition gegenüber einem immunogenen Tumorantigen bzw. den entsprechenden Epitopen, was zu einer gezielten Antwort gegen die Zielzellen (Tumorzellen) führen soll. Es ist jedoch bekannt, dass Lymphompatienten, vor allem bei leukämischen Manifestationen, eine global verminderte Produktion von IFN-γ aufweisen können (Vowels et al., 1992). Hinsichtlich der Immunschwäche von Tumorpatienten, die sowohl durch die Neoplasie als auch durch die Therapien bedingt sein kann, ist es sehr wichtig, Möglichkeiten zur Stabilisierung und Stimulation des Immunsystems zu entwickeln und einzusetzen. Es gibt zahlreiche Berichte über den Einfluss verschiedener Substanzen, wie Glutamat, Lactoferrin, B7-1-Transfektion oder immunmodulatorische monoklonale Antikörper (als Checkpoint-Antikörper bezeichnet) zur Verstärkung der T-Zellantworten bzw. Stabilisierung und Rekonstitution des Immunsystems (Artym et al., 2005; Furst et al., 2000; Hayakawa et al., 1997; Maker et al., 2006; Naidoo et al., 2014; Steele, 2002). Letztere ziehen auf sich ein besonderes Interesse und greifen unterschiedliche Mechanismen an, wie z. B. CTLA4-/-Liganden- und PD1-/-Liganden-Interaktion auf T-Zellen (Naidoo et al., 2014).

PD-1 (engl. *programmed death-1,* programmierter Tod-1) ist ein wichtiger Rezeptor, der von T-Zellen exprimiert wird und die Immunsuppression vermittelt. Das Protein PD-1 spielt nach Literaturlage eine zentrale Rolle bei der Regulierung der Autoimmunität, Transplantationsimmunität, infektiöser Immunität und Tumorimmunität (Tanaka et al., 2013). Die Interaktion in peripherem Blut zwischen dem PD-1-Rezeptors und immunsuppressiven PD-1-Liganden: PD-L1 und PD-L2 kann mit monoklonalen Antikörper Anti-PD-1 und Anti-PD-L1 unterbrochen werden, was in der Verstärkung der T-Zellantworten gegen Tumorzellen resultiert. Mehrere Agenten der Anti-PD-1- und Anit-PD-L1-Antikörper sind in verschiedenen Entwicklungsstadien und erbrachten objektive Ansprechrate in der Behandlung eines breiten Spektrums von sowohl soliden als auch hämatologischen Malignitäten (Bryan et al., 2014) .

CTLA4 hingegen konkurriert mit CD28, um seine Liganden B7-1 (CD80) und B7-2 (CD86) auf APC zu binden. CTLA4 generiert inhibitorische Signale, welche T-Zellantworten blockieren. Anti-CTLA4-Antikörper stimulieren Tumorimmunität entweder durch Inhibitionsbehebung effektorischer T-Zellfunktion oder Treg-Depletion (Pentcheva-Hoang et al., 2014).

Bisher durchgeführte klinische Studien mit Anti-CTLA4-, PD-1- und PD-L1-Antikörpern deuten auf ihre klinische Aktivität hin und beweisen, dass die Checkpoint-Antikörper eine gute Behandlungsstrategie der Tumoren darstellen (Naidoo et al., 2014).

5.6. Immunrezeptorfamilien-spezifische Vakzine für die Immuntherapie der CL

Eine Reihe an Verfahren zum Alignieren und zur statistischen Bewertung von Nukleotiden- oder Proteinsequenzen machte die Gruppierung der variablen Gensegmente von humanen TCR und BCR in die Familien möglich. Die Zuteilung der Immunrezeptorfamilien ist eine rein statistische Erfassung der Sequenzen aller bekannten Gensegmente der V_α und V_β der TCR sowie V_κ und V_λ sowie V_H der BCR. Die Differenzierung zwischen Allelen der gleichen Loci versus anderer Loci führt zur Unterscheidung der funktionellen Gensegmente (98% Identität der Segmente) (Arden et al., 1995). Diese funktionellen Gensegmente werden verglichen und mit 75%-iger Identität wurden 45 V_α-funktionale Gensegmente der TCR in 32 Familien und 75 V_β-Gensegmente der TCR Ketten in 34 Familien eingeteilt (Klein, 1997; Su et al., 1999). Die 41 V_H-Gensegmente der BCR werden in sieben verschieden Rezeptorfamilien gruppiert, die 40 V_κ-Gensegmente der BCR in sieben Rezeptorfamilien und die 30 V_λ-Segmente der BCR in zehn Rezeptorfamilien (Sitnikova et al., 1998).

Für eine Vakzine, die spezifisch für eine Rezeptorfamilie ist, sind wenige Nebenwirkungen zu erwarten. Die Deletion z.B. einer spezifischen V_α-Familie der TCR kann eine Elimination von etwa

5 % des T-Lymphozytenrepertoires verursachen. Global gesehen sind kaum Ausfälle in den Immunreaktionsfähigkeiten der Individuen und keine nennenswerte daraus resultierende unerwünschte Nebenwirkungen zu erwarten. Dies ist zunächst eine Annahme, da noch keine Daten aus Immunrezeptorfamilien-spezifischen Vakzinationsversuchen bei Lymphompatienten vorliegen. Die hier präsentierte Arbeit sollte für nachfolgende und weitergehende Entwicklungen prüfen, ob es entsprechende Epitope in den Sequenzen der Immunrezeptoren gibt und diese eine mit anderen bekannten Epitopen vergleichbare Immunogenität besitzen. Dieser Nachweis ist mit der vorliegenden Arbeit gelungen. Spezifische Epitope für sechs verschiedene TCR-V-Familien (davon vier für V_α- sowie zwei für V_β-TCR-Familien) und für fünf verschiedene BCR-V-Familien (davon zwei für V_H-, zwei für V_κ- und eins für V_λ-BCR-Familie) zu identifizieren (Abschnitt 4.7., Tabelle 15). Für fünf von diesen 11 Immunrezeptorfamilien-spezifischen Peptide LLAIFWLLL, LSYNGLDGL, LLSDSGFYL, RPGQPPRLL, ASQSVINTY gelang es eine natürliche Prozessierung nachzuweisen. Davon konnte für ein Peptid LLAIFWLLL(V_α-28) experimentell über *ex vivo* Nachweis von peptidspezifischen T-Zell-Reaktionen ohne vorheriges *in vitro* Priming die natürliche Prozessierung des Epitopes gezeigt werden. Für weitere Peptide LSYNGLDGL(V_α-7), LLSDSGFYL (V_β-20), RPGQPPRLL (V_κ-III), ASQSVINTY (V_κ-3) wurde die mögliche natürliche Prozessierung bioinformatisch mittels Vorhersagen mit dem Netchop-Algorithmus (Kesmir et al., 2002; Nielsen et al., 2005) http://www.cbs.dtu.dk/services/NetChop/) wahrscheinlich gemacht werden (Abschnitt 4.9. und 4.10. Tabelle 17., Anhang 7.,). Diese Epitope können als Immunrezeptorfamilien-spezifische T-Zellepitope für die Immuntherapie von CL in Betracht gezogen werden. Damit ist auch gezeigt, dass die gewählte Vorgehensweise erfolgreich ist. Allerdings wurden im Prozess restriktive Filter bei der Auswahl der zu testenden Peptide eingeführt. In zukünftigen Folgearbeiten könnten diese weiter gefasst und eventuell die Zahl der identifizierten Epitope deutlich erhöht werden. Ähnliches gilt auch für die Auswahl der HLA und der Spender für die Testzellen. Die Spender waren gesunde Probanden oder Patienten mit CL, die zum Teil relativ seltene Entitäten, sodass nur wenigen Patienten per Entität einbezogen werden konnten. Diese Arbeiten können zukünftig auf Patienten mit systemischen Lymphomen und weitere HLA ausgedehnt werden. Auch dies lässt erwarten, dass noch weitere Epitope identifiziert und validiert werden können. Der grundsätzliche Nutzen der Immunrezeptorfamilien-spezifischen Vakzine liegt in der Tatsache, dass diese im Gegensatz zu Idiotypvakzine nicht spezifisch für einzelne Individuen entwickelt werden müssten, sondern jeweils für eine Reihe an Patienten eingesetzt und, da nicht variabel, vorab hergestellt werden könnten (Bhattacharya-Chatterjee et al., 2001). Das in dieser Arbeit präsentierte Konzept der Immunrezeptorfamilien-spezifischen Tumorvakzine für CL hat einen modelhaften Charakter, da dieses einen Therapievorschlag der CL darstellt und in diesem Kontext vor allem darauf ausgerichtet ist, Strategien zur Gründung einer

wirksamen Therapie mit weniger Toxizität und einem möglichen Einsatz einer Tumorvakzine für mehrere Individuen zu entwickeln. Diese Tumorvakzine könnten perspektivisch alleine aber auch in den kombinatorischen Ansätzen mit immunmodulatorischen Agenten, welche die Anti-Tumorantworten potenzieren können, geprüft werden, um das komplette Potential des Immunsystems gegen maligne Zellen zu nutzen.

6a. Zusammenfassung

Mit dieser Arbeit ist es gelungen, insgesamt 26 potentielle T-Zellepitope aus den Immunrezeptoren von Lymphomzellen als TAA zu identifizieren. Diese 26 Peptide könnten als therapeutische Vakzine zum Einsatz gebracht werden. Der Nachweis von positiven Immunreaktionen bei Lymphompatienten ohne vorheriges *in vitro Priming* mit identifizierten Epitopen belegt die Immunogenität der Sequenzen der Gerüstregionen der Immunrezeptoren und deren Eignung als Vakzinantigene für die Immuntherapie von CL. Im Gegensatz zu Idiotypvakzinen, die als Individuum-spezifische Vakzine für jeden Patienten entwickelt werden müssen, könnten diese Epitope als Immunrezeptorfamilien-spezifische Vakzine eingesetzt werden. Die Immunrezeptorfamilienspezifität macht solche Vakzine wegen bestehender Möglichkeit ihrer Einsätze gleichzeitig für mehrere Individuen attraktiv. Sie könnten vorab hergestellt und entsprechend dem Familientyp der Immunrezeptoren der Lymphomzellen und der Immungenetik der Patienten aus vorgefertigten Vakzinpeptiden kombiniert und eingesetzt werden. Der Ansatz von Immunfamilien-spezifischen Vakzinen sollte zu beherrschbaren unerwünschten Wirkungen führen. Die Identifizierung der Epitope wurde auf Basis einer Kombination von bioinformatischen Vorhersagen und experimenteller Verifizierung erreicht. Dieses Verfahren wurde im Rahmen dieser Arbeit exemplarisch ausgeführt und kann sukzessiv für eine breitere Immungenetik ausgebaut werden. So können die dazu entwickelten Algorithmen auf PSSM-Basis auf andere HLA erweitert werden. Die PSSM, die zunächst nur für fünf HLA entwickelt wurden ergaben zum Teil bessere Ergebnisse als der weit eingesetzte SYFPEITHI-Algorithmus, sodass das hier verwendete PSSM eine gute Basis für weitere Epitopidentifizierungen ist. Die Epitope, die für die variablen Domänen der Immunrezeptoren vorhergesagt und dann mit peripheren weißen Blutzellen gesunder Probanden und Patienten mit CL getestet wurden, haben vorherige theoretische Abschätzungen bestätigt, dass konservierte Gerüstregionen häufiger T-Zellepitope enthalten als die hydrophileren hypervariablen Sequenzregionen. Diese Arbeit zeigt die Grenzen der bioinformatischen Verfahren für sowohl die Epitopenvorhersagen als auf für den Beweis der natürlichen Prozessierung. Die Ergebnisse weisen auf die Bedeutung der Immunkompetenz der Patienten hin. Bei der bereits hohen Anzahl von neu identifizierten Epitopen ist noch mit weiterer immunogenen Peptidsequenzen zu rechnen, da die Immunreaktionen hier mit ELISpot gemessen wurden, welche die Produktion von IFN-γ, nachweisen, die nach Literaturlage bei Patienten mit CL global vermindert ist.

6b. Summary

With this work, a total of 26 potential T cell epitopes of the immune receptors of lymphocytes and thus lymphoma's cells could be identified as TAA. These 26 peptides could serve as therapeutic vaccines. The detection of positive immune responses in lymphoma patients without prior *in vitro* *priming* proves the immunogenicity of the sequences from the framework regions of the immune receptors and their suitability as vaccine antigens for the immunotherapy of CL. Other than in case of idiotype-vaccines, which must be designed as individual-specific vaccines for every patient, these epitopes could be used as the immune receptor family-specific vaccine antigens. The receptor family specificity makes such vaccines very attractive because they can be used for several individuals. They could be synthesized in advance and combined according to the family type of immune receptors of the lymphoma cells and the immunogenetics of patients. The approach of immune family-specific vaccines should have acceptable safety profiles. The identification of epitope has been achieved by use of bioinformatics plus experimental verification. This procedure was executed with this work as an example and can be extended successively for a wider immune genetics. The PSSM can be extended on new HLA allomorphs. The PSSM, designed initially for five HLA produced in parts better results than the widely used SYFPEITHI algorithm. So the principle of the used PSSM is a good basis for identifications of further epitopes. The epitopes were predicted for the framework regions of the variable domains of the immune receptors and then tested with peripheral white blood cells in healthy subjects and patients with CL. The previous theoretical assessments that the conserved framework regions bear more common T cells epitopes as the hydrophilic sequence of the hypervariable regions have been confirmed. This work also reveals the limits of bioinformatics for both epitope prediction and proof of the natural processing. The results stree the importance of the immune competence of the patients for successful immunotherapy. The immune responses were measured here by ELISpot assays for IFN-γ, which, according to literature, is globally reduced in patients with CL. Thus, more epitopes, in addition to the already high number reported herein, are predictable when using alternative assays systems.

7. Literaturverzeichnis

Aguilar, L. K., Guzik, B. W. & Aguilar-Cordova, E. (2011). Cytotoxic immunotherapy strategies for cancer: mechanisms and clinical development. J Cell Biochem, 112(8), 1969-1977.

Ahmed, S. & Rai, K. R. (2003). Interferon in the treatment of hairy-cell leukemia. Best Pract Res Clin Haematol, 16(1), 69-81.

Al Hothali, G. I. (2013). Review of the treatment of mycosis fungoides and Sezary syndrome: A stage-based approach. Int J Health Sci (Qassim), 7(2), 220-239.

Altfeld, M. A., Livingston, B., Reshamwala, N., Nguyen, P. T., Addo, M. M., Shea, A., et al. (2001). Identification of novel HLA-A2-restricted human immunodeficiency virus type 1-specific cytotoxic T-lymphocyte epitopes predicted by the HLA-A2 supertype peptide-binding motif. J Virol, 75(3), 1301-1311.

Altman, J. D. & Davis, M. M. (2003). MHC-peptide tetramers to visualize antigen-specific T cells. Curr Protoc Immunol, Chapter 17, Unit 17 13.

Amariglio, N. & Rechavi, G. (1996). Do superantigens play a role in lymphoproliferation? Leuk Lymphoma, 22(3-4), 237-243.

Anthony, D. D. & Lehmann, P. V. (2003). T-cell epitope mapping using the ELISPOT approach. Methods, 29(3), 260-269.

Arden, B., Clark, S. P., Kabelitz, D. & Mak, T. W. (1995). Human T-cell receptor variable gene segment families. Immunogenetics, 42(6), 455-500.

Artym, J., Zimecki, M., Kuryszko, J. & Kruzel, M. L. (2005). Lactoferrin accelerates reconstitution of the humoral and cellular immune response during chemotherapy-induced immunosuppression and bone marrow transplant in mice. Stem Cells Dev, 14(5), 548-555.

Asadullah, K., Docke, W. D., Haeussler, A., Sterry, W. & Volk, H. D. (1996). Progression of mycosis fungoides is associated with increasing cutaneous expression of interleukin-10 mRNA. J Invest Dermatol, 107(6), 833-837.

B. Modi, F. F., Richard L. Edelson, & Girardi, a. M. (2013). T-Cell Lymphomas. In F. Foss (Ed.), Chapter 18. Immuntherapy for Cutaneous T-Cell Lymphoma.

Baldo, P., Rupolo, M., Compagnoni, A., Lazzarini, R., Bearz, A., Cannizzaro, R., et al. (2010). Interferon-alpha for maintenance of follicular lymphoma. Cochrane Database Syst Rev(1), CD004629.

Balomenos, D., Balderas, R. S., Mulvany, K. P., Kaye, J., Kono, D. H. & Theofilopoulos, A. N. (1995). Incomplete T cell receptor V beta allelic exclusion and dual V beta-expressing cells. J Immunol, 155(7), 3308-3312.

Banchereau, J., Briere, F., Caux, C., Davoust, J., Lebecque, S., Liu, Y. J., et al. (2000). Immunobiology of dendritic cells. Annu Rev Immunol, 18, 767-811.

Banchereau, J., Palucka, A. K., Dhodapkar, M., Burkeholder, S., Taquet, N., Rolland, A., et al. (2001). Immune and clinical responses in patients with metastatic melanoma to CD34(+) progenitor-derived dendritic cell vaccine. Cancer Res, 61(17), 6451-6458.

Barrios, Y., Cabrera, R., Yanez, R., Briz, M., Plaza, A., Fores, R., et al. (2002). Anti-idiotypic vaccination in the treatment of low-grade B-cell lymphoma. Haematologica, 87(4), 400-407.

Bekkenk, M. W., Geelen, F. A., van Voorst Vader, P. C., Heule, F., Geerts, M. L., van Vloten, W. A., et al. (2000). Primary and secondary cutaneous CD30(+) lymphoproliferative disorders: a report from the Dutch Cutaneous Lymphoma Group on the long-term follow-up data of 219 patients and guidelines for diagnosis and treatment. Blood, 95(12), 3653-3661.

Bekkenk, M. W., Jansen, P. M., Meijer, C. J. & Willemze, R. (2004). CD56+ hematological neoplasms presenting in the skin: a retrospective analysis of 23 new cases and 130 cases from the literature. Ann Oncol, 15(7), 1097-1108.

Bekkenk, M. W., Vermeer, M. H., Jansen, P. M., van Marion, A. M., Canninga-van Dijk, M. R., Kluin, P. M., et al. (2003). Peripheral T-cell lymphomas unspecified presenting in the skin: analysis of prognostic factors in a group of 82 patients. Blood, 102(6), 2213-2219.

Belich, M. P., Glynne, R. J., Senger, G., Sheer, D. & Trowsdale, J. (1994). Proteasome components with reciprocal expression to that of the MHC-encoded LMP proteins. Curr Biol, 4(9), 769-776.

Bendandi, M., Gocke, C. D., Kobrin, C. B., Benko, F. A., Sternas, L. A., Pennington, R., et al. (1999). Complete molecular remissions induced by patient-specific vaccination plus granulocyte-monocyte colony-stimulating factor against lymphoma. Nat Med, 5(10), 1171-1177.

Berd, D., Murphy, G., Maguire, H. C., Jr. & Mastrangelo, M. J. (1991). Immunization with haptenized, autologous tumor cells induces inflammation of human melanoma metastases. Cancer Res, 51(10), 2731-2734.

Berd, D. & Parmiani, G. (1995). Human tumor vaccines go molecular. Summary of American Association for Cancer Research Symposium, March 20,1995. Cancer Immunol Immunother, 41(3), 199-200.

Berd, D., Sato, T., Cohn, H., Maguire, H. C., Jr. & Mastrangelo, M. J. (2001). Treatment of metastatic melanoma with autologous, hapten-modified melanoma vaccine: regression of pulmonary metastases. Int J Cancer, 94(4), 531-539.

Berger, C. L., Longley, B. J., Imaeda, S., Christensen, I., Heald, P. & Edelson, R. L. (1998). Tumor-specific peptides in cutaneous T-cell lymphoma: association with class I major histocompatibility complex and possible derivation from the clonotypic T-cell receptor. Int J Cancer, 76(3), 304-311.

Berger, C. L., Longley, J., Hanlon, D., Girardi, M. & Edelson, R. (2001). The clonotypic T cell receptor is a source of tumor-associated antigens in cutaneous T cell lymphoma. Ann N Y Acad Sci, 941, 106-122.

Berke, G. (1994). The binding and lysis of target cells by cytotoxic lymphocytes: molecular and cellular aspects. Annu Rev Immunol, 12, 735-773.

Berti, E., Tomasini, D., Vermeer, M. H., Meijer, C. J., Alessi, E. & Willemze, R. (1999). Primary cutaneous CD8-positive epidermotropic cytotoxic T cell lymphomas. A distinct clinicopathological entity with an aggressive clinical behavior. Am J Pathol, 155(2), 483-492.

Bhattacharya-Chatterjee, M., Chatterjee, S. K. & Foon, K. A. (2001). The anti-idiotype vaccines for immunotherapy. Curr Opin Mol Ther, 3(1), 63-69.

Bjorkman, P. J., Saper, M. A., Samraoui, B., Bennett, W. S., Strominger, J. L. & Wiley, D. C. (1987). The foreign antigen binding site and T cell recognition regions of class I histocompatibility antigens. Nature, 329(6139), 512-518.

Blum, J. S., Wearsch, P. A. & Cresswell, P. (2013). Pathways of antigen processing. Annu Rev Immunol, 31, 443-473.

Borroni, G., Zaccone, C., Vignati, G., Fietta, A., Merlini, C. & Rabbiosi, G. (1992). Evidence for CD8+ cell increase in long-term PUVA-treated psoriatic patients after PUVA discontinuation. Dermatology, 185(1), 69-71.

Bredenbeck, A., Losch, F. O., Sharav, T., Eichler-Mertens, M., Filter, M., Givehchi, A., et al. (2005). Identification of noncanonical melanoma-associated T cell epitopes for cancer immunotherapy. J Immunol, 174(11), 6716-6724.

Brown, J. H., Jardetzky, T. S., Gorga, J. C., Stern, L. J., Urban, R. G., Strominger, J. L., et al. (1993). Three-dimensional structure of the human class II histocompatibility antigen HLA-DR1. Nature, 364(6432), 33-39.

Browning, M. J. (2013). Antigen presenting cell/ tumor cell fusion vaccines for cancer immunotherapy. Hum Vaccin Immunother, 9(7), 1545-1548.

Bryan, L. J. & Gordon, L. I. (2014). Blocking tumor escape in hematologic malignancies: The anti-PD-1 strategy. Blood Rev.

Burastero, S. E., Borgonovo, B., Gaffi, D., Frittoli, E., Wack, A., Rossi, G. A., et al. (1996). The repertoire of T-lymphocytes recovered by bronchoalveolar lavage from healthy nonsmokers. Eur Respir J, 9(2), 319-327.

Burg, G., Kerl, H., Przybilla, B. & Braun-Falco, O. (1984). Some statistical data, diagnosis, and staging of cutaneous B-cell lymphomas. J Dermatol Surg Oncol, 10(4), 256-262.

Burkholder, B., Huang, R. Y., Burgess, R., Luo, S., Jones, V. S., Zhang, W., et al. (2014). Tumor-induced perturbations of cytokines and immune cell networks. Biochim Biophys Acta.

Burnet, F. M. (1957). Cancer - a biological approach. Brit. Med. J., 1, 841-847.

Burnet, F. M. (1970). The concept of immunological surveillance. Prog Exp Tumor Res, 13, 1-27.

Burton, D. R. & Woof, J. M. (1992). Human antibody effector function. Adv Immunol, 51, 1-84.

Camacho, L. H., Antonia, S., Sosman, J., Kirkwood, J. M., Gajewski, T. F., Redman, B., et al. (2009). Phase I/II trial of tremelimumab in patients with metastatic melanoma. J Clin Oncol, 27(7), 1075-1081.

Canil, C., Hotte, S., Mayhew, L. A., Waldron, T. S. & Winquist, E. (2010). Interferon-alfa in the treatment of patients with inoperable locally advanced or metastatic renal cell carcinoma: a systematic review. Can Urol Assoc J, 4(3), 201-208.

Canty, T. G. & Wunderlich, J. R. (1970). Quantitative in vitro assay of cytotoxic cellular immunity. J Natl Cancer Inst, 45(4), 761-772.

Caramelo, J. J., Castro, O. A., de Prat-Gay, G. & Parodi, A. J. (2004). The endoplasmic reticulum glucosyltransferase recognizes nearly native glycoprotein folding intermediates. J Biol Chem, 279(44), 46280-46285.

Cerottini, J. C., Engers, H. D., Macdonald, H. R. & Brunner, T. (1974). Generation of cytotoxic T lymphocytes in vitro. I. Response of normal and immune mouse spleen cells in mixed leukocyte cultures. J Exp Med, 140(3), 703-717.

Cerroni, L., Arzberger, E., Putz, B., Hofler, G., Metze, D., Sander, C. A., et al. (2000). Primary cutaneous follicle center cell lymphoma with follicular growth pattern. Blood, 95(12), 3922-3928.

Cerroni, L., Volkenandt, M., Rieger, E., Soyer, H. P. & Kerl, H. (1994). bcl-2 protein expression and correlation with the interchromosomal 14;18 translocation in cutaneous lymphomas and pseudolymphomas. J Invest Dermatol, 102(2), 231-235.

Chan, J. K., Sin, V. C., Wong, K. F., Ng, C. S., Tsang, W. Y., Chan, C. H., et al. (1997). Nonnasal lymphoma expressing the natural killer cell marker CD56: a clinicopathologic study of 49 cases of an uncommon aggressive neoplasm. Blood, 89(12), 4501-4513.

Chang, K. M., Gruener, N. H., Southwood, S., Sidney, J., Pape, G. R., Chisari, F. V., et al. (1999). Identification of HLA-A3 and -B7-restricted CTL response to hepatitis C virus in patients with acute and chronic hepatitis C. J Immunol, 162(2), 1156-1164.

Chen, X., Liu, Z., Huang, Y., Li, R., Zhang, H., Dong, S., et al. (2014). Superior anti-tumor protection and therapeutic efficacy of vaccination with dendritic cell/tumor cell fusion hybrids for murine Lewis lung carcinoma. Autoimmunity, 47(1), 46-56.

Chi, M. & Dudek, A. Z. (2011). Vaccine therapy for metastatic melanoma: systematic review and meta-analysis of clinical trials. Melanoma Res, 21(3), 165-174.

Chicz, R. M., Urban, R. G., Lane, W. S., Gorga, J. C., Stern, L. J., Vignali, D. A., et al. (1992). Predominant naturally processed peptides bound to HLA-DR1 are derived from MHC-related molecules and are heterogeneous in size. Nature, 358(6389), 764-768.

Clemente, C. G., Mihm, M. C., Jr., Bufalino, R., Zurrida, S., Collini, P. & Cascinelli, N. (1996). Prognostic value of tumor infiltrating lymphocytes in the vertical growth phase of primary cutaneous melanoma. Cancer, 77(7), 1303-1310.

Coca, S., Perez-Piqueras, J., Martinez, D., Colmenarejo, A., Saez, M. A., Vallejo, C., et al. (1997). The prognostic significance of intratumoral natural killer cells in patients with colorectal carcinoma. Cancer, 79(12), 2320-2328.

Cohen, C. J., Sarig, O., Yamano, Y., Tomaru, U., Jacobson, S. & Reiter, Y. (2003). Direct phenotypic analysis of human MHC class I antigen presentation: visualization, quantitation, and in situ detection of human viral epitopes using peptide-specific, MHC-restricted human recombinant antibodies. J Immunol, 170(8), 4349-4361.

Crum, N. F., Spencer, C. R. & Amling, C. L. (2004). Prostate carcinoma among men with human immunodeficiency virus infection. Cancer, 101(2), 294-299.

Cunningham-Rundles, C. (2012). The many faces of common variable immunodeficiency. Hematology Am Soc Hematol Educ Program, 2012, 301-305.

Curiel, T. J., Coukos, G., Zou, L., Alvarez, X., Cheng, P., Mottram, P., et al. (2004). Specific recruitment of regulatory T cells in ovarian carcinoma fosters immune privilege and predicts reduced survival. Nat Med, 10(9), 942-949.

Czerkinsky, C., Andersson, G., Ekre, H. P., Nilsson, L. A., Klareskog, L. & Ouchterlony, O. (1988). Reverse ELISPOT assay for clonal analysis of cytokine production. I. Enumeration of gamma-interferon-secreting cells. J Immunol Methods, 110(1), 29-36.

Davis, M. M. (1990). T cell receptor gene diversity and selection. Annu Rev Biochem, 59, 475-496.

Davis, M. M. & Bjorkman, P. J. (1988). T-cell antigen receptor genes and T-cell recognition. Nature, 334(6181), 395-402.

Del Mastro, L., Lambertini, M., Bighin, C., Levaggi, A., D'Alonzo, A., Giraudi, S., et al. (2012). Trastuzumab as first-line therapy in HER2-positive metastatic breast cancer patients. Expert Rev Anticancer Ther, 12(11), 1391-1405.

Delves, P. J. & Roitt, I. M. (2000a). The immune system. First of two parts. N Engl J Med, 343(1), 37-49.

Delves, P. J. & Roitt, I. M. (2000b). The immune system. Second of two parts. N Engl J Med, 343(2), 108-117.

Dexter, T. M., Allen, T. D. & Lajtha, L. G. (1977). Conditions controlling the proliferation of haemopoietic stem cells in vitro. J Cell Physiol, 91(3), 335-344.

DiBrino, M., Parker, K. C., Shiloach, J., Knierman, M., Lukszo, J., Turner, R. V., et al. (1993). Endogenous peptides bound to HLA-A3 possess a specific combination of anchor residues that permit identification of potential antigenic peptides. Proc Natl Acad Sci U S A, 90(4), 1508-1512.

DiBrino, M., Parker, K. C., Shiloach, J., Turner, R. V., Tsuchida, T., Garfield, M., et al. (1994). Endogenous peptides with distinct amino acid anchor residue motifs bind to HLA-A1 and HLA-B8. J Immunol, 152(2), 620-631.

Dong, G., Wearsch, P. A., Peaper, D. R., Cresswell, P. & Reinisch, K. M. (2009). Insights into MHC class I peptide loading from the structure of the tapasin-ERp57 thiol oxidoreductase heterodimer. Immunity, 30(1), 21-32.

Dreno, B. (2005). [Interferon alpha in the treatment of cutaneous T-cell lymphoma]. Ann Dermatol Venereol, 132 Spec No 2, 5S27-30.

Ehrlich, P., Apolant H. Jena, . (1908). Über die Genese des Carcinoms. . Separate printing from: Verhandlungen der Deutschen Pathologischen Gesellschaft.

Ellgaard, L. & Helenius, A. (2001). ER quality control: towards an understanding at the molecular level. Curr Opin Cell Biol, 13(4), 431-437.

Emmerich, N. P., Nussbaum, A. K., Stevanovic, S., Priemer, M., Toes, R. E., Rammensee, H. G., et al. (2000). The human 26 S and 20 S proteasomes generate overlapping but different sets of peptide fragments from a model protein substrate. J Biol Chem, 275(28), 21140-21148.

Ezekowitz, R. A. B. & Hoffmann, J. A. (1996). Innate immunity. Curr Opin Immunol, 8(1), 1-2.

Fagerberg, J., Yi, Q., Gigliotti, D., Harmenberg, U., Ruden, U., Persson, B., et al. (1999). T-cell-epitope mapping of the idiotypic monoclonal IgG heavy and light chains in multiple myeloma. Int J Cancer, 80(5), 671-680.

Falk, K., Rotzschke, O., Grahovac, B., Schendel, D., Stevanovic, S., Jung, G., et al. (1993). Peptide motifs of HLA-B35 and -B37 molecules. Immunogenetics, 38(2), 161-162.

Falk, K., Rotzschke, O., Stevanovic, S., Gnau, V., Sparbier, K., Jung, G., et al. (1994). Analysis of a naturally occurring HLA class I-restricted viral epitope. Immunology, 82(3), 337-342.

Falk, K., Rotzschke, O., Stevanovic, S., Jung, G. & Rammensee, H. G. (1991). Allele-specific motifs revealed by sequencing of self-peptides eluted from MHC molecules. Nature, 351(6324), 290-296.

Falk, K., Rotzschke, O., Takiguchi, M., Grahovac, B., Gnau, V., Stevanovic, S., et al. (1994). Peptide motifs of HLA-A1, -A11, -A31, and -A33 molecules. Immunogenetics, 40(3), 238-241.

Ferenczi, K., Fuhlbrigge, R. C., Pinkus, J., Pinkus, G. S. & Kupper, T. S. (2002). Increased CCR4 expression in cutaneous T cell lymphoma. J Invest Dermatol, 119(6), 1405-1410.

Fernandez-Guarino, M., Ortiz-Romero, P. L., Fernandez-Misa, R. & Montalban, C. (2013). Rituximab in the Treatment of Primary Cutaneous B-Cell Lymphoma: A Review. Actas Dermosifiliogr.

Ferreri, A. J., Campo, E., Seymour, J. F., Willemze, R., Ilariucci, F., Ambrosetti, A., et al. (2004). Intravascular lymphoma: clinical presentation, natural history, management and prognostic factors in a series of 38 cases, with special emphasis on the 'cutaneous variant'. Br J Haematol, 127(2), 173-183.

Fink-Puches, R., Zenahlik, P., Back, B., Smolle, J., Kerl, H. & Cerroni, L. (2002). Primary cutaneous lymphomas: applicability of current classification schemes (European Organization for Research and Treatment of Cancer, World Health Organization) based on clinicopathologic features observed in a large group of patients. Blood, 99(3), 800-805.

Finn, O. J. (2012). Immuno-oncology: understanding the function and dysfunction of the immune system in cancer. Ann Oncol, 23 Suppl 8, viii6-9.

Foss, F., Demierre, M. F. & DiVenuti, G. (2005). A phase-1 trial of bexarotene and denileukin diftitox in patients with relapsed or refractory cutaneous T-cell lymphoma. Blood, 106(2), 454-457.

Foss, F. M., Borkowski, T. A., Gilliom, M., Stetler-Stevenson, M., Jaffe, E. S., Figg, W. D., et al. (1994). Chimeric fusion protein toxin DAB486IL-2 in advanced mycosis fungoides and the Sezary syndrome: correlation of activity and interleukin-2 receptor expression in a phase II study. Blood, 84(6), 1765-1774.

Furst, P. & Kuhn, K. S. (2000). Effect of dietary glutamate on chemotherapy-induced immunosuppression. Nutrition, 16(1), 69-70.

Gaffen, S. L. & Liu, K. D. (2004). Overview of interleukin-2 function, production and clinical applications. Cytokine, 28(3), 109-123.

Gately, M. K., Wolitzky, A. G., Quinn, P. M. & Chizzonite, R. (1992). Regulation of human cytolytic lymphocyte responses by interleukin-12. Cell Immunol, 143(1), 127-142.

Germain, R. N. (1994). MHC-dependent antigen processing and peptide presentation: providing ligands for T lymphocyte activation. Cell, 76(2), 287-299.

Gianfrani, C., Troncone, R., Mugione, P., Cosentini, E., De Pascale, M., Faruolo, C., et al. (2003). Celiac disease association with CD8+ T cell responses: identification of a novel gliadin-derived HLA-A2-restricted epitope. J Immunol, 170(5), 2719-2726.

Gobert, M., Treilleux, I., Bendriss-Vermare, N., Bachelot, T., Goddard-Leon, S., Arfi, V., et al. (2009). Regulatory T cells recruited through CCL22/CCR4 are selectively activated in lymphoid infiltrates surrounding primary breast tumors and lead to an adverse clinical outcome. Cancer Res, 69(5), 2000-2009.

Gorgun, G. & Foss, F. (2002). Immunomodulatory effects of RXR rexinoids: modulation of high-affinity IL-2R expression enhances susceptibility to denileukin diftitox. Blood, 100(4), 1399-1403.

Grange, F., Bekkenk, M. W., Wechsler, J., Meijer, C. J., Cerroni, L., Bernengo, M., et al. (2001). Prognostic factors in primary cutaneous large B-cell lymphomas: a European multicenter study. J Clin Oncol, 19(16), 3602-3610.

Grange, F., Hedelin, G., Joly, P., Beylot-Barry, M., D'Incan, M., Delaunay, M., et al. (1999). Prognostic factors in primary cutaneous lymphomas other than mycosis fungoides and the Sezary syndrome. The French Study Group on Cutaneous Lymphomas. Blood, 93(11), 3637-3642.

Groettrup, M., Kraft, R., Kostka, S., Standera, S., Stohwasser, R. & Kloetzel, P. M. (1996). A third interferon-gamma-induced subunit exchange in the 20S proteasome. Eur J Immunol, 26(4), 863-869.

Gupta, S., Joshi, K., Wig, J. D. & Arora, S. K. (2007). Intratumoral FOXP3 expression in infiltrating breast carcinoma: Its association with clinicopathologic parameters and angiogenesis. Acta Oncol, 46(6), 792-797.

Gutierrez-Dalmau, A. & Campistol, J. M. (2007). Immunosuppressive therapy and malignancy in organ transplant recipients: a systematic review. Drugs, 67(8), 1167-1198.

Hannet, I., Erkeller-Yuksel, F., Lydyard, P., Deneys, V. & DeBruyere, M. (1992). Developmental and maturational changes in human blood lymphocyte subpopulations. Immunol Today, 13(6), 215, 218.

Harris, N. L., Jaffe, E. S., Diebold, J., Flandrin, G., Muller-Hermelink, H. K., Vardiman, J., et al. (2000). The World Health Organization classification of neoplastic diseases of the haematopoietic and lymphoid tissues: Report of the Clinical Advisory Committee Meeting, Airlie House, Virginia, November 1997. Histopathology, 36(1), 69-86.

Hayakawa, M., Kawaguchi, S., Ishii, S., Murakami, M. & Uede, T. (1997). B7-1-transfected tumor vaccine counteracts chemotherapy-induced immunosuppression and prolongs the survival of rats bearing highly metastatic osteosarcoma cells. Int J Cancer, 71(6), 1091-1102.

Helmy, K. Y., Patel, S. A., Nahas, G. R. & Rameshwar, P. (2013). Cancer immunotherapy: accomplishments to date and future promise. Ther Deliv, 4(10), 1307-1320.

Hersey, P. & Gallagher, S. (2014). Intralesional immunotherapy for melanoma. J Surg Oncol, 109(4), 320-326.

Hill, A. V., Elvin, J., Willis, A. C., Aidoo, M., Allsopp, C. E., Gotch, F. M., et al. (1992). Molecular analysis of the association of HLA-B53 and resistance to severe malaria. Nature, 360(6403), 434-439.

Hisamatsu, H., Shimbara, N., Saito, Y., Kristensen, P., Hendil, K. B., Fujiwara, T., et al. (1996). Newly identified pair of proteasomal subunits regulated reciprocally by interferon gamma. J Exp Med, 183(4), 1807-1816.

Hodi, F. S., O'Day, S. J., McDermott, D. F., Weber, R. W., Sosman, J. A., Haanen, J. B., et al. (2010). Improved survival with ipilimumab in patients with metastatic melanoma. N Engl J Med, 363(8), 711-723.

Hoppe, R. T., Wood, G. S. & Abel, E. A. (1990). Mycosis fungoides and the Sezary syndrome: pathology, staging, and treatment. Curr Probl Cancer, 14(6), 293-371.

Hoque, S. R., Child, F. J., Whittaker, S. J., Ferreira, S., Orchard, G., Jenner, K., et al. (2003). Subcutaneous panniculitis-like T-cell lymphoma: a clinicopathological, immunophenotypic and molecular analysis of six patients. Br J Dermatol, 148(3), 516-525.

Hsu, F. J., Caspar, C. B., Czerwinski, D., Kwak, L. W., Liles, T. M., Syrengelas, A., et al. (1997). Tumor-specific idiotype vaccines in the treatment of patients with B-cell lymphoma--long-term results of a clinical trial. Blood, 89(9), 3129-3135.

Huczko, E. L., Bodnar, W. M., Benjamin, D., Sakaguchi, K., Zhu, N. Z., Shabanowitz, J., et al. (1993). Characteristics of endogenous peptides eluted from the class I MHC molecule HLA-B7 determined by mass spectrometry and computer modeling. J Immunol, 151(5), 2572-2587.

Hudak, S., Hagen, M., Liu, Y., Catron, D., Oldham, E., McEvoy, L. M., et al. (2002). Immune surveillance and effector functions of CCR10(+) skin homing T cells. J Immunol, 169(3), 1189-1196.

Humme, D., Nast, A., Erdmann, R., Vandersee, S. & Beyer, M. (2014). Systematic review of combination therapies for mycosis fungoides. Cancer Treat Rev, 40(8), 927-933.

Hunt, D. F., Michel, H., Dickinson, T. A., Shabanowitz, J., Cox, A. L., Sakaguchi, K., et al. (1992). Peptides presented to the immune system by the murine class II major histocompatibility complex molecule I-Ad. Science, 256(5065), 1817-1820.

Jaffe, E. S. (2009). The 2008 WHO classification of lymphomas: implications for clinical practice and translational research. Hematology Am Soc Hematol Educ Program, 523-531.

Janeway CA Jr, T. P., Walport M, et al. (2001a). Immunobiology: The Immune System in Health and Disease. 5th edition. Antigen receptor structure and signaling pathways., New York: Garland Science, Available from: http://www.ncbi.nlm.nih.gov/books/NBK27130/.

Janeway CA Jr, T. P., Walport M, et al. (2001b). Immunobiology: The Immune System in Health and Disease. 5th edition. Glossary., New York: Garland Science, Available from: http://www.ncbi.nlm.nih.gov/books/NBK10759/.

Janeway, C. A., Travers, P., Walport, M. & Shlomchik, M. (2001). Immunobiology 5th Edition. http://www.ncbi.nlm.nih.gov/books/NBK27098/.

Jappe, U., Abeck, D., Janka-Schaub, G. E., Gross, G., Jakob, T. & Ring, J. (1996). [Induction of multiple melanocytic nevus cell nevi in 2 children with malignant hematologic systemic diseases and chemotherapy-induced immunosuppression]. Hautarzt, 47(7), 537-540.

Jarmalavicius, S., Welte, Y. & Walden, P. (2012). High immunogenicity of the human leukocyte antigen peptidomes of melanoma tumor cells. J Biol Chem, 287(40), 33401-33411.

Johnson, G. & Wu, T. T. (2001). Kabat Database and its applications: future directions. Nucleic Acids Res, 29(1), 205-206.

Jones, D. T. (1999). Protein secondary structure prediction based on position-specific scoring matrices. J Mol Biol, 292(2), 195-202.

Kadin, M. E. & Vonderheid, E. C. (2010). Targeted therapies: Denileukin diftitox--a step towards a 'magic bullet' for CTCL. Nat Rev Clin Oncol, 7(8), 430-432.

Kageyama, S. (2010). [Cancer vaccine]. Nihon Rinsho, 68(6), 1100-1104.

Kakinuma, T., Sugaya, M., Nakamura, K., Kaneko, F., Wakugawa, M., Matsushima, K., et al. (2003). Thymus and activation-regulated chemokine (TARC/CCL17) in mycosis fungoides: serum TARC levels reflect the disease activity of mycosis fungoides. J Am Acad Dermatol, 48(1), 23-30.

Kallinich, T., Muche, J. M., Qin, S., Sterry, W., Audring, H. & Kroczek, R. A. (2003). Chemokine receptor expression on neoplastic and reactive T cells in the skin at different stages of mycosis fungoides. J Invest Dermatol, 121(5), 1045-1052.

Kaplan, B. L., Yu, D. C., Clay, T. M. & Nishimura, M. I. (2003). Redirecting T lymphocyte specificity using T cell receptor genes. Int Rev Immunol, 22(3-4), 229-253.

Keating, G. M. (2010). Rituximab: a review of its use in chronic lymphocytic leukaemia, low-grade or follicular lymphoma and diffuse large B-cell lymphoma. Drugs, 70(11), 1445-1476.

Kesmir, C., Nussbaum, A. K., Schild, H., Detours, V. & Brunak, S. (2002). Prediction of proteasome cleavage motifs by neural networks. Protein Eng, 15(4), 287-296.

Khoo, T. L., Vangsted, A. J., Joshua, D. & Gibson, J. (2011). Interferon-alpha in the treatment of multiple myeloma. Curr Drug Targets, 12(3), 437-446.

Kim, Y. H., Liu, H. L., Mraz-Gernhard, S., Varghese, A. & Hoppe, R. T. (2003). Long-term outcome of 525 patients with mycosis fungoides and Sezary syndrome: clinical prognostic factors and risk for disease progression. Arch Dermatol, 139(7), 857-866.

Kirkwood, J. M., Butterfield, L. H., Tarhini, A. A., Zarour, H., Kalinski, P. & Ferrone, S. (2012). Immunotherapy of cancer in 2012. CA Cancer J Clin, 62(5), 309-335.

Kisselev, A. F., Garcia-Calvo, M., Overkleeft, H. S., Peterson, E., Pennington, M. W., Ploegh, H. L., et al. (2003). The caspase-like sites of proteasomes, their substrate specificity, new inhibitors and substrates, and allosteric interactions with the trypsin-like sites. J Biol Chem, 278(38), 35869-35877.

Kita, M., Shiozawa, S., Yamaji, M., Kitoh, I. & Kishida, T. (1991). Production of human alpha- and gamma-interferon is dependent on age and sex and is decreased in rheumatoid arthritis: a simple method for a large-scale assay. J Clin Lab Anal, 5(4), 238-241.

Klein, J. (1997). Homology between immune responses in vertebrates and invertebrates: does it exist? Scand J Immunol, 46(6), 558-564.

Koopmann, J. O., Post, M., Neefjes, J. J., Hammerling, G. J. & Momburg, F. (1996). Translocation of long peptides by transporters associated with antigen processing (TAP). Eur J Immunol, 26(8), 1720-1728.

Kropshofer, H., Arndt, S. O., Moldenhauer, G., Hammerling, G. J. & Vogt, A. B. (1997). HLA-DM acts as a molecular chaperone and rescues empty HLA-DR molecules at lysosomal pH. Immunity, 6(3), 293-302.

Kubo, R. T., Sette, A., Grey, H. M., Appella, E., Sakaguchi, K., Zhu, N. Z., et al. (1994). Definition of specific peptide motifs for four major HLA-A alleles. J Immunol, 152(8), 3913-3924.

Kupper, T. S. & Fuhlbrigge, R. C. (2004). Immune surveillance in the skin: mechanisms and clinical consequences. Nat Rev Immunol, 4(3), 211-222.

Kwak, L. W., Campbell, M. J., Czerwinski, D. K., Hart, S., Miller, R. A. & Levy, R. (1992). Induction of immune responses in patients with B-cell lymphoma against the surface-immunoglobulin idiotype expressed by their tumors. N Engl J Med, 327(17), 1209-1215.

Ladoire, S., Martin, F. & Ghiringhelli, F. (2011). Prognostic role of FOXP3+ regulatory T cells infiltrating human carcinomas: the paradox of colorectal cancer. Cancer Immunol Immunother, 60(7), 909-918.

Lam, M., Lee, Y., Deng, M., Hsia, A. H., Morrissey, K. A., Yan, C., et al. Photodynamic therapy with the silicon phthalocyanine pc 4 induces apoptosis in mycosis fungoides and sezary syndrome. Adv Hematol, 2010, 896161.

LeBoit, P. E. (1994). Granulomatous slack skin. Dermatol Clin, 12(2), 375-389.

Lessin, S. R., Vowels, B. R. & Rook, A. H. (1994). Retroviruses and cutaneous T-cell lymphoma. Dermatol Clin, 12(2), 243-253.

Letsch, A. & Scheibenbogen, C. (2003). Quantification and characterization of specific T-cells by antigen-specific cytokine production using ELISPOT assay or intracellular cytokine staining. Methods, 31(2), 143-149.

Li, C., Inagaki, H., Kuo, T. T., Hu, S., Okabe, M. & Eimoto, T. (2003). Primary cutaneous marginal zone B-cell lymphoma: a molecular and clinicopathologic study of 24 asian cases. Am J Surg Pathol, 27(8), 1061-1069.

Li, Y. Q., Liu, F. F., Zhang, X. M., Guo, X. J., Ren, M. J. & Fu, L. (2013). Tumor secretion of CCL22 activates intratumoral Treg infiltration and is independent prognostic predictor of breast cancer. PLoS One, 8(10), e76379.

Linnemann, T., Wiesmuller, K. H., Gellrich, S., Kaltoft, K., Sterry, W. & Walden, P. (2000). A T-cell epitope determined with random peptide libraries and combinatorial peptide chemistry stimulates T cells specific for cutaneous T-cell lymphoma. Ann Oncol, 11 Suppl 1, 95-99.

Liu, H. L., Hoppe, R. T., Kohler, S., Harvell, J. D., Reddy, S. & Kim, Y. H. (2003). CD30+ cutaneous lymphoproliferative disorders: the Stanford experience in lymphomatoid papulosis and primary cutaneous anaplastic large cell lymphoma. J Am Acad Dermatol, 49(6), 1049-1058.

Liu, J., Zhang, S., Tan, S., Zheng, B. & Gao, G. F. (2011). Revival of the identification of cytotoxic T-lymphocyte epitopes for immunological diagnosis, therapy and vaccine development. Exp Biol Med (Maywood), 236(3), 253-267.

Liu, Y., Saxena, A., Zheng, C., Carlsen, S. & Xiang, J. (2004). Combined alpha tumor necrosis factor gene therapy and engineered dendritic cell vaccine in combating well-established tumors. J Gene Med, 6(8), 857-868.

Livingston, P. O., Wong, G. Y., Adluri, S., Tao, Y., Padavan, M., Parente, R., et al. (1994). Improved survival in stage III melanoma patients with GM2 antibodies: a randomized trial of adjuvant vaccination with GM2 ganglioside. J Clin Oncol, 12(5), 1036-1044.

Lordick, F. (2011). Trastuzumab: a new treatment option for HER2-positive metastatic gastric and gastroesophageal junction cancer. Future Oncol, 7(2), 187-199.

Lu, D., Duvic, M., Medeiros, L. J., Luthra, R., Dorfman, D. M. & Jones, D. (2001). The T-cell chemokine receptor CXCR3 is expressed highly in low-grade mycosis fungoides. Am J Clin Pathol, 115(3), 413-421.

Lucchiari-Hartz, M., Lindo, V., Hitziger, N., Gaedicke, S., Saveanu, L., van Endert, P. M., et al. (2003). Differential proteasomal processing of hydrophobic and hydrophilic protein regions: contribution to cytotoxic T lymphocyte epitope clustering in HIV-1-Nef. Proc Natl Acad Sci U S A, 100(13), 7755-7760.

Lundin, J., Hagberg, H., Repp, R., Cavallin-Stahl, E., Freden, S., Juliusson, G., et al. (2003). Phase 2 study of alemtuzumab (anti-CD52 monoclonal antibody) in patients with advanced mycosis fungoides/Sezary syndrome. Blood, 101(11), 4267-4272.

Maier, R., Falk, K., Rotzschke, O., Maier, B., Gnau, V., Stevanovic, S., et al. (1994). Peptide motifs of HLA-A3, -A24, and -B7 molecules as determined by pool sequencing. Immunogenetics, 40(4), 306-308.

Makela, O. & Cross, A. M. (1970). The diversity and specialization of immunocytes. Prog Allergy, 14, 145-207.

Maker, A. V., Yang, J. C., Sherry, R. M., Topalian, S. L., Kammula, U. S., Royal, R. E., et al. (2006). Intrapatient dose escalation of anti-CTLA-4 antibody in patients with metastatic melanoma. J Immunother, 29(4), 455-463.

Malcherek, G., Falk, K., Rotzschke, O., Rammensee, H. G., Stevanovic, S., Gnau, V., et al. (1993). Natural peptide ligand motifs of two HLA molecules associated with myasthenia gravis. Int Immunol, 5(10), 1229-1237.

Manetti, R., Parronchi, P., Giudizi, M. G., Piccinni, M. P., Maggi, E., Trinchieri, G., et al. (1993). Natural killer cell stimulatory factor (interleukin 12 [IL-12]) induces T helper type 1 (Th1)-specific immune responses and inhibits the development of IL-4-producing Th cells. J Exp Med, 177(4), 1199-1204.

Massone, C., Chott, A., Metze, D., Kerl, K., Citarella, L., Vale, E., et al. (2004). Subcutaneous, blastic natural killer (NK), NK/T-cell, and other cytotoxic lymphomas of the skin: a morphologic, immunophenotypic, and molecular study of 50 patients. Am J Surg Pathol, 28(6), 719-735.

McMurtrey, C. P., Lelic, A., Piazza, P., Chakrabarti, A. K., Yablonsky, E. J., Wahl, A., et al. (2008). Epitope discovery in West Nile virus infection: Identification and immune recognition of viral epitopes. Proc Natl Acad Sci U S A, 105(8), 2981-2986.

McSparron, H., Blythe, M. J., Zygouri, C., Doytchinova, I. A. & Flower, D. R. (2003). JenPep: a novel computational information resource for immunobiology and vaccinology. J Chem Inf Comput Sci, 43(4), 1276-1287.

Meiklejohn, D. A., Karlsson, R. K., Karlsson, A. C., Chapman, J. M., Nixon, D. F. & Schweighardt, B. (2004). ELISPOT cell rescue. J Immunol Methods, 288(1-2), 135-147.

Mielke, V., Wolff, H. H., Winzer, M. & Sterry, W. (1989). Localized and disseminated pagetoid reticulosis. Diagnostic immunophenotypical findings. Arch Dermatol, 125(3), 402-406.

Mitchell, M. S. (2002a). Cancer vaccines, a critical review--Part I. Curr Opin Investig Drugs, 3(1), 140-149.

Mitchell, M. S. (2002b). Cancer vaccines, a critical review--Part II. Curr Opin Investig Drugs, 3(1), 150-158.

Mocellin, S., Lens, M. B., Pasquali, S., Pilati, P. & Chiarion Sileni, V. (2013). Interferon alpha for the adjuvant treatment of cutaneous melanoma. Cochrane Database Syst Rev, 6, CD008955.

Mohagheghpour, N., Gammon, D., Kawamura, L. M., van Vollenhoven, A., Benike, C. J. & Engleman, E. G. (1998). CTL response to Mycobacterium tuberculosis: identification of an immunogenic epitope in the 19-kDa lipoprotein. J Immunol, 161(5), 2400-2406.

Mohamed, Y. S., Dunnion, D., Teobald, I., Walewska, R. & Browning, M. J. (2012). In vitro evaluation of human hybrid cell lines generated by fusion of B-lymphoblastoid cells and ex vivo tumour cells as candidate vaccines for haematological malignancies. Vaccine, 30(46), 6578-6587.

Monera, O. D., Sereda, T. J., Zhou, N. E., Kay, C. M. & Hodges, R. S. (1995). Relationship of sidechain hydrophobicity and alpha-helical propensity on the stability of the single-stranded amphipathic alpha-helix. J Pept Sci, 1(5), 319-329.

Morton, D. L., Foshag, L. J., Hoon, D. S., Nizze, J. A., Famatiga, E., Wanek, L. A., et al. (1992). Prolongation of survival in metastatic melanoma after active specific immunotherapy with a new polyvalent melanoma vaccine. Ann Surg, 216(4), 463-482.

Moutaftsi, M., Peters, B., Pasquetto, V., Tscharke, D. C., Sidney, J., Bui, H. H., et al. (2006). A consensus epitope prediction approach identifies the breadth of murine T(CD8+)-cell responses to vaccinia virus. Nat Biotechnol, 24(7), 817-819.

Muche, J. M. & Sterry, W. (2002). Vaccination therapy for cutaneous T-cell lymphoma. Clin Exp Dermatol, 27(7), 602-607.

Mukherji, B., Chakraborty, N. G. & Sivanandham, M. (1990). T-cell clones that react against autologous human tumors. Immunol Rev, 116, 33-62.

Naidoo, J., Page, D. B. & Wolchok, J. D. (2014). Immune modulation for cancer therapy. Br J Cancer.

Nielsen, M., Lundegaard, C., Lund, O. & Kesmir, C. (2005). The role of the proteasome in generating cytotoxic T-cell epitopes: insights obtained from improved predictions of proteasomal cleavage. Immunogenetics, 57(1-2), 33-41.

Norton, A. J. (1999). Classification of cutaneous lymphoma: a critical appraisal of recent proposals. Am J Dermatopathol, 21(3), 279-287.

Nussbaum, A. K., Dick, T. P., Keilholz, W., Schirle, M., Stevanovic, S., Dietz, K., et al. (1998). Cleavage motifs of the yeast 20S proteasome beta subunits deduced from digests of enolase 1. Proc Natl Acad Sci U S A, 95(21), 12504-12509.

Oancea, G., O'Mara, M. L., Bennett, W. F., Tieleman, D. P., Abele, R. & Tampe, R. (2009). Structural arrangement of the transmission interface in the antigen ABC transport complex TAP. Proc Natl Acad Sci U S A, 106(14), 5551-5556.

Olsen, E. A. (2003). Interferon in the treatment of cutaneous T-cell lymphoma. Dermatol Ther, 16(4), 311-321.

Padovan, E., Casorati, G., Dellabona, P., Meyer, S., Brockhaus, M. & Lanzavecchia, A. (1993). Expression of two T cell receptor alpha chains: dual receptor T cells. Science, 262(5132), 422-424.

Padovan, E., Giachino, C., Cella, M., Valitutti, S., Acuto, O. & Lanzavecchia, A. (1995). Normal T lymphocytes can express two different T cell receptor beta chains: implications for the mechanism of allelic exclusion. J Exp Med, 181(4), 1587-1591.

Pala, P., Hussell, T. & Openshaw, P. J. (2000). Flow cytometric measurement of intracellular cytokines. J Immunol Methods, 243(1-2), 107-124.

Pentcheva-Hoang, T., Simpson, T. R., Montalvo-Ortiz, W. & Allison, J. P. (2014). Cytotoxic T lymphocyte antigen-4 blockade enhances antitumor immunity by stimulating melanoma-specific T-cell motility. Cancer Immunol Res, 2(10), 970-980.

Pinkse, G. G., Tysma, O. H., Bergen, C. A., Kester, M. G., Ossendorp, F., van Veelen, P. A., et al. (2005). Autoreactive CD8 T cells associated with beta cell destruction in type 1 diabetes. Proc Natl Acad Sci U S A, 102(51), 18425-18430.

Porgador, A., Yewdell, J. W., Deng, Y., Bennink, J. R. & Germain, R. N. (1997). Localization, quantitation, and in situ detection of specific peptide-MHC class I complexes using a monoclonal antibody. Immunity, 6(6), 715-726.

Pridzun, L., Wiesmuller, K. H., Kienle, S., Jung, G. & Walden, P. (1996). Amino acid preferences in the octapeptide subunit of the major histocompatibility complex class I heterotrimer H-2Ld. Eur J Biochem, 236(1), 249-253.

Prince, H. M., Duvic, M., Martin, A., Sterry, W., Assaf, C., Sun, Y., et al. (2010). Phase III placebo-controlled trial of denileukin diftitox for patients with cutaneous T-cell lymphoma. J Clin Oncol, 28(11), 1870-1877.

Quinti, I., Agostini, C., Tabolli, S., Brunetti, G., Cinetto, F., Pecoraro, A., et al. (2012). Malignancies are the major cause of death in patients with adult onset common variable immunodeficiency. Blood, 120(9), 1953-1954.

Radoja, S. & Frey, A. B. (2000). Cancer-induced defective cytotoxic T lymphocyte effector function: another mechanism how antigenic tumors escape immune-mediated killing. Mol Med, 6(6), 465-479.

Radoja, S., Saio, M. & Frey, A. B. (2001). CD8+ tumor-infiltrating lymphocytes are primed for Fas-mediated activation-induced cell death but are not apoptotic in situ. J Immunol, 166(10), 6074-6083.

Rammensee, H., Bachmann, J., Emmerich, N. P., Bachor, O. A. & Stevanovic, S. (1999). SYFPEITHI: database for MHC ligands and peptide motifs. Immunogenetics, 50(3-4), 213-219.

Rammensee, H. G. (1995). Chemistry of peptides associated with MHC class I and class II molecules. Curr Opin Immunol, 7(1), 85-96.

Rammensee, H. G., Friede, T. & Stevanoviic, S. (1995). MHC ligands and peptide motifs: first listing. Immunogenetics, 41(4), 178-228.

Rasmussen, L. & Arvin, A. (1982). Chemotherapy-induced immunosuppression. Environ Health Perspect, 43, 21-25.

Resnick, E. S., Moshier, E. L., Godbold, J. H. & Cunningham-Rundles, C. (2012). Morbidity and mortality in common variable immune deficiency over 4 decades. Blood, 119(7), 1650-1657.

Ribas, A., Kefford, R., Marshall, M. A., Punt, C. J., Haanen, J. B., Marmol, M., et al. (2013). Phase III randomized clinical trial comparing tremelimumab with standard-of-care chemotherapy in patients with advanced melanoma. J Clin Oncol, 31(5), 616-622.

Ritter, C., Quirin, K., Kowarik, M. & Helenius, A. (2005). Minor folding defects trigger local modification of glycoproteins by the ER folding sensor GT. Embo J, 24(9), 1730-1738.

Rizza, P., Moretti, F. & Belardelli, F. (2010). Recent advances on the immunomodulatory effects of IFN-alpha: implications for cancer immunotherapy and autoimmunity. Autoimmunity, 43(3), 204-209.

Robertson, M. J., Soiffer, R. J., Wolf, S. F., Manley, T. J., Donahue, C., Young, D., et al. (1992). Response of human natural killer (NK) cells to NK cell stimulatory factor (NKSF): cytolytic activity and proliferation of NK cells are differentially regulated by NKSF. J Exp Med, 175(3), 779-788.

Rook, A. H., Kuzel, T. M. & Olsen, E. A. (2003). Cytokine therapy of cutaneous T-cell lymphoma: interferons, interleukin-12, and interleukin-2. Hematol Oncol Clin North Am, 17(6), 1435-1448, ix.

Rook, A. H., Nahass, G. T., Macelis, B. J., Macey, W. H. & Lessin, S. R. (1989). Extracorporeal photochemotherapy in the treatment of cutaneous T cell lymphoma and autoimmune disorders affecting the skin. Ciba Found Symp, 146, 171-177; discussion 177-182.

Rook, A. H., Zaki, M. H., Wysocka, M., Wood, G. S., Duvic, M., Showe, L. C., et al. (2001). The role for interleukin-12 therapy of cutaneous T cell lymphoma. Ann N Y Acad Sci, 941, 177-184.

Rotzschke, O., Falk, K., Stevanovic, S., Gnau, V., Jung, G. & Rammensee, H. G. (1994). Dominant aromatic/aliphatic C-terminal anchor in HLA-B*2702 and B*2705 peptide motifs. Immunogenetics, 39(1), 74-77.

Rotzschke, O., Falk, K., Stevanovic, S., Jung, G., Walden, P. & Rammensee, H. G. (1991). Exact prediction of a natural T cell epitope. Eur J Immunol, 21(11), 2891-2894.

Rudensky, A., Preston-Hurlburt, P., Hong, S. C., Barlow, A. & Janeway, C. A., Jr. (1991). Sequence analysis of peptides bound to MHC class II molecules. Nature, 353(6345), 622-627.

Russell-Jones, R. (2003). World Health Organization classification of hematopoietic and lymphoid tissues: implications for dermatology. J Am Acad Dermatol, 48(1), 93-102.

Sadasivan, B., Lehner, P. J., Ortmann, B., Spies, T. & Cresswell, P. (1996). Roles for calreticulin and a novel glycoprotein, tapasin, in the interaction of MHC class I molecules with TAP. Immunity, 5(2), 103-114.

Sakaguchi, S. (2004). Naturally arising CD4+ regulatory t cells for immunologic self-tolerance and negative control of immune responses. Annu Rev Immunol, 22, 531-562.

Sander, C. A., Flaig, M. J. & Jaffe, E. S. (2001). Cutaneous manifestations of lymphoma: a clinical guide based on the WHO classification. World Health Organization. Clin Lymphoma, 2(2), 86-100; discussion 101-102.

Saric, T., Chang, S. C., Hattori, A., York, I. A., Markant, S., Rock, K. L., et al. (2002). An IFN-gamma-induced aminopeptidase in the ER, ERAP1, trims precursors to MHC class I-presented peptides. Nat Immunol, 3(12), 1169-1176.

Saveanu, L., Carroll, O., Lindo, V., Del Val, M., Lopez, D., Lepelletier, Y., et al. (2005). Concerted peptide trimming by human ERAP1 and ERAP2 aminopeptidase complexes in the endoplasmic reticulum. Nat Immunol, 6(7), 689-697.

Scheibenbogen, C., Letsch, A., Thiel, E., Schmittel, A., Mailaender, V., Baerwolf, S., et al. (2002). CD8 T-cell responses to Wilms tumor gene product WT1 and proteinase 3 in patients with acute myeloid leukemia. Blood, 100(6), 2132-2137.

Schmidinger, M., Hejna, M. & Zielinski, C. C. (2004). Aldesleukin in advanced renal cell carcinoma. Expert Rev Anticancer Ther, 4(6), 957-980.

Selewski, D. T., Shah, G. V., Mody, R. J., Rajdev, P. A. & Mukherji, S. K. (2010). Rituximab (Rituxan). AJNR Am J Neuroradiol, 31(7), 1178-1180.

Serwold, T., Gonzalez, F., Kim, J., Jacob, R. & Shastri, N. (2002). ERAAP customizes peptides for MHC class I molecules in the endoplasmic reticulum. Nature, 419(6906), 480-483.

Sharav, T., Wiesmuller, K. H. & Walden, P. (2007). Mimotope vaccines for cancer immunotherapy. Vaccine, 25(16), 3032-3037.

Sidney, J., Peters, B., Frahm, N., Brander, C. & Sette, A. (2008). HLA class I supertypes: a revised and updated classification. BMC Immunol, 9, 1.

Simonsson, B., Hjorth-Hansen, H., Bjerrum, O. W. & Porkka, K. (2011). Interferon alpha for treatment of chronic myeloid leukemia. Curr Drug Targets, 12(3), 420-428.

Sitnikova, T. & Su, C. (1998). Coevolution of immunoglobulin heavy- and light-chain variable-region gene families. Mol Biol Evol, 15(6), 617-625.

Skowera, A., Ellis, R. J., Varela-Calvino, R., Arif, S., Huang, G. C., Van-Krinks, C., et al. (2008). CTLs are targeted to kill beta cells in patients with type 1 diabetes through recognition of a glucose-regulated preproinsulin epitope. J Clin Invest, 118(10), 3390-3402.

Slifka, M. K. (2005). The Future of Smallpox Vaccination: is MVA the key? Med Immunol, 4(1), 2.

Solache, A., Morgan, C. L., Dodi, A. I., Morte, C., Scott, I., Baboonian, C., et al. (1999). Identification of three HLA-A*0201-restricted cytotoxic T cell epitopes in the cytomegalovirus protein pp65 that are conserved between eight strains of the virus. J Immunol, 163(10), 5512-5518.

Solda, T., Galli, C., Kaufman, R. J. & Molinari, M. (2007). Substrate-specific requirements for UGT1-dependent release from calnexin. Mol Cell, 27(2), 238-249.

Sprent, J. (1997). Immunological memory. Curr Opin Immunol, 9(3), 371-379.

Stanbury, R. M. & Graham, E. M. (1998). Systemic corticosteroid therapy--side effects and their management. Br J Ophthalmol, 82(6), 704-708.

Steele, T. A. (2002). Chemotherapy-induced immunosuppression and reconstitution of immune function. Leuk Res, 26(4), 411-414.

Stevanovic, S. (2002). Identification of tumour-associated T-cell epitopes for vaccine development. Nat Rev Cancer, 2(7), 514-520.

Stevenson, F. K., Zhu, D., King, C. A., Ashworth, L. J., Kumar, S. & Hawkins, R. E. (1995). Idiotypic DNA vaccines against B-cell lymphoma. Immunol Rev, 145, 211-228.

Stubiger, N., Winterhalter, S., Pleyer, U., Doycheva, D., Zierhut, M. & Deuter, C. (2011). [Janus-faced? : Effects and side-effects of interferon therapy in ophthalmology.]. Ophthalmologe.

Stuhler, G. & Walden, P. (1994). Recruitment of helper T cells for induction of tumour rejection by cytolytic T lymphocytes. Cancer Immunol Immunother, 39(5), 342-345.

Su, C., Jakobsen, I., Gu, X. & Nei, M. (1999). Diversity and evolution of T-cell receptor variable region genes in mammals and birds. Immunogenetics, 50(5-6), 301-308.

Sun, Y., Paschen, A. & Schadendorf, D. (1999). Cell-based vaccination against melanoma--background, preliminary results, and perspective. J Mol Med, 77(8), 593-608.

Sutton, J., Rowland-Jones, S., Rosenberg, W., Nixon, D., Gotch, F., Gao, X. M., et al. (1993). A sequence pattern for peptides presented to cytotoxic T lymphocytes by HLA B8 revealed by analysis of epitopes and eluted peptides. Eur J Immunol, 23(2), 447-453.

Tanaka, Y. & Okamura, H. (2013). [Anti-PD-1 antibody: basics and clinical application]. Gan To Kagaku Ryoho, 40(9), 1145-1149.

Thorsby, E. (1999). MHC structure and function. Transplant Proc, 31(1-2), 713-716.

Timmerman, J. M., Czerwinski, D. K., Davis, T. A., Hsu, F. J., Benike, C., Hao, Z. M., et al. (2002). Idiotype-pulsed dendritic cell vaccination for B-cell lymphoma: clinical and immune responses in 35 patients. Blood, 99(5), 1517-1526.

Toes, R. E., Nussbaum, A. K., Degermann, S., Schirle, M., Emmerich, N. P., Kraft, M., et al. (2001). Discrete cleavage motifs of constitutive and immunoproteasomes revealed by quantitative analysis of cleavage products. J Exp Med, 194(1), 1-12.

Toma, A., Laika, T., Haddouk, S., Luce, S., Briand, J. P., Camoin, L., et al. (2009). Recognition of human proinsulin leader sequence by class I-restricted T-cells in HLA-A*0201 transgenic mice and in human type 1 diabetes. Diabetes, 58(2), 394-402.

Toro, J. R., Liewehr, D. J., Pabby, N., Sorbara, L., Raffeld, M., Steinberg, S. M., et al. (2003). Gamma-delta T-cell phenotype is associated with significantly decreased survival in cutaneous T-cell lymphoma. Blood, 101(9), 3407-3412.

Toyonaga, B. & Mak, T. W. (1987). Genes of the T-cell antigen receptor in normal and malignant T cells. Annu Rev Immunol, 5, 585-620.

Trojan, A., Schultze, J. L., Witzens, M., Vonderheide, R. H., Ladetto, M., Donovan, J. W., et al. (2000). Immunoglobulin framework-derived peptides function as cytotoxic T-cell epitopes commonly expressed in B-cell malignancies. Nat Med, 6(6), 667-672.

Tumenjargal, S., Gellrich, S., Linnemann, T., Muche, J. M., Lukowsky, A., Audring, H., et al. (2003). Anti-tumor immune responses and tumor regression induced with mimotopes of a tumor-associated T cell epitope. Eur J Immunol, 33(11), 3175-3185.

Udaka, K., Wiesmuller, K. H., Kienle, S., Jung, G. & Walden, P. (1995). Decrypting the structure of major histocompatibility complex class I-restricted cytotoxic T lymphocyte epitopes with complex peptide libraries. J Exp Med, 181(6), 2097-2108.

van Doorn, R., Van Haselen, C. W., van Voorst Vader, P. C., Geerts, M. L., Heule, F., de Rie, M., et al. (2000). Mycosis fungoides: disease evolution and prognosis of 309 Dutch patients. Arch Dermatol, 136(4), 504-510.

von Mensdorff-Pouilly, S., Verstraeten, A. A., Kenemans, P., Snijdewint, F. G., Kok, A., Van Kamp, G. J., et al. (2000). Survival in early breast cancer patients is favorably influenced by a natural humoral immune response to polymorphic epithelial mucin. J Clin Oncol, 18(3), 574-583.

Vowels, B. R., Cassin, M., Vonderheid, E. C. & Rook, A. H. (1992). Aberrant cytokine production by Sezary syndrome patients: cytokine secretion pattern resembles murine Th2 cells. J Invest Dermatol, 99(1), 90-94.

Wain, E. M., Orchard, G. E., Whittaker, S. J., Spittle, M. S. M. F. & Russell-Jones, R. (2003). Outcome in 34 patients with juvenile-onset mycosis fungoides: a clinical, immunophenotypic, and molecular study. Cancer, 98(10), 2282-2290.

Wallack, M. K., Sivanandham, M., Balch, C. M., Urist, M. M., Bland, K. I., Murray, D., et al. (1995). A phase III randomized, double-blind multiinstitutional trial of vaccinia melanoma oncolysate-active specific immunotherapy for patients with stage II melanoma. Cancer, 75(1), 34-42.

Weinstock, M. A. (1994). Epidemiology of mycosis fungoides. Semin Dermatol, 13(3), 154-159.

Weiss, R. A. (1999). Viruses, cancer and AIDS. FEMS Immunol Med Microbiol, 26(3-4), 227-232.

Wen, Y. J. & Lim, S. H. (1997). T cells recognize the VH complementarity-determining region 3 of the idiotypic protein of B cell non-Hodgkin's lymphoma. Eur J Immunol, 27(4), 1043-1047.

Wen, Y. J., Ling, M., Bailey-Wood, R. & Lim, S. H. (1998). Idiotypic protein-pulsed adherent peripheral blood mononuclear cell-derived dendritic cells prime immune system in multiple myeloma. Clin Cancer Res, 4(4), 957-962.

Wen, Y. J., Ling, M. & Lim, S. H. (1998). Immunogenicity and cross-reactivity with idiotypic IgA of VH CDR3 peptide in multiple myeloma. Br J Haematol, 100(3), 464-468.

Whiteside, T. L. (2012). What are regulatory T cells (Treg) regulating in cancer and why? Semin Cancer Biol, 22(4), 327-334.

Wieselthier, J. S. & Koh, H. K. (1990). Sezary syndrome: diagnosis, prognosis, and critical review of treatment options. J Am Acad Dermatol, 22(3), 381-401.

Willemze, R., Jaffe, E. S., Burg, G., Cerroni, L., Berti, E., Swerdlow, S. H., et al. (2005). WHO-EORTC classification for cutaneous lymphomas. Blood, 105(10), 3768-3785.

Willemze, R., Kerl, H., Sterry, W., Berti, E., Cerroni, L., Chimenti, S., et al. (1997). EORTC classification for primary cutaneous lymphomas: a proposal from the Cutaneous Lymphoma Study Group of the European Organization for Research and Treatment of Cancer. Blood, 90(1), 354-371.

Willemze, R. & Meijer, C. J. (1999). EORTC classification for primary cutaneous lymphomas: the best guide to good clinical management. European Organization for Research and Treatment of Cancer. Am J Dermatopathol, 21(3), 265-273.

Winter, D., Fiebiger, E., Meraner, P., Auer, H., Brna, C., Strohal, R., et al. (2003). Definition of TCR epitopes for CTL-mediated attack of cutaneous T cell lymphoma. J Immunol, 171(5), 2714-2724.

Wong, C. P. & Levy, R. (2000). Recombinant adenovirus vaccine encoding a chimeric T-cell antigen receptor induces protective immunity against a T-cell lymphoma. Cancer Res, 60(10), 2689-2695.

Wong, C. P., Okada, C. Y. & Levy, R. (1999). TCR vaccines against T cell lymphoma: QS-21 and IL-12 adjuvants induce a protective CD8+ T cell response. J Immunol, 162(4), 2251-2258.

Wright, P., Zheng, C., Moyana, T. & Xiang, J. (1998). Intratumoral vaccination of adenoviruses expressing fusion protein RM4/tumor necrosis factor (TNF)-alpha induces significant tumor regression. Cancer Gene Ther, 5(6), 371-379.

Wysocka, M., Zaki, M. H., French, L. E., Chehimi, J., Shapiro, M., Everetts, S. E., et al. (2002). Sezary syndrome patients demonstrate a defect in dendritic cell populations: effects of CD40 ligand and treatment with GM-CSF on dendritic cell numbers and the production of cytokines. Blood, 100(9), 3287-3294.

Yamada, A., Ziese, M. R., Young, J. F., Yamada, Y. K. & Ennis, F. A. (1985). Influenza virus hemagglutinin-specific cytotoxic T cell response induced by polypeptide produced in Escherichia coli. J Exp Med, 162(2), 663-674.

Zackheim, H. S., Amin, S., Kashani-Sabet, M. & McMillan, A. (1999). Prognosis in cutaneous T-cell lymphoma by skin stage: long-term survival in 489 patients. J Am Acad Dermatol, 40(3), 418-425.

Zaki, M. H., Wysocka, M., Everetts, S. E., Wang, K. S., French, L. E., Ritz, J., et al. (2002). Synergistic enhancement of cell-mediated immunity by interleukin-12 plus interleukin-2: basis for therapy of cutaneous T cell lymphoma. J Invest Dermatol, 118(2), 366-371.

Zhang, J., Jia, Z., Lin, Z., Li, J., Fu, X., Huang, Y., et al. (2012). Computational prediction and experimental assessment of an HLA-A*0201-restricted cytotoxic T lymphocyte epitope from neutral endopeptidase. Immunol Res, 52(3), 231-239.

Zhang, Q. J., Gavioli, R., Klein, G. & Masucci, M. G. (1993). An HLA-A11-specific motif in nonamer peptides derived from viral and cellular proteins. Proc Natl Acad Sci U S A, 90(6), 2217-2221.

8. Anhänge

Anhang 1. Liste der synthetisierten Peptide (Sequenzen mit angeordneten Nummern)

Nr.	Peptidsequenz	Nr.	Peptidsequenz	Nr.	Peptidsequenz	Nr.	Peptidsequenz
1	AIPNQTALY	57	YLCASSSRK	107	AVYFCAETY	154	DPGPLSVPE
2	ALLNTDTQY	58	YLCSSSQAK	108	AVYYCIALY	155	DPGRGPVFL
3	ANQGSEATY	59	CPNSSLLNL	109	CSFPSSNFY	156	EPGEGPVLL
4	ASGADQGRY	60	DPISGHTAL	110	CTYQTSGFY	157	FPGCAPRLL
5	ASSLGQGTY	61	DPISGHVSL	111	ETVTLSCTY	158	FPGKGPALL
6	ASSSTGLPY	62	FPDRFSARQ	112	RTEDSATYY	159	FPSSNFYAL
7	ATGGPYESY	63	FPGRFSGRQ	113	ALLAIFWLL	160	FPWYQQFPG
8	IIDESGMPK	64	FPKEGPSIL	114	ALQSTLGAV	161	HPGGGIVSL
9	LELDDSALY	65	FPKTSLMLM	115	DLWGGADGL	162	IPAALSVPD
10	LELEDSALY	66	FPLILESPS	116	GLLILWLQL	163	IPAALSVPE
11	LELGDSALY	67	FPLRLELAA	117	GLVSLILLL	164	MPVRKAVTL
12	LLLGDSALY	68	FPLRLLSAA	118	ILGALLGLL	165	PPSGELVFL
13	LLLSDSGFY	69	FPLTLESAR	119	ILPGTASKL	166	QPPSRQMIL
14	LQPEDSALY	70	FPLTVTSAQ	120	ILWLQLARV	167	SPGLVSLIL
15	LTGEGDYGY	71	FPPRFSGLQ	121	LLAIFWLLL	168	VPEGAIVSL
16	LYFCASSTY	72	FPPRFSGRQ	122	LLGASVLIL	169	VPVSIGVPA
17	SNEGSKATY	73	GPGTRLLVL	123	LLGLLILWL	170	YPNRGLQFL
18	SRDLGLSTY	74	QPVGSPLSL	124	LLGLLSAQV	171	YPSKPLQLL
19	STKRLGRLY	75	RPKGSLSTL	125	LLGVSLVIL	175	ALRDGQKLL
20	VVRGDSAAY	76	RPQDRQFIL	126	LLLVPAFQV	176	APKPGGTAL
21	ALGLGLQFL	77	SPECMRNSSL	127	LLLVPVLEV	177	DRKSSTLIL
22	ALGQGPEFL	78	SPSPNQTSL	128	MLLLLVPVL	178	DRKSSTLSL
23	ALLLGDSAL	79	AKRGQDVAL	129	PLLGIHFVL	179	DTKARLRTL
24	ALYLCASSL	80	ALYWYRQSL	130	SLESLFVLL	180	DTKARLSTL
25	FLLGLESAA	81	AQLEKSGLL	131	SLGGVLLIL	181	EGPVLLIAL
26	ILSSKKLLL	82	AQLEKSRLL	132	YLGGSQGNL	182	EPGAGLQLL
27	LLGDSALYL	83	DGRAGANVL	133	AEEYSSASK	183	FHLKKPSAL
28	LLNLHLHAL	84	EERAKGNIL	134	AIRPDVSEK	184	KKAAKSVAL
29	LLSDSGFYL	85	ELIQKAEII	135	ALSDQNGNK	185	LKYTSAATL
30	SLAPSGANV	86	GPGTRLTVL	136	ALTFGSGTR	186	LLKVLSGTL
31	SLDQGLQFL	87	RLYWYRQAL	137	APSYSSASK	187	LLKVPSGTL
32	SLELGDSAL	88	RPKGSFSTL	138	ASDGGATNK	188	LSYNGLDGL
33	SLGQGLEFL	89	STESGDTAL	139	AVINCSSSK	189	NKKDKHLSL
34	SLGQGPEFL	90	SVYWYQQAL	140	FIIQGYKTK	190	VAWTGRRAL
35	SLTLSTLTV	91	TEKGKYVEL	141	FLISISSIK	191	ASYTESKTY
36	TLELGDSAL	92	YRKKLEEEL	142	GLLLNSLWK	192	ASYTSSKTY
37	TLGQGLQFL	93	AIASLNCTY	143	GRFTVSLNK	193	AWDDSLDGY
38	TLGQGPEFL	94	ALVSDSALY	144	KLVFGKGTK	194	AWDDSLNGY
39	YLCASSLSV	95	ALYSGAGSY	145	QLSCVSAAK	195	AWDVSLNAY
40	ALYFCASSR	96	ATDGNRDDK	146	RLMASLDTK	196	GTAPELLIY
41	ALYLCASSK	97	ATERYSLLY	147	SLFIPADRK	197	GTAPKLLIY
42	AMYLCASTK	98	ATLNTKEGY	142	GLLLNSLWK	198	GTAPKLMIY
43	ASSVGGSLK	93	AIASLNCTY	143	GRFTVSLNK	193	AWDDSLDGY
44	GVSQSPRYK	94	ALVSDSALY	144	KLVFGKGTK	194	AWDDSLNGY
45	GVSQSPSNK	95	ALYSGAGSY	145	QLSCVSAAK	195	AWDVSLNAY
46	HLVKGKGQK	96	ATDGNRDDK	146	RLMASLDTK	196	GTAPELLIY
47	HLVMGMTNK	97	ATERYSLLY	147	SLFIPADRK	197	GTAPKLLIY
48	IMLECSQTK	98	ATLNTKEGY	147	SLFIPADRK	198	GTAPKLMIY
49	KLFFGSGTQ	99	ATLRDAAVY	148	SLFMLSSGK	199	GTAPNLLIY
50	LIYFSYDVK	100	ATLRDTAVY	149	SVAYSSASK	200	GTAPRLLIY
51	LLNSGTNEK	101	ATTVATERY	150	TLSTLSLAK	201	GTTPKLLIY
52	LLVKASEQK	102	ATVAFNCTY	151	WLGPGIAQK	202	LTCTLSSGY
53	LMFVYSYEK	103	ATYFCAASK	152	APVFLMILL	203	LTKQYAYWY
54	PLTVTSAQK	104	ATYLCAVNY	151	WLGPGIAQK	204	PTAPELLIY
55	SVGEGTTAK	105	AVHDLSATY	152	APVFLMILL	205	QTGDEAIYY
56	VLQETEMHK	106	AVRFRSNDY	153	DPGEGPVLL	206	RTAPKLLIY

Nr.	Peptidsequenz	Nr.	Peptidsequenz	Nr.	Peptidsequenz	Nr.	Peptidsequenz
207	RTGDEADYY	261	LPGAAPKLL	314	LLIYAASSL	370	APKLLIYAA
208	STGAVTSGY	262	LPGTAPKLL	315	LLIYAASTL	371	APKQQRDDL
209	STGAVTTGY	263	LPGTTPKLL	316	LLIYGTSTL	372	APRLLIYAA
210	STTSRLLIY	264	LPVLTQPPS	317	LLIYLVSNL	373	APRLLLYAT
211	ALLGASIKL	265	PPSVSVSPL	318	RLEPADFAV	374	ASISKSWYL
212	HLPGTAPKL	266	QPASVSGSL	319	SLEPEDFAV	375	AWYQQLRLL
213	HLPGTAPNL	267	QPHRGPRFL	320	SLEPEDFTV	376	FIIQEATTL
214	LLFGGGTKL	268	QPPSVSASL	321	SLNPGERAV	377	GIYYCMQAL
215	LLFGGGVTV	269	QPVLTQPPS	322	SLQAADVAV	378	GVYYCMQAL
216	LLPGTAPEL	270	TPARFSGSL	323	SLQAEDVAV	379	GVYYCMNAL
217	PLFGGGTKL	271	ADYYCQVAL	324	SLQAEDVGV	380	ISKGKPPEL
218	QLKPGQAPV	272	ASKSGNTAS	325	SLQPEDFAV	381	LLISKASSL
219	QLPGAAPKL	273	CSYAGNYIL	326	TLSLSPGEV	382	LLISKTSSL
220	QLPGKAPKL	274	ERYLTISSL	327	VLTQSPASL	383	NCKSSQSAL
221	QLPGTAPKL	275	GAGTKLTVL	328	VLTQSPATL	384	NCKSSQSIL
222	QLPGTTPKL	276	GEGTKLTVL	329	VLTQSPLSL	385	SCKSSQSLL
223	RLFGGGTKL	277	GGGTKLTVL	330	FLIYGSTTR	386	SRRLAWYQL
224	SLFGTGTKV	278	GGGTKVTVL	331	GLTFGGGTK	387	TIYCKSLSL
225	SLLGGKAAL	279	GRGTKLTVL	332	LIYDASTLK	388	ARDTSSGYY
226	SLSGVVFGG	280	GSGTKVTVL	333	LLIQGASSR	389	RTDMVRGLY
227	SLVITGVQV	281	GSKDNAGIL	334	LLISGASTR	390	ATIVESFDY
228	VLFGGGTKL	282	GTGTKVIVL	335	LLIYDASNK	391	YIDDSSGYY
229	VLFGGGTKV	283	GTGTKVTVL	336	LLIYGASTR	392	CTDDAPQAY
230	VLLTQSPSV	284	KPGQAPRAL	337	LLIYSASTR	393	NSDGSSTTY
231	AAVFGSGTK	285	LTISGTQAL	338	PLTFGAGTK	394	KSDGSSTSY
232	ALIYSTSNK	286	QRPGQAPAL	339	PLTFGGGTK	395	FTFSTSAVY
233	ASIFGGGTK	287	QRPGQSPAL	340	SILYSSDNK	396	KTEDTALYY
234	ASLTISGLK	288	RPRTAPKLL	341	SISKSWLQK	397	AIGTAGDTY
235	ASLTVSELK	289	SSYAGAQSL	342	SLLYSSNNK	398	AIGPTGDTY
236	AVIFGGGTK	290	ASQRVSAPY	343	SLTFGGGTK	399	ASGFSFNTY
237	AVVFGGGTK	291	ASQSISGNY	344	SLVYSSNNK	400	SIDGSNIYY
238	AYVFGTGTK	292	ASQSISNSY	345	SVLYSSNNK	401	ATAPIAPPY
239	FSGSSSGTK	293	ASQSLSGNY	346	SVLYSSNSK	402	LTADDTALY
240	HLGFGGGTK	294	ASQSVINTY	347	SVVYSSNNK	403	VTAADSAVY
241	HLVFGGGTK	295	ASQSVSSDY	348	TLTFGGGTK	404	LTFEDTAIY
242	ILVFGGGTK	296	ASQSVSSGY	349	KPGQPPKLL	405	ATANDRGAY
243	LLVMYQDTK	297	ASQSVSSRY	350	KPGQPPKVL	406	ATAADTAVY
244	QLHPGIAPK	298	ASQSVSSSY	351	KPGQPPQLL	407	ALESVALIY
245	RLVFGGGTK	299	ASQSVSSTY	352	KPGQPPRLL	408	RLYGDFSTV
246	RQFPGAAPK	300	ASQTVSSSY	353	KPGRPPKVL	409	GLVKPPGTL
247	SLIFGGGTK	301	ASQVSSNSY	354	LPVTLGQPA	410	GLVKLPGTL
248	SLVFGGGTK	302	ATISYRASK	355	LPVTPGEPA	411	DLWGQGTTV
249	SVIFGAGTK	303	ATLSCRTSY	356	QPKAPKLLI	412	LLRGGWNDV
250	TLLFGGGTK	304	ATYHCQQSY	357	QPPRLLIYL	413	DLWGRGTLV
251	APDRFSGSL	305	ATYYCQQSY	358	RPGQPPRLL	414	LLESGGGLV
252	FPGAAPKLL	306	HSDGTKYLY	359	SPASLAVSL	415	VLESGGGLV
253	FPGQPGTIT	307	ITCQASRNY	360	SPDCLPVSL	416	LLESGGDLV
248	SLVFGGGTK	308	LVDSDGNTY	361	SPDSLAVSL	417	SLRGEDTAV
249	SVIFGAGTK	305	ATYYCQQSY	362	SPDSLGVSL	418	GLVKGGGSL
250	TLLFGGGTK	306	HSDGTKYLY	363	SPDTLSVSL	415	VLESGGGLV
251	APDRFSGSL	307	ITCQASRNY	360	SPDCLPVSL	416	LLESGGDLV
252	FPGAAPKLL	308	LVDSDGNTY	361	SPDSLAVSL	417	SLRGEDTAV
253	FPGQPGTIT	309	SVDSYLAWY	362	SPDSLGVSL	418	GLVKGGGSL
254	FPGTAPKLL	310	ELTQAPGTL	363	SPDTLSVSL	419	ELWGQGTLV
255	FPGTAPRLV	311	ELTQSPATL	364	SPLSLPVTL	420	RLFGKGTTV
256	GPVPVLVIY	312	GLQSDDFAV	365	SPRRLIYQL	421	GLVKPGGTL
257	IPERFSVSN	310	ELTQAPGTL	366	SPVTLGQPA	422	KLVQAGGGV
258	KPGQAPVPV	311	ELTQSPATL	367	SPVTLSVSP	423	LLESGGGSV
259	KPGQSPVLL	312	GLQSDDFAV	368	TPLSSPVTL	424	KLLESGGGL
260	KPGSPPQFL	313	KLLIYDASL	369	APKGDASSL	425	KLLESGAEV

Nr.	Peptidsequenz	Nr.	Peptidsequenz	Nr.	Peptidsequenz	Nr.	Peptidsequenz
426	SLSTGGVGV	441	AVYYCARRK	454	VPQAPGQGL	472	NPRALRGAL
427	DLWGSGTTV	442	GLVWVSRIK	455	GPGRALEWL	473	AVYFCARAL
428	AYLQRSSLK	443	AVYYCAVLK	456	LPGRGLEWI	474	ALKSRVTML
429	AVYYCARTK	444	AYLQWSCLK	457	VPVPSLPPG	475	ARRRPIKQL
430	AYLQISSLK	445	AYLQWSNLK	458	SPVAPFFGS	476	SLRAEDTAL
431	AYLQCSSLK	446	AYLEWSSLK	459	PPFPCQVTV	477	SLRADDTAL
432	AYLQCSSKK	447	GLEWVANTK	460	TPLRSRVTM	478	GPNTMATAL
433	AYLQWSRLK	448	FPYWGQGTL	461	APVEGRFSI	479	IRRPPGKAL
434	AYLQWSSLK	449	VPQRPGKGL	462	QPVQSGVEV	480	EVKKPRESL
435	LLESGAEVK	450	SPSRGLEWL	463	APVEGRFTI	481	TLKESGPAL
436	AMFYCARLK	451	SPARGLEWL	464	APVKGRFII	482	GLRSEDTAL
437	ADLQWSSLK	452	DPSKNQFSL	465	GPVEGRFTI	483	NLKSEDTAL
438	AISRDNAQK	453	FPCQVTVSA	466	VPQMPGKGL	484	ARRWGSGGL
439	ATIFRASVK	454	VPQAPGQGL	467	FPYMNNLRV	485	NPRALVGAL
440	AYLQWSGLK	450	SPSRGLEWL	468	SLKASDTAL	486	DLKNVRVTL
438	AISRDNAQK	451	SPARGLEWL	469	DRKDWGWAL	487	SLRSEDTAL
439	ATIFRASVK	452	DPSKNQFSL	470	AVYYCARAL		
440	AYLQWSGLK	453	FPCQVTVSA	471	SLKTEDTAL		

Anhang 2. Liste der Peptide und der entsprechenden untergeordneten Pools (1-49) und übergeordneten Pools (I-X)

Übergeordnete Pools	Untergeordnete Pools	Liste der Peptide (Nummern stimmen mit den entsprechenden Sequenzen vom Anhang 1. überein)									
I	1	255	224	481	342	386	361	233	447	226	452
	2	474	412	225	462	249	194	369	139	308	244
	3	463	396	184	6	405	379	430	389	414	375
	4	451	319	31	387	81	36	330	289	61	229
	5	76	83	43	110	119	353	382	408	63	159
II	6	304	384	41	108	378	363	288	432	239	45
	7	440	393	220	273	228	151	328	253	413	351
	8	117	127	339	465	398	364	95	399	242	441
	9	21	421	297	33	118	434	317	105	52	144
	10	357	338	343	301	107	467	318	435	358	366
III	11	279	73	453	348	271	300	214	468	56	188
	12	422	176	122	445	206	439	418	29	57	394
	13	173	152	27	177	22	16	30	55	269	209
	14	164	466	181	129	335	392	365	114	321	207
	15	272	448	329	391	260	331	276	80	149	138
IV	16	163	10	222	221	146	157	190	178	232	59
	17	258	476	161	460	195	237	210	196	135	167
	18	145	231	299	60	438	90	134	270	298	254
	19	98	429	208	261	372	322	371	175	275	286
	20	404	24	3	444	251	230	166	39	4	450
V	21	302	93	35	316	48	91	211	223	44	246
	22	13	323	111	295	281	128	40	266	140	236
	23	69	416	431	179	126	234	199	340	212	417
	24	472	252	367	385	158	150	5	17	49	312
	25	8	72	148	38	25	85	42	37	309	165
VI	26	75	65	235	46	67	18	314	28	136	124
	27	464	437	180	344	427	376	227	74	14	370
	28	121	160	240	174	9	294	282	84	15	87
	29	101	284	425	310	137	443	433	360	99	12
	30	26	94	170	377	326	2	401	471	130	400
VII	31	337	34	243	477	483	106	217	20	103	455
	32	187	291	62	423	285	359	213	1	92	380
	33	19	277	419	354	293	115	23	216	350	334
	34	454	345	473	77	32	327	306	352	356	403
	35	347	411	424	336	7	248	79	390	283	71

Übergeordnete Pools	Untergeordnete Pools	Liste der Peptide (Nummern stimmen mit den entsprechenden Sequenzen vom Anhang 1. überein)								
VIII	36	346	11	54	484	397	373	47	307	395	262
	37	141	305	486	123	368	459	388	86	193	247
	38	311	470	100	78	189	125	162	219	104	256
	39	169	478	245	406	436	143	415	355	183	407
	40	374	320	54	333	88	97	381	341	70	410
IX	41	113	259	287	96	120	53	142	482	241	458
	42	171	420	250	362	68	332	192	428	102	409
	43	64	313	290	82	402	324	203	274	109	112
	44	58	461	215	278	457	267	182	186	315	349
	45	131	89	446	456	66	426	51	202	156	155
X	46	132	475	257	325	263	303	218	238	442	201
	47	485	480	449	191	133	487	204	469	168	197
	48	147	383	479	50	172	200	153	198	185	116
	49	296	205	292	268	264	265	280			

Anhang 3. Liste der in der Arbeit getesteten Patienten

Patienten	Alter	Geschlecht	Therapie	FACS CTL in %	Identifizierte Epitope - Starke Stimulatoren	Identifizierte Epitope - Stimulatoren	Diagnose	HLA A	HLA B	HLA Cw	HLA DR	HLA DQ
P1	37	M	keine	35	-	-	Keimzentrumslymphom (CBCL)	Keine Angaben				
P2	69	M	keine	-	-	-	Keimzentrumslymphom (CBCL)	Keine Angaben				
P3	73	W	keine	-	-	-	Keimzentrumslymphom (CBCL)	Keine Angaben				
P4	65	M	keine	-	-	-	Keimzentrumslymphom (CBCL)	2, 30	39, 53	4, 7	1, 19, 52	1
P5	36	W	IFN-α	-	-	-	Keimzentrumslymphom (CBCL)	23, 29	5, 21	6, 7	-	-
P6	60	W	keine	18	-	-	Keimzentrumslymphom (CBCL)	24	44, 51, 51	7	11, 52	7
P7	28	W	keine	-	-	-	Keimzentrumslymphom (CBCL)	Keine Angaben				

Patienten	Alter	Geschlecht	Therapie	FACS CTL in %	Identifizierte Epitope		Diagnose	HLA				
					Starke Stimulatoren	Stimulatoren		A	B	Cw	DR	DQ
P8	54	M	keine	30	–	–	Keimzentrums-lymphom (CBCL)	24, 28	14, 37	6, 8	1	1
P9	49	M	keine	-	–	–	Keimzentrums-lymphom (CBCL)	11, 24	7, 40	7	1, 4, 53	3, 1
P10	65	M	keine	-	–	–	Keimzentrums-lymphom (CBCL)			Keine Angaben		
P11	79	W	keine	17	–	–	Keimzentrums-lymphom (CBCL)	2, 24	27, 35	2, 4	2	1
P12	36	M	keine	-	–	–	Marginalzonen-lymphom (CBCL)			Keine Angaben		
P13	70	M	keine	-	–	–	Marginalzonen-lymphom (CBCL)			Keine Angaben		
P14	68	M	keine	-	–	–	Marginalzonen-lymphom (CBCL)			Keine Angaben		
P15	81	M	keine	-	–	–	Primär kutanes diffus-großzelliges B-Zell-Lymphom (CBCL)			Keine Angaben		
P16	70	M	keine	-	–	–	Primär kutanes diffus-großzelliges B-Zell-Lymphom (CBCL)			Keine Angaben		

Patienten	Alter	Geschlecht	Therapie	FACS CTL in%	Starke Stimulatoren	Stimulatoren	Diagnose	HLA A	HLA B	HLA Cw	HLA DR	HLA DQ
P17	76	W	keine	-	-	-	Primär kutanes diffus-großzelliges B-Zell-Lymphom (CBCL)	Keine Angaben				
P18	66	M	keine	-	-	-	LyP (CTCL)	Keine Angaben				
P19	63	W	keine	-	-	-	LyP (CTCL)					
P20	41	M	keine	11	LSYNGLDGL	LLSDSGFYL	LyP (CTCL)	2	13, 18	6, 7	7, 11, 52, 53	2, 7
P21	76	M	keine	20	-	EVKKPRESL	LyP (CTCL)	2	7, 55	37	11, 15, 52	1, 7
P22	14	M	keine	-	-	-	LyP (CTCL)	1, 2	8, 60	3, 7	2, 6, 52	1
P23	19	W	keine	-	-	-	LyP, MF (CTCL)	Keine Angaben				
P24	75	M	MTX	-	-	-	LyP (CTCL)	Keine Angaben				
P25	47	M	MTX	-	-	-	LyP, MF (CTCL)	3, 25	7	3, 7,	3, 11, 52,	2, 7

Patienten	Alter	Geschlecht	Therapie	FACS CTL in%	Identifizierte Epitope		Diagnose	HLA				
					Starke Stimulatoren	Stimulatoren		A	B	Cw	DR	DQ
P26	36	M	MTX	21	–	–	LyP (CTCL)	3, 32, (19),	7, 44,	5, 7	15	1
P27	68	W	keine	-	–	–	MF (CTCL)	24,	7	7	1, 12, 52	1, 71, 3
P28	77	W	keine	-	–	–	MF (CTCL)	2	8, 35,	4, 7,	6, 17, 52,	1, 2
P29	75	W	IFN-α	-	–	–	MF (CTCL)	1, 3	44, 62	3, 5	1, 6, 52	1
P30	53	M	keine	-	–	–	MF (CTCL)			Keine Angaben		
P31	72	W	keine	8	–	–	MF (CTCL)	3, 24	7, 18	7	11, 15, 52,	1, 7
P32	86	W	keine	-	–	–	MF (CTCL)			Keine Angaben		
P33	68	W	keine	-	–	–	MF (CTCL)	1, 2	59, 44	5	12, 13, 52	1, 7
P34	54	W	keine	36	–	–	MF (CTCL)					

Patienten	Alter	Geschlecht	Therapie	FACS CTL in%	Identifizierte Epitope - Starke Stimulatoren	Identifizierte Epitope - Stimulatoren	Diagnose	HLA A	HLA B	HLA Cw	HLA DR	HLA DQ
P35	70	W	keine	-	-	-	MF (CTCL)	23, 25	18, 49	7	11, 15, 52,	1, 7
P36	54	M	keine	33	-	-	MF (CTCL)	2, 24	51, 35	2, 4	11, 14, 52	1, 7,
P37	53	W	keine	-	-	-	MF (CTCL)	2, 24	38, 62	7	12, 11, 52	3
P38	73	M	keine	-	-	-	MF (CTCL)	3, 29	44	3, 6	4, 12, 52, 53	3, 7
P39	73	W	keine	-	-	-	MF (CTCL)	2	27, 62,	2, 3	-	-
P40	32	M	keine	-	-	-	MF (CTCL)	2, 25,	18, 55	3	6, 11, 52,	1, 7
P41	57	M	keine	-	-	-	MF (CTCL)	3, 26	5, 35,	4	1, 4, 53	1, 3
P42	55	W	keine	-	-	-	MF (CTCL)	Keine Angaben				
P43	81	W	MTX	-	-	-	MF (CTCL)	23, 30	13, 44	46	1, 7, 53	1, 2

Patienten	Alter	Geschlecht	Therapie	FACS CTL in %	Identifizierte Epitope - Starke Stimulatoren	Identifizierte Epitope - Stimulatoren	Diagnose	HLA A	HLA B	HLA Cw	HLA DR	HLA DQ
P44	64	W	PUVA	-	-	-	MF (CTCL)	Keine Angaben				
P45	74	M	PUVA	4	-	-	MF (CTCL)	Keine Angaben				
P46	73	M	PUVA	-	-	-	MF (CTCL)	2, 11	27, 35	14	1, 13, 52	1
P47	50	M	PUVA	-	FPYMNLRV SLKASDTAL	-	MF (CTCL)	Keine Angaben				
P48	71	W	PUVA	23	LLAIFWLLL	-	MF (CTCL)	2, 26	27, 62	1, 3	1, 4, 53	1, 3
P49	66	M	keine	-	-	-	MF (CTCL)	2, 32	35, 44	45	1, 4, 52	1, 3
P50	59	M	keine	-	-	-	MF (CTCL)	Keine Angaben				

Patienten	Alter	Geschlecht	Therapie	FACS CTL in %	Identifizierte Epitope - Starke Stimulatoren	Identifizierte Epitope - Stimulatoren	Diagnose	HLA A	HLA B	HLA Cw	HLA DR	HLA DQ
P51	64	W	keine	-	-	-	MF (CTCL)	Keine Angaben				
P52	80	W	keine	-	-	-	MF (CTCL)	1, 30	13, 37	6	7, 10, 53	1, 2
P53	43	W	keine	-	-	-	Primär kutanes aggressives epidermotrophes CD8⁺-T-Zell-Lymphom (CTCL)	Keine Angaben				
P54	75	W	keine	-	-	-	Primär kutanes aggressives epidermotrophes CD8⁺-T-Zell-Lymphom (CTCL)	2, 26	38 (16), 62	3	4, 11, 52, 53	3, 7
P55	33	M	keine	-	-	-	Primär kutanes anaplastisches großzelliges T-Zell-Lymphom (CTCL)	Keine Angaben				
P56	64	M	keine	-	-	-	Primär kutanes anaplastisches großzelliges T-Zell-Lymphom (CTCL)	Keine Angaben				

Patienten	Alter	Geschlecht	Therapie	FACS CTL in%	Identifizierte Epitope Starke Stimulatoren	Identifizierte Epitope Stimulatoren	Diagnose	HLA A	HLA B	HLA Cw	HLA DR	HLA DQ
P57	36	M	keine	12	LLAIFWLLL	HLGFGGGTK ASQSVINTY	Primär kutanes klein- bis mittelgroßzelliges pleomorphes T-Zell-Lymphom (CTCL)	2, 24	27, 35	12	5, 7, 52	2, 7
P58	64	W	keine	9	FPYMNNLRV RLEPADFAV RPGQPPRLL	QPPRLLIYL	Primär kutanes klein- bis mittelgroßzelliges pleomorphes T-Zell-Lymphom (CTCL)	2, 24	7, 62	3	6, 15, 52	1
P59	26	M	keine	-	-	-	Primär kutanes klein- bis mittelgroßzelliges pleomorphes T-Zell-Lymphom (CTCL)	Keine Angaben				
P60	57	M	keine	-	-	-	Primär kutanes klein- bis mittelgroßzelliges pleomorphes T-Zell-Lymphom (CTCL)	Keine Angaben				
P61	55	W	keine	-	-	-	Primär kutanes klein- bis mittelgroßzelliges pleomorphes T-Zell-Lymphom (CTCL)	Keine Angaben				

Patienten	Alter	Geschlecht	Therapie	FACS CTL in %	Identifizierte Epitope Starke Stimulatoren	Identifizierte Epitope Stimulatoren	Diagnose	HLA A	HLA B	HLA Cw	HLA DR	HLA DQ
P62	68	W	keine	-	-	-	Primär kutanes klein- bis mittelgroßzelliges pleomorphes T-Zell-Lymphom (CTCL)	Keine Angaben				
P63	67	M	keine	13	-	-	Primär kutanes klein- bis mittelgroßzelliges pleomorphes T-Zell-Lymphom (CTCL)	2	61, 62	2, 3	1, 4, 53	1, 2
P64	69	W	ECP	0	-	-	SS (CTCL)	Keine Angaben				

Anhang 4. PSSM für HLA-A*01, A*03, B*07 und B*08

HLA-A*01	P1	P2	P3	P4	P5	P6	P7	P8	P9
A	17,45	6,71	7,72	5,7	8,72	9,73	9,73	7,72	2,35
C	2,35	1,01	2,35	3,02	2,01	2,35	2,35	1,68	0,67
D	2,68	0,67	19,13	5,37	4,7	2,35	4,36	3,36	0,34
E	4,7	1,34	9,06	8,05	4,36	4,03	0,67	7,72	0
F	4,7	0,67	11,74	6,04	4,36	3,69	6,38	3,69	0,67
G	8,72	1,34	3,69	5,37	7,72	6,04	3,69	4,36	0,67
H	1,68	0,34	0,67	2,68	1,34	2,68	4,03	2,35	0,67
I	5,37	14,09	5,7	4,36	4,03	5,7	6,71	3,69	1,34
K	5,37	1,34	4,03	5,37	5,7	3,36	4,03	6,38	29,87
L	10,4	13,42	8,05	6,38	7,38	7,38	11,41	10,4	4,36
M	2,01	1,34	2,01	1,34	0	1,01	8,05	1,34	0
N	1,34	2,01	2,35	5,7	2,68	4,03	5,7	4,36	0
P	2,01	3,02	3,02	8,72	8,05	6,04	4,36	6,04	0
Q	3,02	2,01	4,03	10,4	2,35	4,03	3,02	5,7	0,34
R	5,37	3,02	2,68	2,35	6,04	7,38	4,7	4,03	11,74
S	8,05	10,4	2,68	5,03	11,41	13,42	4,36	6,38	0
T	4,7	22,48	3,02	4,7	6,04	5,7	4,7	11,41	0,67
V	7,05	12,75	1,01	5,03	6,71	5,7	4,36	3,69	2,68
W	0,34	0	1,01	1,68	0,67	1,68	2,68	1,01	0
Y	2,68	2,01	6,04	2,68	5,7	3,69	4,7	4,7	43,62

HLA-A*03	P1	P2	P3	P4	P5	P6	P7	P8	P9
A	21,99	4,19	7,33	6,81	8,9	14,14	14,66	7,85	2,62
C	1,05	0,52	1,57	2,09	3,14	1,57	1,57	3,14	1,05
D	3,14	0,52	6,28	8,9	4,19	0,52	3,14	1,57	0,52
E	1,05	1,05	3,14	8,9	1,57	3,14	1,05	5,76	0
F	9,42	2,62	19,37	5,76	4,19	1,57	5,76	2,09	0,52
G	6,81	1,57	5,24	5,24	12,04	4,19	2,09	4,19	0,52
H	3,14	0	1,57	1,57	1,57	1,57	3,66	2,09	2,09
I	5,76	19,37	7,85	1,57	3,14	7,85	6,28	3,14	2,62
K	9,42	1,05	2,62	6,81	7,85	2,09	3,14	5,24	45,03
L	10,99	26,7	8,38	5,24	6,81	6,28	10,47	7,85	4,19
M	1,57	1,57	3,14	0,52	0	1,05	12,57	1,05	0
N	0,52	1,05	3,14	4,71	3,66	2,62	1,57	9,95	0
P	0,52	3,14	0	5,24	6,28	3,14	3,66	4,19	0,52
Q	2,62	2,09	1,05	13,61	2,62	5,76	2,62	5,76	1,05
R	4,71	3,14	6,28	3,66	7,33	8,9	6,28	5,24	20,42
S	7,85	5,24	3,66	4,71	14,14	17,8	5,76	4,19	1,05
T	3,14	8,38	1,57	6,81	5,24	4,71	4,71	15,71	0,52
V	4,19	13,61	8,38	4,19	4,71	9,42	3,66	4,19	3,66
W	0,52	0,52	1,57	1,05	0	1,05	2,09	0,52	0,52
Y	1,57	3,66	7,85	2,62	2,62	2,62	5,24	6,28	13,09

HLA-B*07	P1	P2	P3	P4	P5	P6	P7	P8	P9
A	3,2	1,6	5,6	6,4	5,6	8	6,4	9,6	8,8
C	3,2	0,8	0,8	5,6	0	3,2	1,6	1,6	0,8
D	4,8	0,8	1,6	5,6	2,4	1,6	2,4	1,6	0,8
E	1,6	0,8	1,6	6,4	3,2	0	1,6	3,2	0
F	31,2	0,8	5,6	4	4,8	8	4,8	2,4	11,2
G	3,2	0,8	4,8	4,8	7,2	3,2	1,6	3,2	0
H	3,2	0	2,4	0,8	2,4	0,8	4	2,4	0,8
I	6,4	0	10,4	2,4	3,2	3,2	5,6	8,8	18,4
K	1,6	0,8	6,4	3,2	5,6	3,2	2,4	1,6	1,6
L	13,6	3,2	7,2	5,6	7,2	10,4	11,2	5,6	31,2
M	4,8	0	2,4	0	1,6	0	2,4	0,8	4
N	0	0,8	1,6	1,6	3,2	4,8	0	5,6	0,8
P	0	81,6	1,6	7,2	27,2	2,4	6,4	23,2	0
Q	3,2	0,8	2,4	1,6	1,6	24,8	4,8	4	0,8
R	2,4	4	8	21,6	5,6	4,8	4	4,8	3,2
S	7,2	0,8	6,4	8,8	6,4	7,2	4,8	7,2	0
T	3,2	0,8	2,4	7,2	4,8	3,2	3,2	5,6	0,8
V	3,2	1,6	22,4	2,4	7,2	5,6	23,2	4,8	11,2
W	1,6	0	0,8	0,8	0	2,4	4,8	2,4	2,4
Y	2,4	0	5,6	4	0,8	3,2	4,8	1,6	3,2

HLA-B*08	P1	P2	P3	P4	P5	P6	P7	P8	P9
A	22,73	0	0	13,64	4,55	13,64	4,55	36,36	4,55
C	0	4,55	0	0	0	0	0	0	0
D	9,09	0	0	4,55	0	0	0	0	0
E	18,18	4,55	0	9,09	0	9,09	9,09	4,55	0
F	9,09	4,55	0	0	0	0	0	0	0
G	9,09	0	0	4,55	13,64	0	0	4,55	0
H	0	0	0	0	0	0	0	4,55	0
I	0	9,09	9,09	0	4,55	9,09	9,09	13,64	22,73
K	9,09	0	31,82	4,55	31,82	4,55	13,64	0	4,55
L	9,09	13,64	4,55	0	4,55	13,64	9,09	9,09	54,55
M	0	0	9,09	0	0	0	0	0	0
N	0	4,55	0	13,64	0	0	0	0	0
P	0	18,18	0	0	9,09	0	4,55	4,55	0
Q	0	0	0	9,09	0	4,55	0	4,55	0
R	9,09	22,73	22,73	0	13,64	18,18	9,09	0	13,64
S	4,55	4,55	0	9,09	9,09	9,09	0	4,55	0
T	0	4,55	0	13,64	4,55	0	13,64	9,09	0
V	0	9,09	0	4,55	4,55	4,55	0	4,55	0
W	0	0	0	4,55	0	4,55	18,18	0	0
Y	0	0	22,73	9,09	0	9,09	9,09	0	0

Anhang 5. Alle 500 Peptide mit den Vorhersagewerten

Rezeptor	Sequenz	HLA	HLA Vorhersage	HLA-A*01	HLA-A*02	HLA-A*03	HLA-B*07	HLA-B*08
TCR-beta	AIPNQTALY	HLA-A1	0,69	0,29	0,46	0,09	0,24
TCR-beta	ALLNTDTQY	HLA-A1	0,66	0,54	0,47	0,11	0,31
TCR-beta	ANQGSEATY	HLA-A1	0,67	0,33	0,47	0,11	0,25
TCR-beta	ASGADQGRY	HLA-A1	0,66	0,21	0,36	0,18	0,18
TCR-beta	ASSLGQGTY	HLA-A1	0,65	0,30	0,44	0,20	0,22
TCR-beta	ASSSTGLPY	HLA-A1	0,65	0,27	0,37	0,22	0,22
TCR-beta	ATGGPYESY	HLA-A1	0,74	0,33	0,35	0,19	0,25
TCR-beta	IIDESGMPK	HLA-A1	0,65	0,23	0,63	0,17	0,15
TCR-beta	LELDDSALY	HLA-A1	0,66	0,31	0,45	0,18	0,18
TCR-beta	LELEDSALY	HLA-A1	0,67	0,31	0,45	0,18	0,20
TCR-beta	LELGDSALY	HLA-A1	0,66	0,41	0,43	0,17	0,18
TCR-beta	LLLGDSALY	HLA-A1	0,74	0,71	0,57	0,18	0,22
TCR-beta	LLLSDSGFY	HLA-A1	0,67	0,55	0,47	0,17	0,18
TCR-beta	LQPEDSALY	HLA-A1	0,64	0,26	0,41	0,16	0,16
TCR-beta	LTGEGDYGY	HLA-A1	0,68	0,30	0,35	0,15	0,20
TCR-beta	LYFCASSTY	HLA-A1	0,67	0,28	0,51	0,17	0,13
TCR-beta	SNEGSKATY	HLA-A1	0,64	0,32	0,40	0,13	0,16
TCR-beta	SRDLGLSTY	HLA-A1	0,66	0,32	0,39	0,17	0,25
TCR-beta	STKRLGRLY	HLA-A1	0,65	0,27	0,31	0,20	0,25
TCR-beta	VVRGDSAAY	HLA-A1	0,66	0,34	0,45	0,16	0,35
TCR-beta	ALGLGLQFL	HLA-A2	0,43	0,77	0,45	0,25	0,47
TCR-beta	ALGQGPEFL	HLA-A2	0,43	0,73	0,47	0,20	0,49
TCR-beta	ALLLGDSAL	HLA-A2	0,41	0,80	0,48	0,25	0,58
TCR-beta	ALYLCASSL	HLA-A2	0,42	0,70	0,48	0,24	0,53
TCR-beta	FLLGLESAA	HLA-A2	0,34	0,71	0,39	0,26	0,35
TCR-beta	ILSSKKLLL	HLA-A2	0,36	0,72	0,38	0,28	0,53
TCR-beta	LLGDSALYL	HLA-A2	0,50	0,73	0,53	0,29	0,45
TCR-beta	LLLGDSALY	HLA-A2	0,74	0,71	0,57	0,18	0,22
TCR-beta	LLNLHLHAL	HLA-A2	0,34	0,72	0,36	0,28	0,51
TCR-beta	LLSDSGFYL	HLA-A2	0,37	0,74	0,44	0,26	0,36
TCR-beta	SLAPSGANV	HLA-A2	0,42	0,75	0,49	0,19	0,13
TCR-beta	SLDQGLQFL	HLA-A2	0,44	0,72	0,42	0,24	0,44
TCR-beta	SLELGDSAL	HLA-A2	0,35	0,73	0,38	0,25	0,49
TCR-beta	SLGQGLEFL	HLA-A2	0,38	0,74	0,41	0,24	0,47
TCR-beta	SLGQGPEFL	HLA-A2	0,37	0,72	0,39	0,21	0,42
TCR-beta	SLTLSTLTV	HLA-A2	0,44	0,73	0,47	0,19	0,18
TCR-beta	TLELGDSAL	HLA-A2	0,33	0,71	0,35	0,23	0,47
TCR-beta	TLGQGLQFL	HLA-A2	0,37	0,71	0,39	0,24	0,42
TCR-beta	TLGQGPEFL	HLA-A2	0,35	0,70	0,37	0,20	0,40
TCR-beta	YLCASSLSV	HLA-A2	0,41	0,71	0,45	0,19	0,24
TCR-beta	ALYFCASSR	HLA-A3	0,46	0,49	0,57	0,13	0,36
TCR-beta	ALYLCASSK	HLA-A3	0,58	0,53	0,70	0,13	0,33
TCR-beta	AMYLCASTK	HLA-A3	0,54	0,27	0,63	0,12	0,29
TCR-beta	ASSVGGSLK	HLA-A3	0,53	0,29	0,57	0,12	0,24
TCR-beta	GVSQSPRYK	HLA-A3	0,53	0,25	0,59	0,10	0,20
TCR-beta	GVSQSPSNK	HLA-A3	0,52	0,26	0,61	0,11	0,16
TCR-beta	HLVKGKGQK	HLA-A3	0,42	0,51	0,59	0,17	0,18
TCR-beta	HLVMGMTNK	HLA-A3	0,36	0,47	0,58	0,16	0,18
TCR-beta	IIDESGMPK	HLA-A3	0,65	0,23	0,63	0,17	0,15
TCR-beta	IMLECSQTK	HLA-A3	0,50	0,24	0,57	0,13	0,15

144

Rezeptor	Sequenz	HLA Vorhersage	HLA-A*01	HLA-A*02	HLA-A*03	HLA-B*07	HLA-B*08
TCR-beta	KLFFGSGTQ	HLA-A3	0,43	0,56	0,57	0,12	0,22
TCR-beta	LIYFSYDVK	HLA-A3	0,54	0,22	0,59	0,14	0,27
TCR-beta	LLNSGTNEK	HLA-A3	0,51	0,53	0,60	0,14	0,22
TCR-beta	LLVKASEQK	HLA-A3	0,54	0,54	0,69	0,21	0,24
TCR-beta	LMFVYSYEK	HLA-A3	0,55	0,23	0,59	0,13	0,16
TCR-beta	PLTVTSAQK	HLA-A3	0,53	0,47	0,64	0,11	0,18
TCR-beta	SVGEGTTAK	HLA-A3	0,56	0,29	0,57	0,15	0,36
TCR-beta	VLQETEMHK	HLA-A3	0,50	0,42	0,57	0,09	0,18
TCR-beta	YLCASSSRK	HLA-A3	0,53	0,47	0,65	0,13	0,20
TCR-beta	YLCSSSQAK	HLA-A3	0,54	0,48	0,64	0,15	0,33
TCR-beta	CPNSSLLNL	HLA-B7	0,30	0,38	0,29	0,56	0,45
TCR-beta	DPISGHTAL	HLA-B7	0,23	0,37	0,25	0,55	0,65
TCR-beta	DPISGHVSL	HLA-B7	0,22	0,38	0,22	0,61	0,47
TCR-beta	FPDRFSARQ	HLA-B7	0,36	0,21	0,34	0,56	0,16
TCR-beta	FPGRFSGRQ	HLA-B7	0,29	0,20	0,26	0,55	0,15
TCR-beta	FPKEGPSIL	HLA-B7	0,24	0,40	0,26	0,63	0,60
TCR-beta	FPKTSLMLM	HLA-B7	0,31	0,22	0,32	0,54	0,42
TCR-beta	FPLILESPS	HLA-B7	0,24	0,22	0,22	0,55	0,20
TCR-beta	FPLRLELAA	HLA-B7	0,30	0,34	0,28	0,62	0,38
TCR-beta	FPLRLLSAA	HLA-B7	0,27	0,36	0,27	0,63	0,36
TCR-beta	FPLTLESAR	HLA-B7	0,33	0,25	0,37	0,53	0,44
TCR-beta	FPLTVTSAQ	HLA-B7	0,26	0,25	0,26	0,53	0,35
TCR-beta	FPPRFSGLQ	HLA-B7	0,28	0,22	0,25	0,54	0,18
TCR-beta	FPPRFSGRQ	HLA-B7	0,23	0,18	0,23	0,54	0,15
TCR-beta	GPGTRLLVL	HLA-B7	0,33	0,44	0,28	0,56	0,55
TCR-beta	QPVGSPLSL	HLA-B7	0,31	0,52	0,28	0,59	0,40
TCR-beta	RPKGSLSTL	HLA-B7	0,34	0,50	0,32	0,53	0,60
TCR-beta	RPQDRQFIL	HLA-B7	0,24	0,34	0,22	0,58	0,47
TCR-beta	SPECPNSSL	HLA-B7	0,29	0,33	0,19	0,60	0,36
TCR-beta	SPSPNQTSL	HLA-B7	0,25	0,38	0,21	0,60	0,40
TCR-beta	AKRGQDVAL	HLA-B8	0,28	0,49	0,27	0,29	0,56
TCR-beta	ALLLGDSAL	HLA-B8	0,41	0,80	0,48	0,25	0,58
TCR-beta	ALYLCASSL	HLA-B8	0,42	0,70	0,48	0,24	0,53
TCR-beta	ALYWYRQSL	HLA-B8	0,39	0,65	0,41	0,21	0,56
TCR-beta	AQLEKSGLL	HLA-B8	0,45	0,45	0,42	0,24	0,56
TCR-beta	AQLEKSRLL	HLA-B8	0,44	0,42	0,44	0,24	0,60
TCR-beta	DGRAGANVL	HLA-B8	0,22	0,37	0,27	0,24	0,53
TCR-beta	DPISGHTAL	HLA-B8	0,23	0,37	0,25	0,55	0,65
TCR-beta	EERAKGNIL	HLA-B8	0,21	0,32	0,18	0,22	0,64
TCR-beta	ELIQKAEII	HLA-B8	0,32	0,48	0,40	0,20	0,56
TCR-beta	FPKEGPSIL	HLA-B8	0,24	0,40	0,26	0,63	0,60
TCR-beta	GPGTRLLVL	HLA-B8	0,33	0,44	0,28	0,56	0,55
TCR-beta	GPGTRLTVL	HLA-B8	0,29	0,41	0,25	0,53	0,56
TCR-beta	RLYWYRQAL	HLA-B8	0,32	0,63	0,34	0,22	0,64
TCR-beta	RPKGSFSTL	HLA-B8	0,31	0,47	0,29	0,53	0,55
TCR-beta	RPKGSLSTL	HLA-B8	0,34	0,50	0,32	0,53	0,60
TCR-beta	STESGDTAL	HLA-B8	0,41	0,45	0,27	0,24	0,55
TCR-beta	SVYWYQQAL	HLA-B8	0,31	0,39	0,27	0,30	0,55
TCR-beta	TEKGKYVEL	HLA-B8	0,24	0,42	0,18	0,28	0,56
TCR-beta	YRKKLEEEL	HLA-B8	0,22	0,36	0,17	0,20	0,56
TCR-alpha	AIASLNCTY	HLA-A1	0,69	0,29	0,48	0,13	0,22
TCR-alpha	ALVSDSALY	HLA-A1	0,73	0,58	0,63	0,21	0,27

Rezeptor Sequenz	HLA Vorhersage	HLA-A*01	HLA-A*02	HLA-A*03	HLA-B*07	HLA-B*08
TCR-alpha ALYSGAGSY	HLA-A1	0,69	0,59	0,56	0,16	0,40
TCR-alpha ATDGNRDDK	HLA-A1	0,69	0,27	0,54	0,08	0,22
TCR-alpha ATERYSLLY	HLA-A1	0,84	0,27	0,46	0,19	0,22
TCR-alpha ATLNTKEGY	HLA-A1	0,68	0,28	0,36	0,10	0,27
TCR-alpha ATLRDAAVY	HLA-A1	0,75	0,30	0,48	0,20	0,22
TCR-alpha ATLRDTAVY	HLA-A1	0,72	0,29	0,43	0,18	0,16
TCR-alpha ATTVATERY	HLA-A1	0,68	0,21	0,36	0,09	0,18
TCR-alpha ATVAFNCTY	HLA-A1	0,69	0,27	0,43	0,18	0,20
TCR-alpha ATYFCAASK	HLA-A1	0,67	0,27	0,66	0,12	0,31
TCR-alpha ATYLCAVNY	HLA-A1	0,72	0,25	0,45	0,19	0,25
TCR-alpha AVHDLSATY	HLA-A1	0,75	0,31	0,60	0,14	0,25
TCR-alpha AVRFRSNDY	HLA-A1	0,68	0,17	0,46	0,12	0,31
TCR-alpha AVYFCAETY	HLA-A1	0,67	0,24	0,50	0,11	0,35
TCR-alpha AVYYCIALY	HLA-A1	0,68	0,27	0,48	0,11	0,35
TCR-alpha CSFPSSNFY	HLA-A1	0,68	0,16	0,41	0,12	0,09
TCR-alpha CTYQTSGFY	HLA-A1	0,70	0,20	0,37	0,10	0,20
TCR-alpha ETVTLSCTY	HLA-A1	0,68	0,22	0,41	0,19	0,24
TCR-alpha RTEDSATYY	HLA-A1	0,72	0,20	0,40	0,11	0,22
TCR-alpha ALLAIFWLL	HLA-A2	0,42	0,76	0,43	0,25	0,56
TCR-alpha ALQSTLGAV	HLA-A2	0,42	0,76	0,41	0,19	0,40
TCR-alpha DLWGGADGL	HLA-A2	0,29	0,78	0,38	0,22	0,45
TCR-alpha GLLILWLQL	HLA-A2	0,36	0,75	0,37	0,25	0,42
TCR-alpha GLVSLILLL	HLA-A2	0,37	0,79	0,43	0,33	0,47
TCR-alpha ILGALLGLL	HLA-A2	0,43	0,80	0,37	0,26	0,44
TCR-alpha ILPGTASKL	HLA-A2	0,34	0,75	0,37	0,23	0,36
TCR-alpha ILWLQLARV	HLA-A2	0,30	0,75	0,37	0,17	0,13
TCR-alpha LLAIFWLLL	HLA-A2	0,41	0,75	0,38	0,28	0,40
TCR-alpha LLGASVLIL	HLA-A2	0,47	0,79	0,47	0,31	0,51
TCR-alpha LLGLLILWL	HLA-A2	0,43	0,75	0,40	0,28	0,40
TCR-alpha LLGLLSAQV	HLA-A2	0,49	0,78	0,50	0,22	0,18
TCR-alpha LLGVSLVIL	HLA-A2	0,43	0,74	0,41	0,36	0,47
TCR-alpha LLLVPAFQV	HLA-A2	0,41	0,75	0,45	0,28	0,24
TCR-alpha LLLVPVLEV	HLA-A2	0,43	0,81	0,45	0,29	0,24
TCR-alpha MLLLLVPVL	HLA-A2	0,32	0,78	0,36	0,26	0,36
TCR-alpha PLLGIHFVL	HLA-A2	0,29	0,77	0,30	0,21	0,35
TCR-alpha SLESLFVLL	HLA-A2	0,39	0,74	0,34	0,33	0,38
TCR-alpha SLGGVLLIL	HLA-A2	0,44	0,86	0,38	0,31	0,47
TCR-alpha YLGGSQGNL	HLA-A2	0,38	0,77	0,39	0,29	0,35
TCR-alpha AEEYSSASK	HLA-A3	0,62	0,22	0,65	0,13	0,27
TCR-alpha AIRPDVSEK	HLA-A3	0,58	0,29	0,65	0,12	0,27
TCR-alpha ALSDQNGNK	HLA-A3	0,52	0,50	0,65	0,11	0,18
TCR-alpha ALTFGSGTR	HLA-A3	0,53	0,55	0,65	0,13	0,33
TCR-alpha APSYSSASK	HLA-A3	0,59	0,24	0,67	0,43	0,33
TCR-alpha ASDGGATNK	HLA-A3	0,65	0,33	0,65	0,12	0,31
TCR-alpha ATYFCAASK	HLA-A3	0,67	0,27	0,66	0,12	0,31
TCR-alpha AVINCSSSK	HLA-A3	0,59	0,21	0,65	0,13	0,29
TCR-alpha FIIQGYKTK	HLA-A3	0,53	0,26	0,68	0,22	0,35
TCR-alpha FLISISSIK	HLA-A3	0,51	0,47	0,65	0,27	0,29
TCR-alpha GLLLNSLWK	HLA-A3	0,55	0,57	0,65	0,15	0,20
TCR-alpha GRFTVSLNK	HLA-A3	0,55	0,26	0,65	0,18	0,29
TCR-alpha KLVFGKGTK	HLA-A3	0,49	0,55	0,67	0,17	0,22
TCR-alpha QLSCVSAAK	HLA-A3	0,54	0,53	0,66	0,17	0,29

Rezeptor	Sequenz	HLA Vorhersage	HLA-A*01	HLA-A*02	HLA-A*03	HLA-B*07	HLA-B*08
TCR-alpha	RLMASLDTK	HLA-A3	0,55	0,53	0,66	0,14	0,33
TCR-alpha	SLFIPADRK	HLA-A3	0,57	0,47	0,68	0,21	0,18
TCR-alpha	SLFMLSSGK	HLA-A3	0,57	0,54	0,70	0,13	0,16
TCR-alpha	SVAYSSASK	HLA-A3	0,62	0,27	0,67	0,16	0,22
TCR-alpha	TLSTLSLAK	HLA-A3	0,58	0,54	0,67	0,19	0,36
TCR-alpha	WLGPGIAQK	HLA-A3	0,54	0,55	0,65	0,13	0,20
TCR-alpha	APVFLMILL	HLA-B7	0,34	0,42	0,34	0,56	0,47
TCR-alpha	DPGEGPVLL	HLA-B7	0,32	0,46	0,26	0,58	0,45
TCR-alpha	DPGPLSVPE	HLA-B7	0,34	0,21	0,25	0,55	0,18
TCR-alpha	DPGRGPVFL	HLA-B7	0,24	0,41	0,20	0,62	0,38
TCR-alpha	EPGEGPVLL	HLA-B7	0,33	0,46	0,25	0,57	0,49
TCR-alpha	FPGCAPRLL	HLA-B7	0,33	0,42	0,25	0,60	0,42
TCR-alpha	FPGKGPALL	HLA-B7	0,35	0,52	0,34	0,60	0,45
TCR-alpha	FPSSNFYAL	HLA-B7	0,22	0,38	0,22	0,64	0,55
TCR-alpha	FPWYQQFPG	HLA-B7	0,17	0,18	0,17	0,60	0,18
TCR-alpha	HPGGGIVSL	HLA-B7	0,27	0,51	0,25	0,58	0,42
TCR-alpha	IPAALSVPD	HLA-B7	0,31	0,25	0,28	0,56	0,20
TCR-alpha	IPAALSVPE	HLA-B7	0,31	0,25	0,28	0,56	0,20
TCR-alpha	MPVRKAVTL	HLA-B7	0,25	0,38	0,32	0,71	0,51
TCR-alpha	PPSGELVFL	HLA-B7	0,21	0,47	0,15	0,57	0,36
TCR-alpha	QPPSRQMIL	HLA-B7	0,23	0,28	0,22	0,58	0,45
TCR-alpha	SPGLVSLIL	HLA-B7	0,41	0,44	0,32	0,57	0,45
TCR-alpha	VPEGAIVSL	HLA-B7	0,32	0,49	0,22	0,56	0,38
TCR-alpha	VPVSIGVPA	HLA-B7	0,20	0,28	0,19	0,62	0,16
TCR-alpha	YPNRGLQFL	HLA-B7	0,18	0,40	0,19	0,57	0,40
TCR-alpha	YPSKPLQLL	HLA-B7	0,27	0,43	0,21	0,60	0,44
TCR-alpha	ACPGFLWAL	HLA-B8	0,31	0,53	0,26	0,24	0,62
TCR-alpha	AIYSGNTPL	HLA-B8	0,39	0,46	0,42	0,30	0,60
TCR-alpha	ALDTGRRAL	HLA-B8	0,50	0,70	0,53	0,25	0,73
TCR-alpha	ALLAIFWLL	HLA-B8	0,42	0,76	0,43	0,25	0,56
TCR-alpha	ALRDGQKLL	HLA-B8	0,39	0,72	0,50	0,31	0,64
TCR-alpha	APKPGGTAL	HLA-B8	0,34	0,46	0,34	0,53	0,76
TCR-alpha	DRKSSTLIL	HLA-B8	0,30	0,34	0,25	0,29	0,64
TCR-alpha	DRKSSTLSL	HLA-B8	0,31	0,36	0,26	0,29	0,60
TCR-alpha	DTKARLRTL	HLA-B8	0,41	0,40	0,31	0,26	0,64
TCR-alpha	DTKARLSTL	HLA-B8	0,41	0,42	0,31	0,26	0,60
TCR-alpha	EGPVLLIAL	HLA-B8	0,27	0,40	0,19	0,24	0,56
TCR-alpha	EPGAGLQLL	HLA-B8	0,32	0,46	0,25	0,53	0,56
TCR-alpha	FHLKKPSAL	HLA-B8	0,27	0,45	0,27	0,33	0,56
TCR-alpha	KKAAKSVAL	HLA-B8	0,33	0,42	0,34	0,31	0,62
TCR-alpha	LKYTSAATL	HLA-B8	0,41	0,45	0,46	0,29	0,55
TCR-alpha	LLKVLSGTL	HLA-B8	0,45	0,72	0,47	0,27	0,55
TCR-alpha	LLKVPSGTL	HLA-B8	0,46	0,69	0,47	0,34	0,56
TCR-alpha	LSYNGLDGL	HLA-B8	0,33	0,47	0,30	0,26	0,55
TCR-alpha	NKKDKHLSL	HLA-B8	0,24	0,33	0,21	0,24	0,55
TCR-alpha	VAWTGRRAL	HLA-B8	0,28	0,39	0,28	0,24	0,58
lambda	ASYTESKTY	HLA-A1	0,71	0,18	0,48	0,13	0,38
lambda	ASYTSSKTY	HLA-A1	0,75	0,20	0,55	0,14	0,42
lambda	AWDDSLDGY	HLA-A1	0,69	0,25	0,41	0,12	0,22
lambda	AWDDSLNGY	HLA-A1	0,70	0,26	0,40	0,11	0,22
lambda	AWDVSLNAY	HLA-A1	0,72	0,25	0,39	0,12	0,35
lambda	GTAPELLIY	HLA-A1	0,70	0,33	0,32	0,18	0,20

Rezeptor	Sequenz	HLA Vorhersage	HLA-A*01	HLA-A*02	HLA-A*03	HLA-B*07	HLA-B*08
lambda	GTAPKLLIY	HLA-A1	0,71	0,33	0,35	0,19	0,33
lambda	GTAPKLMIY	HLA-A1	0,69	0,27	0,36	0,16	0,29
lambda	GTAPNLLIY	HLA-A1	0,69	0,33	0,33	0,18	0,20
lambda	GTAPRLLIY	HLA-A1	0,71	0,33	0,35	0,19	0,25
lambda	GTTPKLLIY	HLA-A1	0,68	0,30	0,32	0,18	0,33
lambda	LTCTLSSGY	HLA-A1	0,69	0,26	0,39	0,16	0,18
lambda	LTKQYAYWY	HLA-A1	0,69	0,19	0,37	0,14	0,31
lambda	PTAPELLIY	HLA-A1	0,68	0,27	0,28	0,17	0,16
lambda	QTGDEAIYY	HLA-A1	0,69	0,18	0,34	0,12	0,13
lambda	RTAPKLLIY	HLA-A1	0,71	0,29	0,34	0,19	0,33
lambda	RTGDEADYY	HLA-A1	0,69	0,18	0,34	0,11	0,13
lambda	STGAVTSGY	HLA-A1	0,69	0,29	0,31	0,14	0,13
lambda	STGAVTTGY	HLA-A1	0,69	0,29	0,30	0,13	0,18
lambda	STTSRLLIY	HLA-A1	0,68	0,27	0,32	0,20	0,27
lambda	ALLGASIKL	HLA-A2	0,51	0,82	0,55	0,24	0,49
lambda	HLPGTAPKL	HLA-A2	0,32	0,73	0,35	0,22	0,38
lambda	HLPGTAPNL	HLA-A2	0,31	0,73	0,37	0,24	0,38
lambda	LLFGGGTKL	HLA-A2	0,39	0,85	0,48	0,25	0,44
lambda	LLFGGGVTV	HLA-A2	0,41	0,92	0,53	0,27	0,20
lambda	LLPGTAPEL	HLA-A2	0,39	0,81	0,39	0,26	0,44
lambda	PLFGGGTKL	HLA-A2	0,33	0,80	0,43	0,21	0,40
lambda	QLKPGQAPV	HLA-A2	0,33	0,71	0,40	0,32	0,29
lambda	QLPGAAPKL	HLA-A2	0,35	0,74	0,36	0,22	0,38
lambda	QLPGKAPKL	HLA-A2	0,33	0,71	0,36	0,22	0,49
lambda	QLPGTAPKL	HLA-A2	0,33	0,73	0,34	0,22	0,38
lambda	QLPGTTPKL	HLA-A2	0,30	0,71	0,29	0,21	0,33
lambda	RLFGGGTKL	HLA-A2	0,35	0,82	0,45	0,21	0,44
lambda	SLFGTGTKV	HLA-A2	0,37	0,81	0,43	0,15	0,16
lambda	SLLGGKAAL	HLA-A2	0,39	0,89	0,46	0,28	0,56
lambda	SLSGVVFGG	HLA-A2	0,31	0,72	0,35	0,14	0,15
lambda	SLVITGVQV	HLA-A2	0,28	0,72	0,34	0,28	0,11
lambda	VLFGGGTKL	HLA-A2	0,36	0,82	0,45	0,22	0,40
lambda	VLFGGGTKV	HLA-A2	0,35	0,83	0,44	0,15	0,18
lambda	VLLTQSPSV	HLA-A2	0,37	0,71	0,40	0,19	0,20
lambda	AAVFGSGTK	HLA-A3	0,59	0,30	0,70	0,19	0,24
lambda	ALIYSTSNK	HLA-A3	0,58	0,46	0,73	0,14	0,27
lambda	ASIFGGGTK	HLA-A3	0,58	0,29	0,63	0,13	0,25
lambda	ASLTISGLK	HLA-A3	0,64	0,27	0,62	0,13	0,29
lambda	ASLTVSELK	HLA-A3	0,62	0,27	0,62	0,14	0,33
lambda	AVIFGGGTK	HLA-A3	0,59	0,32	0,67	0,13	0,27
lambda	AVVFGGGTK	HLA-A3	0,56	0,34	0,68	0,17	0,24
lambda	AYVFGTGTK	HLA-A3	0,51	0,31	0,63	0,17	0,20
lambda	FSGSSSGTK	HLA-A3	0,64	0,24	0,63	0,23	0,22
lambda	HLGFGGGTK	HLA-A3	0,54	0,56	0,63	0,12	0,16
lambda	HLVFGGGTK	HLA-A3	0,47	0,57	0,65	0,18	0,16
lambda	ILVFGGGTK	HLA-A3	0,49	0,60	0,66	0,19	0,16
lambda	LLVMYQDTK	HLA-A3	0,49	0,50	0,62	0,26	0,16
lambda	QLHPGIAPK	HLA-A3	0,49	0,52	0,63	0,20	0,20
lambda	RLVFGGGTK	HLA-A3	0,49	0,58	0,65	0,17	0,20
lambda	RQFPGAAPK	HLA-A3	0,53	0,29	0,64	0,21	0,20
lambda	SLIFGGGTK	HLA-A3	0,54	0,58	0,67	0,15	0,22
lambda	SLVFGGGTK	HLA-A3	0,51	0,60	0,67	0,19	0,18

Rezeptor	Sequenz	HLA Vorhersage	HLA-A*01	HLA-A*02	HLA-A*03	HLA-B*07	HLA-B*08
lambda	SVIFGAGTK	HLA-A3	0,57	0,30	0,65	0,16	0,25
lambda	TLLFGGGTK	HLA-A3	0,53	0,61	0,65	0,12	0,18
lambda	APDRFSGSL	HLA-B7	0,46	0,41	0,35	0,56	0,44
lambda	FPGAAPKLL	HLA-B7	0,34	0,45	0,26	0,60	0,49
lambda	FPGQPGTIT	HLA-B7	0,29	0,21	0,25	0,56	0,29
lambda	FPGTAPKLL	HLA-B7	0,34	0,42	0,26	0,60	0,49
lambda	FPGTAPRLV	HLA-B7	0,33	0,44	0,28	0,53	0,25
lambda	GPVPVLVIY	HLA-B7	0,50	0,31	0,28	0,58	0,24
lambda	IPERFSVSN	HLA-B7	0,28	0,21	0,23	0,54	0,13
lambda	KPGQAPVPV	HLA-B7	0,34	0,44	0,28	0,54	0,18
lambda	KPGQSPVLL	HLA-B7	0,40	0,45	0,33	0,55	0,44
lambda	KPGSPPQFL	HLA-B7	0,29	0,37	0,20	0,57	0,40
lambda	LPGAAPKLL	HLA-B7	0,38	0,47	0,27	0,53	0,49
lambda	LPGTAPKLL	HLA-B7	0,37	0,44	0,27	0,54	0,49
lambda	LPGTTPKLL	HLA-B7	0,36	0,43	0,25	0,53	0,49
lambda	LPVLTQPPS	HLA-B7	0,23	0,25	0,24	0,63	0,18
lambda	PPSVSVSPL	HLA-B7	0,25	0,38	0,25	0,56	0,38
lambda	QPASVSGSL	HLA-B7	0,33	0,40	0,26	0,53	0,40
lambda	QPHRGPRFL	HLA-B7	0,17	0,35	0,19	0,54	0,38
lambda	QPPSVSASL	HLA-B7	0,32	0,40	0,28	0,54	0,42
lambda	QPVLTQPPS	HLA-B7	0,19	0,19	0,19	0,60	0,15
lambda	TPARFSGSL	HLA-B7	0,31	0,39	0,25	0,57	0,35
lambda	ADYYCQVAL	HLA-B8	0,28	0,37	0,29	0,35	0,60
lambda	ASKSGNTAS	HLA-B8	0,34	0,24	0,32	0,15	0,53
lambda	CSYAGNYIL	HLA-B8	0,26	0,35	0,24	0,25	0,53
lambda	ERYLTISSL	HLA-B8	0,27	0,38	0,22	0,23	0,55
lambda	GAGTKLTVL	HLA-B8	0,31	0,43	0,25	0,25	0,56
lambda	GEGTKLTVL	HLA-B8	0,28	0,41	0,24	0,24	0,58
lambda	GGGTKLTVL	HLA-B8	0,27	0,41	0,24	0,24	0,56
lambda	GGGTKVTVL	HLA-B8	0,26	0,42	0,26	0,23	0,53
lambda	GRGTKLTVL	HLA-B8	0,29	0,42	0,25	0,26	0,65
lambda	GSGTKVTVL	HLA-B8	0,33	0,42	0,28	0,23	0,55
lambda	GSKDNAGIL	HLA-B8	0,30	0,37	0,26	0,24	0,53
lambda	GTGTKVIVL	HLA-B8	0,42	0,45	0,30	0,24	0,53
lambda	GTGTKVTVL	HLA-B8	0,40	0,46	0,29	0,23	0,55
lambda	KPGQAPRAL	HLA-B8	0,37	0,42	0,32	0,49	0,56
lambda	LTISGTQAL	HLA-B8	0,41	0,46	0,32	0,31	0,55
lambda	QRPGQAPAL	HLA-B8	0,25	0,46	0,22	0,24	0,55
lambda	QRPGZSPAL	HLA-B8	0,26	0,42	0,22	0,23	0,53
lambda	RPRTAPKLL	HLA-B8	0,28	0,38	0,24	0,51	0,58
lambda	SLLGGKAAL	HLA-B8	0,39	0,89	0,46	0,28	0,56
lambda	SSYAGAQSL	HLA-B8	0,34	0,43	0,33	0,27	0,53
kappa	ASQRVSAPY	HLA-A1	0,70	0,23	0,45	0,26	0,20
kappa	ASQSISGNY	HLA-A1	0,67	0,18	0,41	0,12	0,20
kappa	ASQSISNSY	HLA-A1	0,67	0,19	0,37	0,12	0,22
kappa	ASQSLSGNY	HLA-A1	0,69	0,21	0,43	0,13	0,20
kappa	ASQSVINTY	HLA-A1	0,67	0,22	0,39	0,12	0,24
kappa	ASQSVSSDY	HLA-A1	0,66	0,19	0,39	0,13	0,20
kappa	ASQSVSSGY	HLA-A1	0,67	0,23	0,41	0,14	0,22
kappa	ASQSVSSRY	HLA-A1	0,67	0,20	0,41	0,14	0,20
kappa	ASQSVSSSY	HLA-A1	0,68	0,22	0,41	0,15	0,22
kappa	ASQSVSSTY	HLA-A1	0,72	0,23	0,47	0,15	0,24

Rezeptor	Sequenz	HLA Vorhersage	HLA-A*01	HLA-A*02	HLA-A*03	HLA-B*07	HLA-B*08
kappa	ASQTVSSSY	HLA-A1	0,68	0,21	0,42	0,15	0,24
kappa	ASQVSSNSY	HLA-A1	0,72	0,18	0,43	0,11	0,22
kappa	ATISYRASK	HLA-A1	0,67	0,27	0,62	0,15	0,31
kappa	ATLSCRTSY	HLA-A1	0,72	0,26	0,40	0,13	0,31
kappa	ATYHCQQSY	HLA-A1	0,66	0,20	0,35	0,17	0,24
kappa	ATYYCQQSY	HLA-A1	0,66	0,20	0,36	0,18	0,27
kappa	HSDGKTYLY	HLA-A1	0,66	0,25	0,30	0,11	0,24
kappa	ITCQASRNY	HLA-A1	0,71	0,19	0,44	0,12	0,15
kappa	LVDSDGNTY	HLA-A1	0,72	0,28	0,38	0,13	0,15
kappa	SVDSYLAWY	HLA-A1	0,69	0,28	0,36	0,14	0,16
kappa	ELTQAPGTL	HLA-A2	0,41	0,70	0,40	0,19	0,44
kappa	ELTQSPATL	HLA-A2	0,45	0,71	0,49	0,21	0,47
kappa	GLQSDDFAV	HLA-A2	0,30	0,73	0,31	0,16	0,27
kappa	KLLIYDASL	HLA-A2	0,35	0,74	0,37	0,21	0,36
kappa	LLIYAASSL	HLA-A2	0,39	0,70	0,44	0,30	0,47
kappa	LLIYAASTL	HLA-A2	0,42	0,71	0,50	0,30	0,49
kappa	LLIYGTSTL	HLA-A2	0,37	0,72	0,47	0,29	0,47
kappa	LLIYLVSNL	HLA-A2	0,34	0,72	0,44	0,29	0,42
kappa	RLEPADFAV	HLA-A2	0,38	0,73	0,34	0,16	0,25
kappa	SLEPEDFAV	HLA-A2	0,37	0,71	0,32	0,17	0,22
kappa	SLEPEDFTV	HLA-A2	0,39	0,71	0,36	0,15	0,11
kappa	SLNPGERAV	HLA-A2	0,33	0,71	0,39	0,17	0,35
kappa	SLQAADVAV	HLA-A2	0,33	0,74	0,34	0,24	0,29
kappa	SLQAEDVAV	HLA-A2	0,31	0,70	0,30	0,23	0,27
kappa	SLQAEDVGV	HLA-A2	0,28	0,70	0,28	0,21	0,15
kappa	SLQPEDFAV	HLA-A2	0,34	0,70	0,31	0,17	0,22
kappa	TLSLSPGEV	HLA-A2	0,36	0,72	0,35	0,15	0,11
kappa	VLTQSPASL	HLA-A2	0,43	0,71	0,45	0,22	0,38
kappa	VLTQSPATL	HLA-A2	0,46	0,72	0,51	0,21	0,40
kappa	VLTQSPLSL	HLA-A2	0,44	0,71	0,43	0,24	0,40
kappa	ATISYRASK	HLA-A3	0,67	0,27	0,62	0,15	0,31
kappa	FLIYGSTTR	HLA-A3	0,43	0,53	0,61	0,26	0,40
kappa	GLTFGGGTK	HLA-A3	0,50	0,59	0,63	0,11	0,20
kappa	LIYDASTLK	HLA-A3	0,63	0,32	0,69	0,16	0,35
kappa	LLIQGASSR	HLA-A3	0,46	0,56	0,61	0,20	0,35
kappa	LLISGASTR	HLA-A3	0,46	0,58	0,62	0,22	0,36
kappa	LLIYDASNK	HLA-A3	0,51	0,47	0,67	0,18	0,24
kappa	LLIYGASTR	HLA-A3	0,44	0,56	0,61	0,21	0,36
kappa	LLIYSASTR	HLA-A3	0,49	0,52	0,62	0,20	0,35
kappa	PLTFGAGTK	HLA-A3	0,52	0,52	0,65	0,11	0,22
kappa	PLTFGGGTK	HLA-A3	0,48	0,54	0,59	0,10	0,16
kappa	SILYSSDNK	HLA-A3	0,59	0,22	0,67	0,14	0,20
kappa	SISKSWLQK	HLA-A3	0,55	0,26	0,60	0,14	0,20
kappa	SLLYSSNNK	HLA-A3	0,59	0,49	0,70	0,14	0,22
kappa	SLTFGGGTK	HLA-A3	0,52	0,57	0,63	0,12	0,18
kappa	SLVYSSNNK	HLA-A3	0,55	0,46	0,70	0,20	0,20
kappa	SVLYSSNNK	HLA-A3	0,59	0,22	0,63	0,14	0,20
kappa	SVLYSSNSK	HLA-A3	0,60	0,25	0,60	0,14	0,22
kappa	SVVYSSNNK	HLA-A3	0,54	0,19	0,63	0,19	0,18
kappa	TLTFGGGTK	HLA-A3	0,50	0,55	0,61	0,11	0,16
kappa	KPGQPPKLL	HLA-B7	0,37	0,40	0,28	0,55	0,49
kappa	KPGQPPKVL	HLA-B7	0,33	0,36	0,26	0,55	0,47

Rezeptor	Sequenz	HLA Vorhersage	HLA-A*01	HLA-A*02	HLA-A*03	HLA-B*07	HLA-B*08
kappa	KPGQPPQLL	HLA-B7	0,37	0,41	0,28	0,56	0,44
kappa	KPGQPPRLL	HLA-B7	0,38	0,40	0,30	0,56	0,47
kappa	KPGRPPKVL	HLA-B7	0,28	0,35	0,21	0,62	0,44
kappa	LPVTLGQPA	HLA-B7	0,23	0,29	0,25	0,60	0,22
kappa	LPVTPGEPA	HLA-B7	0,22	0,27	0,24	0,66	0,27
kappa	QPKAPKLLI	HLA-B7	0,29	0,25	0,22	0,57	0,47
kappa	QPPRLLIYL	HLA-B7	0,24	0,37	0,19	0,57	0,40
kappa	RPGQPPRLL	HLA-B7	0,38	0,39	0,28	0,56	0,47
kappa	SPASLAVSL	HLA-B7	0,33	0,45	0,28	0,63	0,44
kappa	SPDCLPVSL	HLA-B7	0,36	0,43	0,21	0,58	0,35
kappa	SPDSLAVSL	HLA-B7	0,40	0,44	0,28	0,61	0,44
kappa	SPDSLGVSL	HLA-B7	0,36	0,45	0,23	0,60	0,38
kappa	SPDTLSVSL	HLA-B7	0,42	0,41	0,31	0,60	0,44
kappa	SPLSLPVTL	HLA-B7	0,34	0,51	0,29	0,61	0,42
kappa	SPRRLIYQL	HLA-B7	0,25	0,34	0,26	0,59	0,51
kappa	SPVTLGQPA	HLA-B7	0,22	0,27	0,23	0,58	0,20
kappa	SPVTLSVSP	HLA-B7	0,28	0,24	0,30	0,57	0,22
kappa	TPLSSPVTL	HLA-B7	0,34	0,46	0,31	0,59	0,42
kappa	APKGDASSL	HLA-B8	0,35	0,47	0,34	0,52	0,60
kappa	APKLLIYAA	HLA-B8	0,34	0,29	0,32	0,45	0,55
kappa	APKQQRDDL	HLA-B8	0,33	0,30	0,32	0,47	0,62
kappa	APRLLIYAA	HLA-B8	0,34	0,29	0,34	0,46	0,51
kappa	APRLLLYAT	HLA-B8	0,34	0,29	0,32	0,46	0,51
kappa	ASISKSWYL	HLA-B8	0,41	0,33	0,40	0,25	0,64
kappa	AWYQQLRLL	HLA-B8	0,37	0,43	0,37	0,22	0,56
kappa	FIIQEATTL	HLA-B8	0,41	0,42	0,47	0,33	0,51
kappa	GIYYCMQAL	HLA-B8	0,26	0,39	0,28	0,20	0,56
kappa	GVYYCMQAL	HLA-B8	0,25	0,38	0,25	0,21	0,56
kappa	GVYYCMZAL	HLA-B8	0,23	0,36	0,24	0,19	0,56
kappa	ISKGKPPEL	HLA-B8	0,31	0,47	0,22	0,23	0,55
kappa	LLISKASSL	HLA-B8	0,39	0,69	0,45	0,32	0,58
kappa	LLISKTSSL	HLA-B8	0,36	0,68	0,40	0,30	0,53
kappa	NCKSSQSAL	HLA-B8	0,25	0,34	0,23	0,32	0,60
kappa	NCKSSQSIL	HLA-B8	0,22	0,31	0,21	0,32	0,51
kappa	SCKSSQSLL	HLA-B8	0,31	0,38	0,27	0,33	0,51
kappa	SPRRLIYQL	HLA-B8	0,25	0,34	0,26	0,59	0,51
kappa	SRRLAWYQL	HLA-B8	0,26	0,35	0,24	0,25	0,51
kappa	TIYCKSLSL	HLA-B8	0,41	0,41	0,40	0,26	0,56
schwere	ARDTSSGYY	HLA-A1	0,76	0,20	0,48	0,12	0,31
schwere	RTDMVRGLY	HLA-A1	0,76	0,24	0,29	0,09	0,18
schwere	ATIVESFDY	HLA-A1	0,75	0,21	0,43	0,12	0,20
schwere	YIDDSSGYY	HLA-A1	0,74	0,24	0,46	0,10	0,13
schwere	CTDDAPQAY	HLA-A1	0,73	0,25	0,31	0,12	0,20
schwere	NSDGSSTTY	HLA-A1	0,75	0,28	0,43	0,11	0,20
schwere	KSDGSSTSY	HLA-A1	0,74	0,29	0,41	0,12	0,22
schwere	FTFSTSAVY	HLA-A1	0,74	0,29	0,50	0,25	0,18
schwere	KTEDTALYY	HLA-A1	0,72	0,25	0,41	0,13	0,18
schwere	AIGTAGDTY	HLA-A1	0,74	0,30	0,51	0,12	0,24
schwere	AIGPTGDTY	HLA-A1	0,75	0,31	0,48	0,12	0,18
schwere	ASGFSFNTY	HLA-A1	0,75	0,22	0,44	0,12	0,18
schwere	SIDGSNIYY	HLA-A1	0,72	0,31	0,42	0,12	0,15
schwere	ATAPIAPPY	HLA-A1	0,77	0,27	0,42	0,21	0,22

Rezeptor	Sequenz	HLA Vorhersage	HLA-A*01	HLA-A*02	HLA-A*03	HLA-B*07	HLA-B*08
schwere	LTADDTALY	HLA-A1	0,74	0,32	0,41	0,16	0,13
schwere	VTAADSAVY	HLA-A1	0,73	0,26	0,42	0,13	0,15
schwere	LTFEDTAIY	HLA-A1	0,74	0,28	0,45	0,17	0,16
schwere	ATANDRGAY	HLA-A1	0,76	0,26	0,41	0,11	0,38
schwere	ATAADTAVY	HLA-A1	0,74	0,29	0,44	0,12	0,20
schwere	ALESVALIY	HLA-A1	0,74	0,55	0,53	0,19	0,35
schwere	RLYGDFSTV	HLA-A2	0,34	0,79	0,39	0,16	0,24
schwere	GLVKPPGTL	HLA-A2	0,36	0,76	0,41	0,35	0,40
schwere	GLVKLPGTL	HLA-A2	0,35	0,80	0,42	0,28	0,38
schwere	DLWGQGTTV	HLA-A2	0,28	0,78	0,35	0,13	0,20
schwere	LLRGGWNDV	HLA-A2	0,29	0,76	0,35	0,18	0,27
schwere	DLWGRGTLV	HLA-A2	0,29	0,78	0,33	0,14	0,25
schwere	LLESGGGLV	HLA-A2	0,39	0,80	0,39	0,19	0,22
schwere	VLESGGGLV	HLA-A2	0,37	0,76	0,35	0,15	0,18
schwere	LLESGGDLV	HLA-A2	0,37	0,76	0,39	0,19	0,22
schwere	SLRGEDTAV	HLA-A2	0,30	0,77	0,33	0,18	0,38
schwere	GLVKGGGSL	HLA-A2	0,29	0,80	0,39	0,28	0,40
schwere	ELWGQGTLV	HLA-A2	0,28	0,79	0,29	0,12	0,24
schwere	RLFGKGTTV	HLA-A2	0,38	0,82	0,48	0,15	0,33
schwere	GLVKPGGTL	HLA-A2	0,34	0,77	0,42	0,35	0,40
schwere	KLVQAGGGV	HLA-A2	0,32	0,77	0,42	0,18	0,16
schwere	LLESGGGSV	HLA-A2	0,36	0,78	0,37	0,20	0,20
schwere	KLLESGGGL	HLA-A2	0,38	0,77	0,43	0,22	0,42
schwere	KLLESGAEV	HLA-A2	0,42	0,78	0,50	0,17	0,22
schwere	SLSTGGVGV	HLA-A2	0,27	0,78	0,37	0,25	0,20
schwere	DLWGSGTTV	HLA-A2	0,33	0,79	0,41	0,15	0,24
schwere	AYLQRSSLK	HLA-A3	0,62	0,29	0,69	0,12	0,29
schwere	AVYYCARTK	HLA-A3	0,59	0,22	0,68	0,11	0,40
schwere	AYLQISSLK	HLA-A3	0,61	0,30	0,67	0,12	0,25
schwere	AYLQCSSLK	HLA-A3	0,60	0,27	0,67	0,10	0,24
schwere	AYLQCSSKK	HLA-A3	0,57	0,22	0,65	0,09	0,20
schwere	AYLQWSRLK	HLA-A3	0,59	0,27	0,65	0,10	0,27
schwere	AYLQWSSLK	HLA-A3	0,59	0,28	0,65	0,10	0,24
schwere	LLESGAEVK	HLA-A3	0,52	0,54	0,64	0,17	0,31
schwere	AMFYCARLK	HLA-A3	0,55	0,23	0,64	0,11	0,27
schwere	ADLQWSSLK	HLA-A3	0,58	0,25	0,63	0,11	0,24
schwere	AISRDNAQK	HLA-A3	0,55	0,25	0,63	0,17	0,18
schwere	ATIFRASVK	HLA-A3	0,64	0,21	0,63	0,15	0,29
schwere	AYLQWSGLK	HLA-A3	0,60	0,30	0,63	0,09	0,24
schwere	AVYYCARRK	HLA-A3	0,54	0,18	0,63	0,11	0,36
schwere	GLVWVSRIK	HLA-A3	0,48	0,50	0,63	0,20	0,27
schwere	AVYYCAVLK	HLA-A3	0,58	0,26	0,63	0,18	0,36
schwere	AYLQWSCLK	HLA-A3	0,58	0,27	0,63	0,09	0,24
schwere	AYLQWSNLK	HLA-A3	0,60	0,27	0,63	0,09	0,24
schwere	AYLEWSSLK	HLA-A3	0,57	0,28	0,63	0,12	0,24
schwere	GLEWVANTK	HLA-A3	0,56	0,52	0,62	0,10	0,24
schwere	FPYWGQGTL	HLA-B7	0,26	0,42	0,31	0,66	0,55
schwere	VPQRPGKGL	HLA-B7	0,23	0,35	0,17	0,61	0,40
schwere	SPSRGLEWL	HLA-B7	0,19	0,41	0,21	0,59	0,45
schwere	SPARGLEWL	HLA-B7	0,22	0,42	0,23	0,59	0,45
schwere	DPSKNQFSL	HLA-B7	0,21	0,37	0,20	0,58	0,38
schwere	FPCQVTVSA	HLA-B7	0,26	0,27	0,24	0,57	0,20

Rezeptor	Sequenz	HLA Vorhersage	HLA-A*01	HLA-A*02	HLA-A*03	HLA-B*07	HLA-B*08
schwere	VPQAPGQGL	HLA-B7	0,24	0,39	0,18	0,57	0,40
schwere	GPGRALEWL	HLA-B7	0,25	0,42	0,20	0,56	0,44
schwere	LPGRGLEWI	HLA-B7	0,24	0,31	0,23	0,56	0,35
schwere	VPVPSLPPG	HLA-B7	0,29	0,24	0,25	0,56	0,20
schwere	SPVAPFFGS	HLA-B7	0,22	0,27	0,23	0,56	0,20
schwere	PPFPCQVTV	HLA-B7	0,29	0,39	0,31	0,55	0,13
schwere	TPLRSRVTM	HLA-B7	0,31	0,24	0,31	0,55	0,24
schwere	APVEGRFSI	HLA-B7	0,32	0,33	0,39	0,54	0,44
schwere	QPVQSGVEV	HLA-B7	0,27	0,41	0,30	0,54	0,16
schwere	APVEGRFTI	HLA-B7	0,36	0,34	0,45	0,54	0,45
schwere	APVKGRFII	HLA-B7	0,29	0,32	0,37	0,54	0,45
schwere	GPVEGRFTI	HLA-B7	0,27	0,35	0,37	0,54	0,40
schwere	VPQMPGKGL	HLA-B7	0,22	0,34	0,15	0,54	0,40
schwere	FPYMNNLRV	HLA-B7	0,22	0,36	0,23	0,53	0,24
schwere	SLKASDTAL	HLA-B8	0,36	0,69	0,39	0,26	0,71
schwere	DRKDWGWAL	HLA-B8	0,19	0,34	0,18	0,24	0,71
schwere	AVYYCARAL	HLA-B8	0,40	0,39	0,42	0,23	0,71
schwere	SLKTEDTAL	HLA-B8	0,31	0,65	0,32	0,25	0,67
schwere	NPRALRGAL	HLA-B8	0,26	0,39	0,23	0,52	0,67
schwere	AVYFCARAL	HLA-B8	0,42	0,40	0,44	0,23	0,67
schwere	ALKSRVTML	HLA-B8	0,37	0,69	0,43	0,23	0,65
schwere	ARRRPIKQL	HLA-B8	0,31	0,32	0,32	0,36	0,64
schwere	SLRAEDTAL	HLA-B8	0,31	0,67	0,34	0,25	0,64
schwere	SLRADDTAL	HLA-B8	0,31	0,68	0,35	0,25	0,64
schwere	GPNTMATAL	HLA-B8	0,23	0,37	0,26	0,51	0,64
schwere	IRRPPGKAL	HLA-B8	0,27	0,39	0,23	0,34	0,64
schwere	EVKKPRESL	HLA-B8	0,31	0,35	0,25	0,29	0,64
schwere	TLKESGPAL	HLA-B8	0,36	0,68	0,39	0,26	0,64
schwere	GLRSEDTAL	HLA-B8	0,28	0,68	0,32	0,25	0,64
schwere	NLKSEDTAL	HLA-B8	0,27	0,63	0,27	0,23	0,64
schwere	ARRWGSGGL	HLA-B8	0,33	0,42	0,37	0,23	0,62
schwere	NPRALVGAL	HLA-B8	0,25	0,45	0,24	0,53	0,62
schwere	DLKNVRVTL	HLA-B8	0,35	0,67	0,38	0,30	0,62
Schwere	SLRSEDTAL	HLA-B8	0,31	0,66	0,33	0,26	0,62

Anhang 6. Hydrophobizität der vorhergesagten Peptide
* kennzeichnet starke Stimulatoren
+ kennzeichnet moderate Stimulatoren
# kennzeichnet starke als auch moderate Stimulatoren

	Peptide	Anzahl der stark hydrophoben AS	Anzahl der hydrophoben AS	Anzahl der neutralen AS	Anzahl der hydrophilen AS
*	LLAIFWLLL	8	1	0	0
	LLGLLILWL	8	0	1	0
	MLLLLVPVL	8	0	0	1
	ALLAIFWLL	7	2	0	0
	APVFLMILL	7	1	0	1
*	GLLILWLQL	7	0	2	0
	GLVSLILLL	7	0	2	0
	LLGVSLVIL	7	0	2	0
	LLLVPVLEV	7	0	0	2
	ILGALLGLL	6	1	2	0
	LLGASVLIL	6	1	2	0
	ILWLQLARV	6	1	1	1
	LLLVPAFQV	6	1	1	1
	LLIYLVSNL	6	1	1	1
	SLGGVLLIL	6	0	3	0
	PLLGIHFVL	6	0	2	1
	SLESLFVLL	6	0	2	1
	ALGLGLQFL	5	1	3	0
	LLGLLSAQV	5	1	3	0
	LLNLHLHAL	5	1	2	1
	EGPVLLIAL	5	1	1	2
	GPVPVLVIY	5	1	1	2
	LLFGGGVTV	5	0	4	0
	SLVITGVQV	5	0	4	0
	FLISISSIK	5	0	3	1
	SPGLVSLIL	5	0	3	1
	LLKVLSGTL	5	0	3	1
	ILSSKKLLL	5	0	2	2
	FPKTSLMLM	5	0	2	2
	GLLLNSLWK	5	0	2	2
	GLVWVSRIK	5	0	2	2
	LLIYAASSL	4	3	2	0
	LLIYAASTL	4	3	2	0
	ACPGFLWAL	4	3	1	1
	ALESVALIY	4	3	1	1
	LLLGDSALY	4	2	2	1
	ALLLGDSAL	4	2	2	1
	FLLGLESAA	4	2	2	1
	LLGDSALYL	4	2	2	1
	ALLGASIKL	4	2	2	1
	AWYQQLRLL	4	2	2	1
	LIYFSYDVK	4	2	1	2
	LMFVYSYEK	4	2	1	2

	Peptide	Anzahl der stark hydrophoben AS	Anzahl der hydrophoben AS	Anzahl der neutralen AS	Anzahl der hydrophilen AS
	FPLRLLSAA	4	2	1	2
	KLLIYDASL	4	2	1	2
	FPLRLELAA	4	2	0	3
	LLIYGTSTL	4	1	4	0
	LLLSDSGFY	4	1	3	1
+	LLSDSGFYL	4	1	3	1
	FIIQEATTL	4	1	3	1
	LLISKASSL	4	1	3	1
	VPEGAIVSL	4	1	2	2
	VPVSIGVPA	4	1	2	2
	LLVMYQDTK	4	1	2	2
	ALKSRVTML	4	1	2	2
	ELIQKAEII	4	1	1	3
	MPVRKAVTL	4	1	1	3
+	QPPRLLIYL	4	1	1	3
	APVKGRFII	4	1	1	3
#	FPYMNNLRV	4	1	0	4
	SLTLSTLTV	4	0	5	0
	TLGQGLQFL	4	0	5	0
	SLSGVVFGG	4	0	5	0
	SLDQGLQFL	4	0	4	1
	SLGQGLEFL	4	0	4	1
	SLFMLSSGK	4	0	4	1
	LLFGGGTKL	4	0	4	1
	VLFGGGTKL	4	0	4	1
	VLFGGGTKV	4	0	4	1
	VLLTQSPSV	4	0	4	1
	ILVFGGGTK	4	0	4	1
	GTGTKVIVL	4	0	4	1
	VLTQSPLSL	4	0	4	1
	LLISKTSSL	4	0	4	1
	LLESGGGLV	4	0	4	1
	VLESGGGLV	4	0	4	1
	ELWGQGTLV	4	0	4	1
	HLVMGMTNK	4	0	3	2
	GPGTRLLVL	4	0	3	2
	LLKVPSGTL	4	0	3	2
	SPLSLPVTL	4	0	3	2
	GLVKLPGTL	4	0	3	2
	DLWGRGTLV	4	0	3	2
	LLESGGDLV	4	0	3	2
	FPLILESPS	4	0	2	3
	PPSGELVFL	4	0	2	3

154

Peptide	Anzahl der stark hydrophoben AS	Anzahl der hydrophoben AS	Anzahl der neutralen AS	Anzahl der hydrophilen AS
LLRGGWNDV	4	0	2	3
LPGRGLEWI	4	0	2	3
DLKNVRVTL	4	0	1	4
AVYYCIALY	3	6	0	0
AVYYCAVLK	3	5	0	1
AVYFCARAL	3	5	0	1
ALYLCASSL	3	4	2	0
GIYYCMQAL	3	4	2	0
GVYYCMQAL	3	4	2	0
GVYYCMNAL	3	4	1	1
APKLLIYAA	3	4	0	2
APRLLIYAA	3	4	0	2
AMFYCARLK	3	4	0	2
YLCASSLSV	3	3	3	0
SVYWYQQAL	3	3	3	0
ALYWYRQSL	3	3	2	1
ALVSDSALY	3	3	2	1
SVDSYLAWY	3	3	2	1
SLQAADVAV	3	3	2	1
AYLQWSCLK	3	3	2	1
RLYWYRQAL	3	3	1	2
AWDVSLNAY	3	3	1	2
APRLLLYAT	3	3	1	2
ALQSTLGAV	3	2	4	0
FTFSTSAVY	3	2	4	0
SLLGGKAAL	3	2	3	1
LLIYGASTR	3	2	3	1
LLIYSASTR	3	2	3	1
SPASLAVSL	3	2	3	1
ASISKSWYL	3	2	3	1
TIYCKSLSL	3	2	3	1
AYLQISSLK	3	2	3	1
AYLQWSSLK	3	2	3	1
# AYLQWSGLK	3	2	3	1
FPCQVTVSA	3	2	3	1
LELGDSALY	3	2	2	2
FPSSNFYAL	3	2	2	2
VAWTGRRAL	3	2	2	2
GTAPELLIY	3	2	2	2
GTAPKLLIY	3	2	2	2
GTAPKLMIY	3	2	2	2
GTAPNLLIY	3	2	2	2
GTAPRLLIY	3	2	2	2
SLQAEDVAV	3	2	2	2
LIYDASTLK	3	2	2	2
SRRLAWYQL	3	2	2	2

Peptide	Anzahl der stark hydrophoben AS	Anzahl der hydrophoben AS	Anzahl der neutralen AS	Anzahl der hydrophilen AS
ATIVESFDY	3	2	2	2
LTFEDTAIY	3	2	2	2
AYLQWSRLK	3	2	2	2
* ATIFRASVK	3	2	2	2
AYLQWSNLK	3	2	2	2
AYLEWSSLK	3	2	2	2
LELDDSALY	3	2	1	3
LELEDSALY	3	2	1	3
FPGCAPRLL	3	2	1	3
IPAALSVPD	3	2	1	3
IPAALSVPE	3	2	1	3
PTAPELLIY	3	2	1	3
RTAPKLLIY	3	2	1	3
FPGAAPKLL	3	2	1	3
LPGAAPKLL	3	2	1	3
LLIYDASNK	3	2	1	3
+ NPRALVGAL	3	2	1	3
* RLEPADFAV	3	2	0	4
LTISGTQAL	3	1	5	0
FPLTVTSAQ	3	1	4	1
TLSTLSLAK	3	1	4	1
STTSRLLIY	3	1	4	1
ASLTISGLK	3	1	4	1
AVIFGSVTK	3	1	4	1
AVVFGGGTK	3	1	4	1
SVIFGAGTK	3	1	4	1
GAGTKLTVL	3	1	4	1
VLTQSPASL	3	1	4	1
VLTQSPATL	3	1	4	1
FLIYGSTTR	3	1	4	1
LLIQGASSR	3	1	4	1
LLISGASTR	3	1	4	1
# KLVQAGGGV	3	1	4	1
FPYWGQGTL	3	1	4	1
ALGQGPEFL	3	1	3	2
SLELGDSAL	3	1	3	2
TLELGDSAL	3	1	3	2
IMLECSQTK	3	1	3	2
AQLEKSGLL	3	1	3	2
DLWGGADGL	3	1	3	2
ILPGTASKL	3	1	3	2
FIIQGYKTK	3	1	3	2
WLGPGIAQK	3	1	3	2
+ FPWYQQFPG	3	1	3	2
EPGAGLQLL	3	1	3	2
* LSYNGLDGL	3	1	3	2

Peptide	Anzahl der stark hydrophoben AS	Anzahl der hydrophoben AS	Anzahl der neutralen AS	Anzahl der hydrophilen AS
GTTPKLLIY	3	1	3	2
ASLTVSELK	3	1	3	2
ERYLTISSL	3	1	3	2
GLQSDDFAV	3	1	3	2
SLQAEDVGV	3	1	3	2
LPVTLGQPA	3	1	3	2
SPDSLAVSL	3	1	3	2
RLYGDFSTV	3	1	3	2
ADLQWSSLK	3	1	3	2
SPVAPFFGS	3	1	3	2
LLVKASEQK	3	1	2	3
CPNSSLLNL	3	1	2	3
FPLTLESAR	3	1	2	3
AQLEKSRLL	3	1	2	3
RLMASLDTK	3	1	2	3
FPGKGPALL	3	1	2	3
YPNRGLQFL	3	1	2	3
YPSKPLQLL	3	1	2	3
ALRDGQKLL	3	1	2	3
FHLKKPSAL	3	1	2	3
LLPGTAPEL	3	1	2	3
FPGTAPKLL	3	1	2	3
FPGTAPRLV	3	1	2	3
LPGTAPKLL	3	1	2	3
SLQPEDFAV	3	1	2	3
SPDCLPVSL	3	1	2	3
SPRRLIYQL	3	1	2	3
RTDMVRGLY	3	1	2	3
KLLESGAEV	3	1	2	3
LLESGAEVK	3	1	2	3
GLEWVANTK	3	1	2	3
SPARGLEWL	3	1	2	3
GPGRALEWL	3	1	2	3
PPFPCQVTV	3	1	2	3
APVEGRFSI	3	1	2	3
APVEGRFTI	3	1	2	3
SLFIPADRK	3	1	1	4
SLEPEDFAV	3	1	1	4
QPKAPKLLI	3	1	1	4
DRKDWGWAL	3	1	1	4
SLSTGGVGV	3	0	6	0
KLFFGSGTQ	3	0	5	1
HPGGIVSL	3	0	5	1
SLFGTGTKV	3	0	5	1
HLVFGGGTK	3	0	5	1
SLIFGGGTK	3	0	5	1

	Peptide	Anzahl der stark hydrophoben AS	Anzahl der hydrophoben AS	Anzahl der neutralen AS	Anzahl der hydrophilen AS
	SLVFGGGTK	3	0	5	1
	TLLFGGGTK	3	0	5	1
	GGGTKLTVL	3	0	5	1
	GGGTKVTVL	3	0	5	1
	GSGTKVTVL	3	0	5	1
	GTGTKVTVL	3	0	5	1
	DLWGQGTTV	3	0	5	1
	GLVKGGGSL	3	0	5	1
	LLESGGGSV	3	0	5	1
	DLWGSGTTV	3	0	5	1
	SLGQGPEFL	3	0	4	2
	TLGQGPEFL	3	0	4	2
	DPISGHVSL	3	0	4	2
	QPVGSPLSL	3	0	4	2
	GPGTRLTVL	3	0	4	2
	PLFGGGTKL	3	0	4	2
	RLFGGGTKL	3	0	4	2
*	RLVFGGGTK	3	0	4	2
	GEGTKLTVL	3	0	4	2
	GRGTKLTVL	3	0	4	2
	TLSLSPGEV	3	0	4	2
	SISKSWLQK	3	0	4	2
	SPDSLGVSL	3	0	4	2
	SPDTLSVSL	3	0	4	2
	SPVTLSVSP	3	0	4	2
	TPLSSPVTL	3	0	4	2
	RLFGKGTTV	3	0	4	2
	GLVKPGGTL	3	0	4	2
	KLLESGGGL	3	0	4	2
	QPVQSGVEV	3	0	4	2
	VLQETEMHK	3	0	3	3
	FPPRFSGLQ	3	0	3	3
	GRFTVSLNK	3	0	3	3
	KLVFGKGTK	3	0	3	3
	QPPSRQMIL	3	0	3	3
	DRKSSTLIL	3	0	3	3
	KPGQSPVLL	3	0	3	3
	LPGTTPKLL	3	0	3	3
	LPVLTQPPS	3	0	3	3
	PPSVSVSPL	3	0	3	3
	GLVKPPGTL	3	0	3	3
	SPSRGLEWL	3	0	3	3
+	TPLRSRVTM	3	0	3	3
	GPVEGRFTI	3	0	3	3
	VPQMPGKGL	3	0	3	3
	IIDESGMPK	3	0	2	4

	Peptide	Anzahl der stark hydrophoben AS	Anzahl der hydrophoben AS	Anzahl der neutralen AS	Anzahl der hydrophilen AS
	FPKEGPSIL	3	0	2	4
	RPQDRQFIL	3	0	2	4
	DPGEGPVLL	3	0	2	4
	DPGRGPVFL	3	0	2	4
	EPGEGPVLL	3	0	2	4
	IPERFSVSN	3	0	2	4
	SLEPEDFTV	3	0	2	4
	VPVPSLPPG	3	0	2	4
	AVYYCARAL	2	6	0	1
	ATYLCAVNY	2	5	1	1
*	AVYFCAETY	2	5	1	1
	ADYYCQVAL	2	5	1	1
	LYFCASSTY	2	4	3	0
	ALYFCASSR	2	4	2	1
	ALYLCASSK	2	4	2	1
	AMYLCASTK	2	4	2	1
	AIASLNCTY	2	4	2	1
	ATVAFNCTY	2	4	2	1
	LTKQYAYWY	2	4	2	1
	CSYAGNYIL	2	4	2	1
	VTAADSAVY	2	4	2	1
	ATLRDAAVY	2	4	1	2
	AVHDLSATY	2	3	3	1
	QLSCVSAAK	2	3	3	1
	LKYTSAATL	2	3	3	1
	AYLQCSSLK	2	3	3	1
*	AIPNQTALY	2	3	2	2
	VVRGDSAAY	2	3	2	2
	ATERYSLLY	2	3	2	2
	ATLRDTAVY	2	3	2	2
	LTADDTALY	2	3	2	2
	KKAAKSVAL	2	3	1	3
	LTCTLSSGY	2	2	5	0
	ETVTLSCTY	2	2	4	1
	AAVFGSGTK	2	2	4	1
	AYVFGTGTK	2	2	4	1
+	ASQSVINTY	2	2	4	1
	ASGFSFNTY	2	2	4	1
	ALLNTDTQY	2	2	3	2
	SLAPSGANV	2	2	3	2
	CSFPSSNFY	2	2	3	2
	AVINCSSSK	2	2	3	2
	AIYSGNTPL	2	2	3	2
	ALIYSTSNK	2	2	3	2
	SIDGSNIYY	2	2	3	2
	AYLQRSSLK	2	2	3	2

	Peptide	Anzahl der stark hydrophoben AS	Anzahl der hydrophoben AS	Anzahl der neutralen AS	Anzahl der hydrophilen AS
*	SLKASDTAL	2	2	3	2
*	GPNTMATAL	2	2	3	2
	LQPEDSALY	2	2	2	3
	AKRGQDVAL	2	2	2	3
	DGRAGANVL	2	2	2	3
	ALDTGRRAL	2	2	2	3
	AWDDSLDGY	2	2	2	3
	AWDDSLNGY	2	2	2	3
	QLPGAAPKL	2	2	2	3
	SLRAEDTAL	2	2	2	3
	SLRADDTAL	2	2	2	3
	AVRFRSNDY	2	2	1	4
*	NPRALRGAL	2	2	1	4
	ASSVGGSLK	2	1	5	1
	YLGGSQGNL	2	1	5	1
	ALTFGSGTR	2	1	5	1
	ASIFGGGTK	2	1	5	1
	QPASVSGSL	2	1	5	1
	SCKSSQSLL	2	1	5	1
	SRDLGLSTY	2	1	4	2
	PLTVTSAQK	2	1	4	2
	DPISGHTAL	2	1	4	2
	QPPSVSASL	2	1	4	2
	TPARFSGSL	2	1	4	2
	ELTQAPGTL	2	1	4	2
	ELTQSPATL	2	1	4	2
	PLTFGAGTK	2	1	4	2
	SVLYSSNSK	2	1	4	2
	SPVTLGQPA	2	1	4	2
	NCKSSQSIL	2	1	4	2
	VPQAPGQGL	2	1	4	2
	ARRWGSGGL	2	1	4	2
	STKRLGRLY	2	1	3	3
	DTKARLSTL	2	1	3	3
	HLPGTAPKL	2	1	3	3
	HLPGTAPNL	2	1	3	3
	QLKPGQAPV	2	1	3	3
	QLPGTAPKL	2	1	3	3
	QLHPGIAPK	2	1	3	3
	APDRFSGSL	2	1	3	3
	GSKDNAGIL	2	1	3	3
	LVDSDGNTY	2	1	3	3
	SILYSSDNK	2	1	3	3
	SLLYSSNNK	2	1	3	3
	SLVYSSNNK	2	1	3	3
	SVLYSSNNK	2	1	3	3

157

	Peptide	Anzahl der stark hydrophoben AS	Anzahl der hydrophoben AS	Anzahl der neutralen AS	Anzahl der hydrophilen AS
	SVVYSSNNK	2	1	3	3
	SLRGEDTAV	2	1	3	3
	SLKTEDTAL	2	1	3	3
	TLKESGPAL	2	1	3	3
	GLRSEDTAL	2	1	3	3
	SLRSEDTAL	2	1	3	3
	FPDRFSARQ	2	1	2	4
	TEKGKYVEL	2	1	2	4
	DTKARLRTL	2	1	2	4
	QLPGKAPKL	2	1	2	4
	KPGQAPVPV	2	1	2	4
	SLNPGERAV	2	1	2	4
	LPVTPGEPA	2	1	2	4
	NLKSEDTAL	2	1	2	4
	EERAKGNIL	2	1	1	5
	AIRPDVSEK	2	1	1	5
	RPRTAPKLL	2	1	1	5
*	ARRRPIKQL	2	1	1	5
*	IRRPPGKAL	2	1	1	5
	YRKKLEEEL	2	1	0	6
+	HLGFGGGTK	2	0	6	1
	GLTFGGGTK	2	0	6	1
	SLTFGGGTK	2	0	6	1
	TLTFGGGTK	2	0	6	1
	FPGQPGTIT	2	0	5	2
	PLTFGGGTK	2	0	5	2
	HLVKGKGQK	2	0	4	3
	FPGRFSGRQ	2	0	4	3
	RPKGSLSTL	2	0	4	3
	RPKGSFSTL	2	0	4	3
	DRKSSTLSL	2	0	4	3
	QLPGTTPKL	2	0	4	3
	QPVLTQPPS	2	0	4	3
	LLNSGTNEK	2	0	3	4
	FPPRFSGRQ	2	0	3	4
	KPGSPPQFL	2	0	3	4
	QPHRGPRFL	2	0	3	4
	KPGQPPQLL	2	0	3	4
	VPQRPGKGL	2	0	3	4
	DPSKNQFSL	2	0	3	4
	DPGPLSVPE	2	0	2	5
	NKKDKHLSL	2	0	2	5
	KPGQPPKLL	2	0	2	5
	KPGQPPKVL	2	0	2	5
	KPGQPPRLL	2	0	2	5
*	RPGQPPRLL	2	0	2	5

	Peptide	Anzahl der stark hydrophoben AS	Anzahl der hydrophoben AS	Anzahl der neutralen AS	Anzahl der hydrophilen AS
	ISKGKPPEL	2	0	2	5
	KPGRPPKVL	2	0	1	6
+	EVKKPRESL	2	0	1	6
	ATYFCAASK	1	5	2	1
+	ATAADTAVY	1	5	2	1
	AVYYCARTK	1	5	1	2
	AVYYCARRK	1	5	0	3
	ALYSGAGSY	1	4	4	0
	ATAPIAPPY	1	4	1	3
	CTYQTSGFY	1	3	5	0
	SSYAGAQSL	1	3	5	0
	YLCSSSQAK	1	3	4	1
	SVAYSSASK	1	3	4	1
	ATLSCRTSY	1	3	4	1
	AIGTAGDTY	1	3	4	1
	YLCASSSRK	1	3	3	2
	ATTVATERY	1	3	3	2
	QTGDEAIYY	1	3	3	2
	ASQRVSAPY	1	3	3	2
	ATISYRASK	1	3	3	2
	ITCQASRNY	1	3	3	2
	YIDDSSGYY	1	3	3	2
	AYLQCSSKK	1	3	3	2
	KTEDTALYY	1	3	2	3
	ASSLGQGTY	1	2	6	0
	STGAVTSGY	1	2	6	0
	STGAVTTGY	1	2	6	0
	ASQSVSSGY	1	2	6	0
	ASQSVSSSY	1	2	6	0
	ASQSVSSTY	1	2	6	0
	ASQTVSSSY	1	2	6	0
	ASSSTGLPY	1	2	5	1
	ASQSISGNY	1	2	5	1
	ASQSISNSY	1	2	5	1
	ASQSLSGNY	1	2	5	1
	ASQSVSSDY	1	2	5	1
	ASQSVSSRY	1	2	5	1
	ASQVSSNSY	1	2	5	1
	LTGEGDYGY	1	2	4	2
	HSDGKTYLY	1	2	4	2
	NCKSSQSAL	1	2	4	2
	AIGPTGDTY	1	2	4	2
	ATLNTKEGY	1	2	3	3
	APKPGGTAL	1	2	3	3
	QRPGQAPAL	1	2	3	3
	APKGDASSL	1	2	3	3

Peptide	Anzahl der stark hydrophoben AS	Anzahl der hydrophoben AS	Anzahl der neutralen AS	Anzahl der hydrophilen AS
RQFPGAAPK	1	2	2	4
KPGQAPRAL	1	2	2	4
AISRDNAQK	1	2	2	4
SVGEGTTAK	1	1	5	2
STESGDTAL	1	1	5	2
GVSQSPRYK	1	1	4	3
QRPGQSPAL	1	1	4	3
SPECPNSSL	1	1	3	4
ALSDQNGNK	1	1	3	4
APKQQRDDL	1	1	2	5
FSGSSSGTK	1	0	7	1
GVSQSPSNK	1	0	5	3
SPSPNQTSL	1	0	5	3
ATYYCQQSY	0	5	4	0
ATYHCQQSY	0	4	5	0
CTDDAPQAY	0	4	2	3
ATANDRGAY	0	4	2	3
ASYTSSKTY	0	3	5	1

Peptide	Anzahl der stark hydrophoben AS	Anzahl der hydrophoben AS	Anzahl der neutralen AS	Anzahl der hydrophilen AS
ANQGSEATY	0	3	4	2
ASGADQGRY	0	3	4	2
ATGGPYESY	0	3	4	2
APSYSSASK	0	3	4	2
ASYTESKTY	0	3	4	2
ARDTSSGYY	0	3	4	2
RTEDSATYY	0	3	3	3
AEEYSSASK	0	3	3	3
RTGDEADYY	0	3	2	4
ASKSGNTAS	0	2	5	2
SNEGSKATY	0	2	4	3
ASDGGATNK	0	2	4	3
NSDGSSTTY	0	1	6	2
KSDGSSTSY	0	1	6	2
ATDGNRDDK	0	1	2	6

Anhang 7. Netchop-Vorhersagen der Prozessierung der reaktiven Epitope

Umrahmung kennzeichnet die Peptide, deren Schnittstellen in den Positionen 1 und 9 vorkommen.

```
pos AA C score   Ident
----------------------------------------
  1 T  . 0.036721 Sequence
  2 P  . 0.093198 Sequence
  3 L  S 0.829809 Sequence
  4 R  S 0.542792 Sequence
  5 S  . 0.036128 Sequence
  6 R  . 0.099859 Sequence
  7 V  S 0.755363 Sequence
  8 T  . 0.052673 Sequence
  9 M  S 0.965376 Sequence

pos AA C score   Ident
----------------------------------------
 10 S  . 0.118241 Sequence
 11 L  S 0.978185 Sequence
 12 K  . 0.354423 Sequence
 13 A  S 0.676095 Sequence
 14 S  . 0.024565 Sequence
 15 D  . 0.024278 Sequence
 16 T  . 0.076146 Sequence
 17 A  . 0.197944 Sequence
 18 L  S 0.964854 Sequence

pos AA C score   Ident
----------------------------------------
 19 R  . 0.119349 Sequence
 20 L  S 0.969191 Sequence
 21 V  S 0.553071 Sequence
 22 F  S 0.502278 Sequence
 23 G  . 0.036862 Sequence
 24 G  . 0.027408 Sequence
 25 G  . 0.111887 Sequence
 26 T  . 0.057976 Sequence
 27 K  S 0.942070 Sequence

pos AA C score   Ident
----------------------------------------
 28 N  . 0.237925 Sequence
 29 P  . 0.027987 Sequence
 30 R  . 0.216985 Sequence
 31 A  . 0.071625 Sequence
 32 L  S 0.626224 Sequence
 33 V  S 0.788130 Sequence
 34 G  . 0.092026 Sequence
 35 A  . 0.064720 Sequence
 36 L  S 0.883097 Sequence
```

```
pos AA C score Ident
------------------------------------

 37 N . 0.063204 Sequence
 38 P . 0.033877 Sequence
 39 R S 0.866543 Sequence
 40 A . 0.067116 Sequence
 41 L S 0.522287 Sequence
 42 R . 0.344770 Sequence
 43 G . 0.042402 Sequence
 44 A . 0.033483 Sequence
 45 L . 0.363342 Sequence

pos AA C score Ident
------------------------------------

 46 L . 0.352197 Sequence
 47 L S 0.725492 Sequence
 48 A . 0.207493 Sequence
 49 I . 0.116049 Sequence
 50 F . 0.113599 Sequence
 51 W . 0.277358 Sequence
 52 L S 0.905534 Sequence
 53 L S 0.950219 Sequence
 54 L S 0.972376 Sequence

pos AA C score Ident
------------------------------------

 55 K S 0.717224 Sequence
 56 L S 0.957539 Sequence
 57 V S 0.950179 Sequence
 58 Q . 0.038775 Sequence
 59 A S 0.503073 Sequence
 60 G . 0.064179 Sequence
 61 G . 0.149926 Sequence
 62 G . 0.024414 Sequence
 63 V . 0.355031 Sequence

pos AA C score Ident
------------------------------------

 64 G . 0.025929 Sequence
 65 P . 0.024362 Sequence
 66 N . 0.027579 Sequence
 67 T . 0.033811 Sequence
 68 M S 0.898584 Sequence
 69 A . 0.416501 Sequence
 70 T . 0.110835 Sequence
 71 A . 0.348225 Sequence
 72 L S 0.753983 Sequence
```

```
 pos AA C score Ident
-------------------------------------

  73 G . 0.028222 Sequence
  74 L . 0.146910 Sequence
  75 L S 0.768061 Sequence
  76 I . 0.099720 Sequence
  77 L S 0.824213 Sequence
  78 W . 0.371485 Sequence
  79 L S 0.831629 Sequence
  80 Q . 0.030513 Sequence
  81 L S 0.823797 Sequence

 pos AA C score Ident
-------------------------------------

  82 F . 0.225245 Sequence
  83 P . 0.023331 Sequence
  84 Y S 0.972832 Sequence
  85 M . 0.189842 Sequence
  86 N . 0.029509 Sequence
  87 N . 0.031264 Sequence
  88 L S 0.917572 Sequence
  89 R . 0.037303 Sequence
  90 V S 0.806949 Sequence

 pos AA C score Ident
-------------------------------------

  91 A . 0.067706 Sequence
  92 V S 0.756755 Sequence
  93 Y S 0.872136 Sequence
  94 F S 0.639660 Sequence
  95 C . 0.024353 Sequence
  96 A . 0.353177 Sequence
  97 E . 0.024815 Sequence
  98 T . 0.043219 Sequence
  99 Y S 0.871642 Sequence

 pos AA C score Ident
-------------------------------------

 100 A . 0.201142 Sequence
 101 T . 0.024578 Sequence
 102 I . 0.299043 Sequence
 103 F S 0.507845 Sequence
 104 R . 0.102579 Sequence
 105 A S 0.758043 Sequence
 106 S . 0.045228 Sequence
 107 V S 0.957315 Sequence
 108 K S 0.767859 Sequence
```

```
pos AA C score Ident
--------------------------------------

 109 A S 0.925715 Sequence
 110 R . 0.096662 Sequence
 111 R . 0.263379 Sequence
 112 R . 0.147449 Sequence
 113 P . 0.024406 Sequence
 114 I . 0.120935 Sequence
 115 K . 0.227475 Sequence
 116 Q . 0.058332 Sequence
 117 L S 0.975827 Sequence
```

```
pos AA C score Ident
--------------------------------------

 118 A . 0.321017 Sequence
 119 I . 0.467896 Sequence
 120 P . 0.064030 Sequence
 121 N . 0.031852 Sequence
 122 Q . 0.042807 Sequence
 123 T . 0.322379 Sequence
 124 A S 0.954190 Sequence
 125 L S 0.976820 Sequence
 126 Y S 0.978031 Sequence
```

```
pos AA C score Ident
--------------------------------------

 127 R S 0.772423 Sequence
 128 P . 0.038653 Sequence
 129 G . 0.027606 Sequence
 130 Q . 0.023045 Sequence
 131 P . 0.024318 Sequence
 132 P . 0.086779 Sequence
 133 R S 0.722404 Sequence
 134 L S 0.976936 Sequence
 135 L S 0.916017 Sequence
```

```
pos AA C score Ident
--------------------------------------
*
 136 L S 0.944301 Sequence
 137 S . 0.127400 Sequence
 138 Y S 0.975294 Sequence
 139 N . 0.102412 Sequence
 140 G . 0.047693 Sequence
 141 L S 0.952119 Sequence
 142 D . 0.044023 Sequence
 143 G . 0.030979 Sequence
 144 L S 0.947793 Sequence
```

```
pos AA C score Ident
------------------------------------

 145 E . 0.032692 Sequence
 146 V S 0.638286 Sequence
 147 K S 0.802881 Sequence
 148 K S 0.881802 Sequence
 149 P . 0.042484 Sequence
 150 R . 0.160631 Sequence
 151 E . 0.037159 Sequence
 152 S . 0.026903 Sequence
 153 L S 0.861170 Sequence

pos AA C score Ident
------------------------------------

 154 F . 0.373661 Sequence
 155 P . 0.030139 Sequence
 156 W S 0.945875 Sequence
 157 Y S 0.960455 Sequence
 158 Q . 0.301090 Sequence
 159 Q . 0.233779 Sequence
 160 F S 0.970326 Sequence
 161 P . 0.046756 Sequence
 162 G S 0.513839 Sequence

pos AA C score Ident
------------------------------------

 163 H . 0.124068 Sequence
 164 L S 0.949440 Sequence
 165 G . 0.050090 Sequence
 166 F S 0.963539 Sequence
 167 G . 0.026549 Sequence
 168 G . 0.024637 Sequence
 169 G . 0.032087 Sequence
 170 T . 0.050864 Sequence
 171 K S 0.919590 Sequence
```

```
pos AA C score Ident
------------------------------------

 172 A S 0.682307 Sequence
 173 Y S 0.927176 Sequence
 174 L S 0.675115 Sequence
 175 Q . 0.027332 Sequence
 176 W S 0.919634 Sequence
 177 S . 0.033986 Sequence
 178 G . 0.030538 Sequence
 179 L S 0.971877 Sequence
 180 K S 0.924281 Sequence
```

```
pos AA C score   Ident
---------------------------------------
181 I  S 0.962284 Sequence
182 R  S 0.512769 Sequence
183 R  . 0.055587 Sequence
184 P  . 0.025601 Sequence
185 P  . 0.025513 Sequence
186 G  . 0.037813 Sequence
187 K  . 0.353207 Sequence
188 A  . 0.453724 Sequence
189 L  S 0.976691 Sequence
```

```
pos AA C score   Ident
---------------------------------------
190 A  S 0.862175 Sequence
191 T  . 0.236889 Sequence
192 A  S 0.813906 Sequence
193 A  . 0.121015 Sequence
194 D  . 0.040240 Sequence
195 T  . 0.038652 Sequence
196 A  . 0.190396 Sequence
197 V  S 0.756225 Sequence
198 Y  S 0.956199 Sequence
```

```
pos AA C score   Ident
---------------------------------------
199 Q  . 0.028752 Sequence
200 P  . 0.035925 Sequence
201 P  . 0.027281 Sequence
202 R  . 0.057606 Sequence
203 L  . 0.470340 Sequence
204 L  S 0.880684 Sequence
205 I  S 0.873138 Sequence
206 Y  S 0.976074 Sequence
207 L  S 0.972517 Sequence
```

```
pos AA C score   Ident
---------------------------------------
208 L  S 0.973113 Sequence
209 L  S 0.965890 Sequence
210 S  . 0.047091 Sequence
211 D  . 0.030016 Sequence
212 S  . 0.035224 Sequence
213 G  . 0.034532 Sequence
214 F  S 0.913706 Sequence
215 Y  S 0.868082 Sequence
216 L  S 0.961025 Sequence
```

```
pos AA C score  Ident
------------------------------------
 217 A S 0.686064 Sequence
 218 S . 0.059652 Sequence
 219 Q . 0.027222 Sequence
 220 S . 0.023655 Sequence
 221 V S 0.941695 Sequence
 222 I S 0.712231 Sequence
 223 N . 0.047190 Sequence
 224 T . 0.041932 Sequence
 225 Y S 0.978141 Sequence
```

```
pos AA C score  Ident
------------------------------------
 226 R S 0.802108 Sequence
 227 L S 0.967044 Sequence
 228 E . 0.023322 Sequence
 229 P . 0.026396 Sequence
 230 A . 0.057046 Sequence
 231 D . 0.046236 Sequence
 232 F S 0.821957 Sequence
 233 A . 0.357819 Sequence
 234 V S 0.948169 Sequence
```

Danksagung

Diese Arbeit wurde in der klinischen Forschergruppe „Tumorimmunologie" an der Dermatologischen Klinik der Charite - Universitätsmedizin Berlin unter Anleitung von Prof. Dr. rer. nat. Peter Walden durchgeführt. Seine sorgfältige Prüfung des Manuskripts und Betreuung hatten einen positiven Einfluss auf diese Arbeit.

Ich bedanke mich herzlich bei Prof. Dr. med. Wolfram Sterry und PD Dr. med. Sylke Gellrich für die Bereitstellung von Patientenmaterialien und Patientendaten.

Anne Bredenbeck und Dr. rer. nat. Florian Losch danke ich für die Einleitung in die experimentelle Verfahren, Korrekturlesen dieser Arbeit und seelische Unterstützung.

Ebenfalls mein Dank meiner Familie und Meinem Mann Witold Ostant für Motivation, Verständnis und Unterstützung während der Vorbereitung dieser Arbeit.

Meinen Kollegen Rodion Demine, Ulrike Fritz, Arthur O'Connor, Stefanie Gross, Nils Rademacher, Anne Bredenbeck, Stefan Theinert, Dietmar Zehn, Saulius Jarmalavicius, Michael Forgber, Tumenjargal Sharav und Patricia Zambon danke ich für das unvergessliche absolut angenehme Arbeitsklima und für die gute Zusammenarbeit im Labor. Besonderen Dank für Rodion Demine, Florian Losch und Paul Wrede für die zur Verfügung gestellte bioinformatischen Hilfsmittel, die für diese Arbeit von mir verwendet wurden.

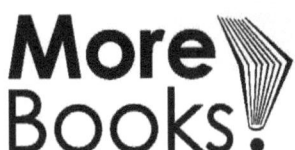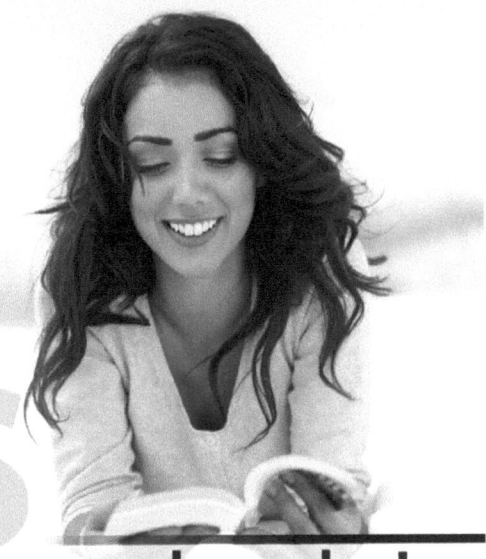

I want morebooks!

Buy your books fast and straightforward online - at one of the world's fastest growing online book stores! Environmentally sound due to Print-on-Demand technologies.

Buy your books online at
www.get-morebooks.com

Kaufen Sie Ihre Bücher schnell und unkompliziert online – auf einer der am schnellsten wachsenden Buchhandelsplattformen weltweit!
Dank Print-On-Demand umwelt- und ressourcenschonend produziert.

Bücher schneller online kaufen
www.morebooks.de

OmniScriptum Marketing DEU GmbH
Heinrich-Böcking-Str. 6-8
D - 66121 Saarbrücken
Telefax: +49 681 93 81 567-9

info@omniscriptum.com
www.omniscriptum.com

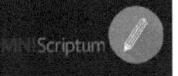

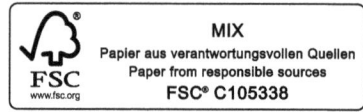

Printed by Books on Demand GmbH, Norderstedt / Germany